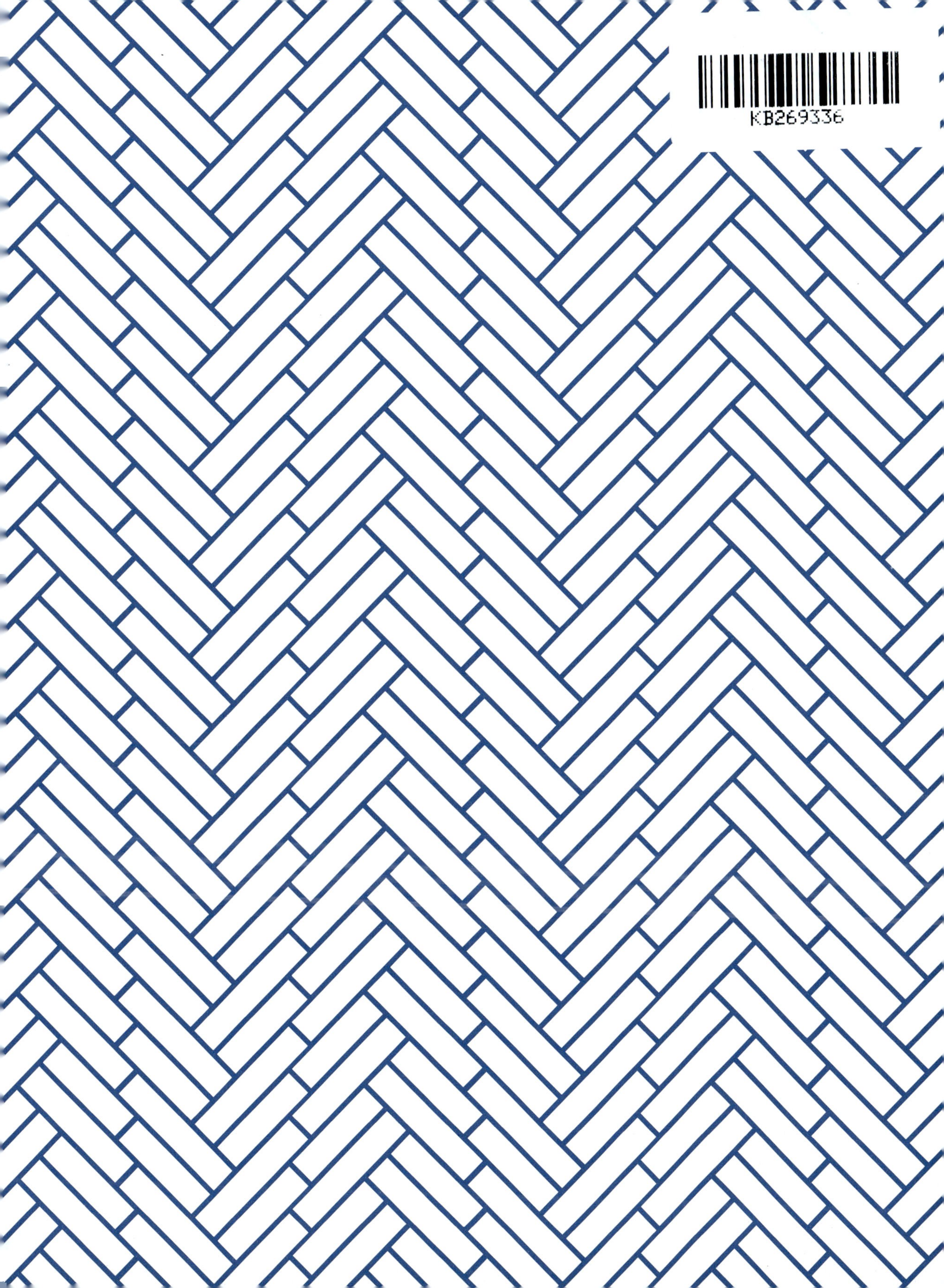
KB269336

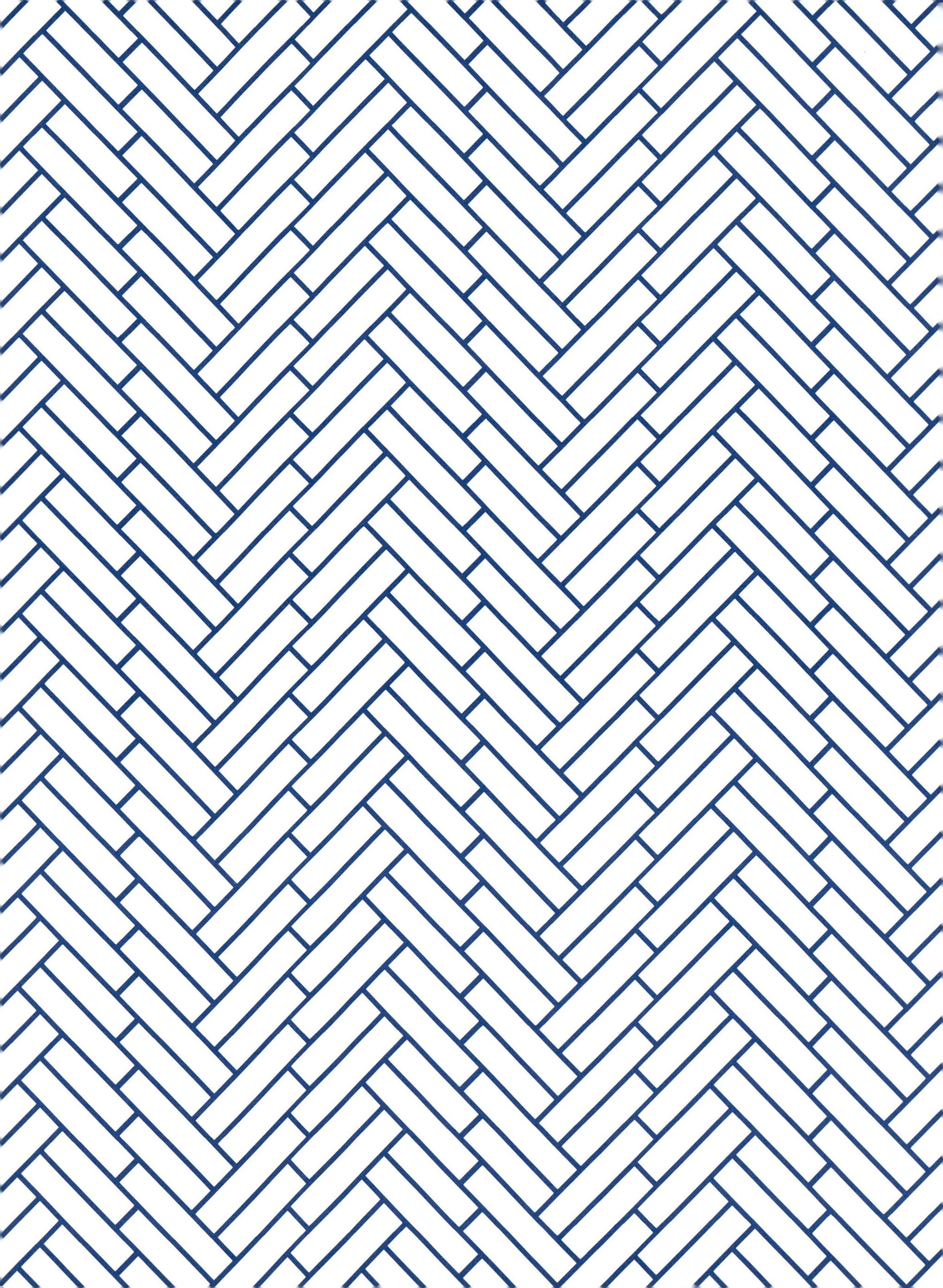

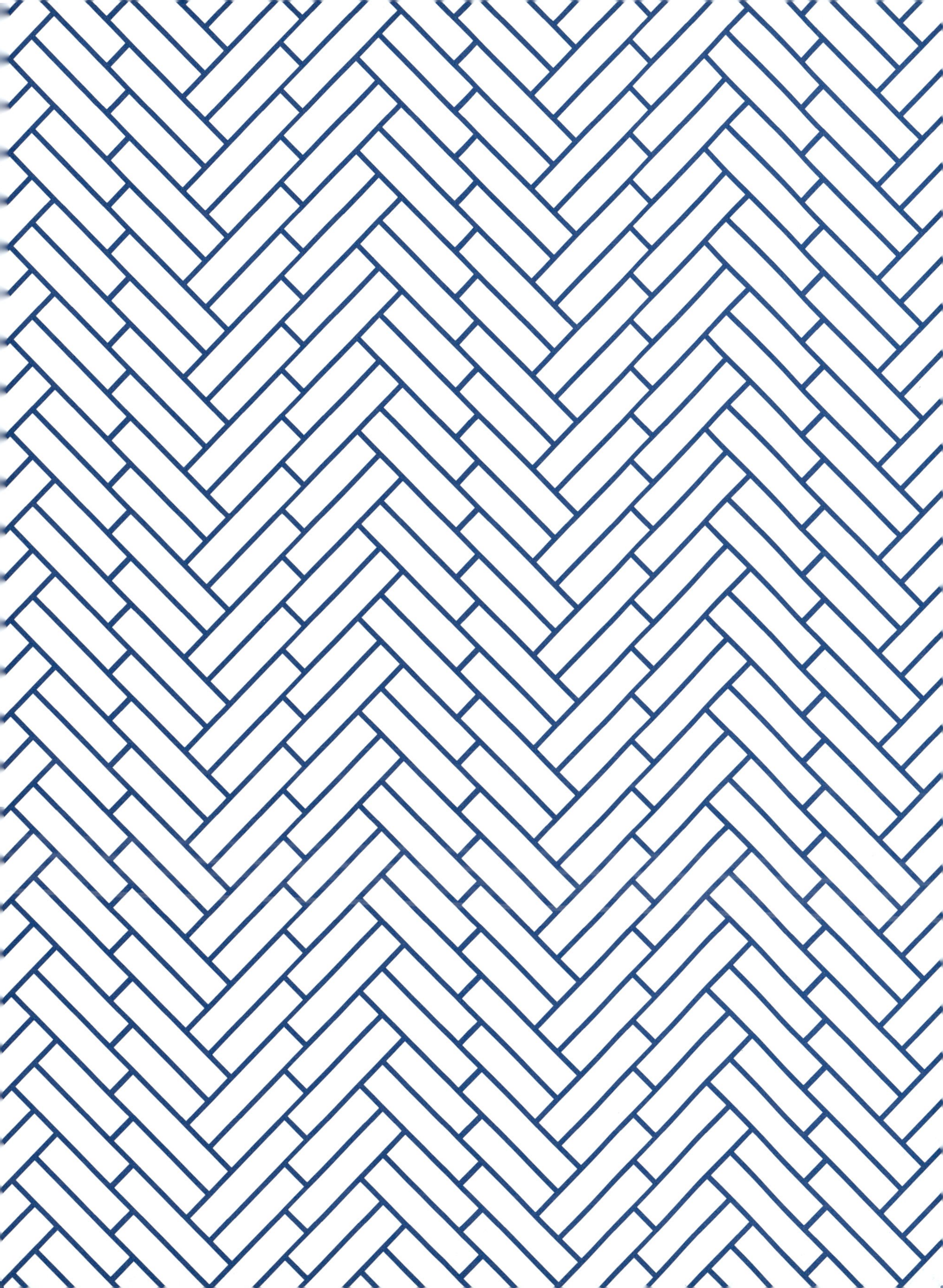

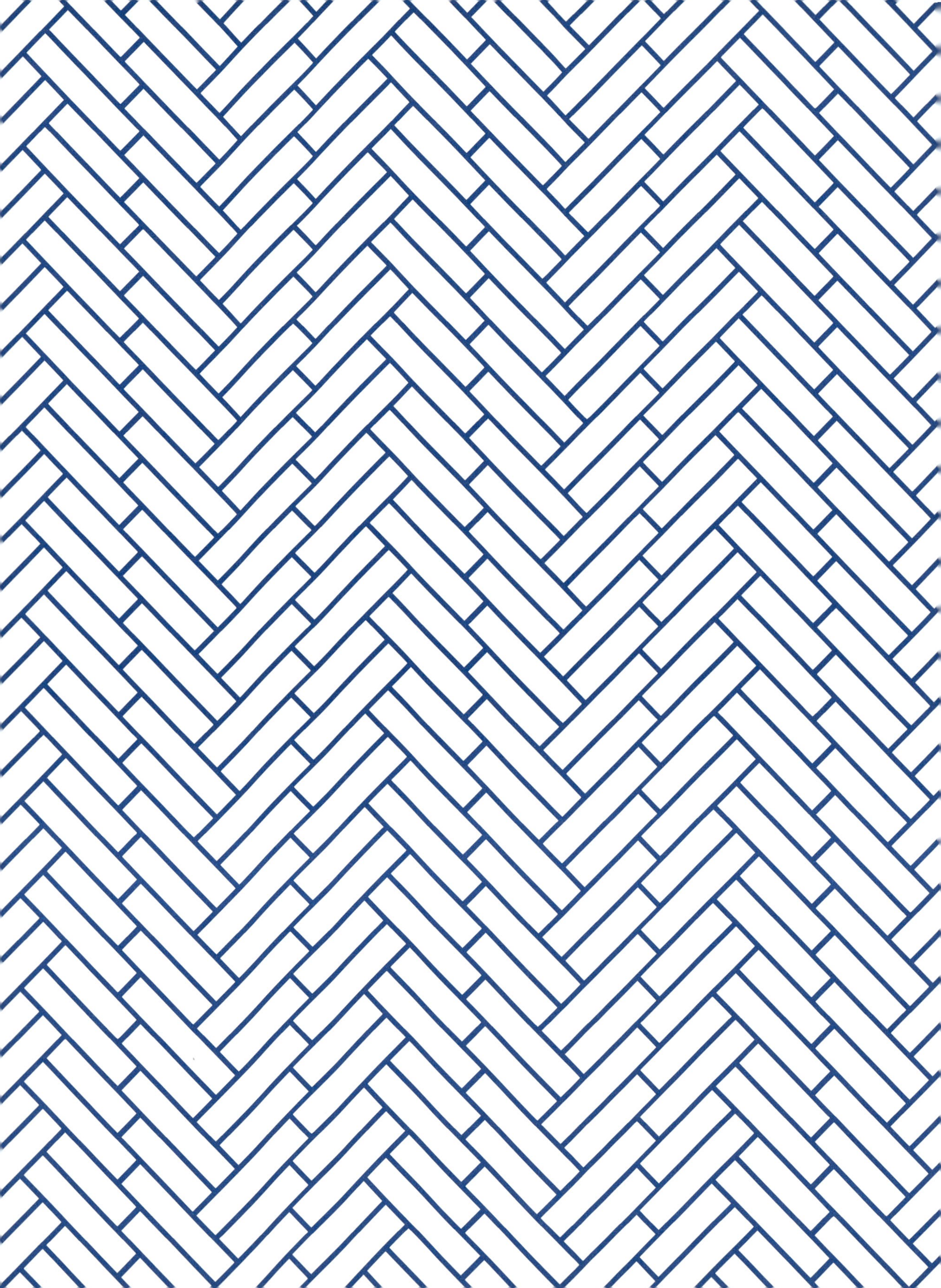

신비의 스트레칭 요가

필라테스 바디

브룩 실러 지음 / 전홍조 · 정주호 옮김

한 언 HANEON.COM

신비의 스트레칭 요가

필라테스 바디

2002년 2월 20일 1판 1쇄 발행/ 2020년 9월 25일 19쇄 펴냄

지은이 브룩 실러

옮긴이 전홍조 · 정주호

펴낸이 김철종

인쇄제작 정민문화사

펴낸곳 (주)한언

출판등록 1983년 9월 30일 제1 - 128호

주소 03146 서울시 종로구 삼일대로 453(경운동) 2층

전화번호 02)701 - 6911 **팩스번호** 02)701 - 4449

전자우편 haneon@haneon.com

ISBN 978-89-5596-614-5 03510

필라테스 바디

THE PILATES BODY

건강한 신체는 원하기만 해서는
결코 얻을 수 있는 것이 아니며, 많은 돈으로도 살 수 없는
아주 값진 것이다.

— 조제프 필라테스(Joseph Pilates)

옮긴이의 글

  대학을 졸업하고 국립발레단에서 직업 무용수로 활약하던 나는 평소 관심이 깊었던 무용 해부학에 대한 갈증을 풀 길이 없어 늦은 나이에 유학길에 올랐다. 영국왕립무용학교(The College of the Royal Academy of Dancing)의 발레 지도자 과정에 입학한 나는 그곳에서 다양하고 깊이 있는 수업을 들을 수 있었는데, 그 중에서도 가장 나의 흥미를 끌었던 것이 바로 '필라테스' 였다. 이 신비한 운동은 인체에 관한 과학적인 지식을 습득하는 데 도움을 주었을 뿐 아니라, 내 자신이 발레 지도자로서(또 필라테스 전문가로서) 확신 있고 자신감 있는 삶을 살 수 있는 전기를 마련해 주었다.

  필라테스는 우리 몸 중에서 특히 '파워 하우스' 라고 불리는 부분을 강화시켜 몸이 올바르게 정렬되도록 한다. 그리하여 근육끼리의 균형, 즉 구체적인 근육 강화와 유연성을 동시에 부여하여 가장 이상적인 상태로 몸을 유지할 수 있도록 해준다. 또한 필라테스는 '신체뿐만 아니라 마음(정신)까지도 단련시키는' 운동이다. 그동안 우리가 해왔던 대부분의 운동은 심신이 분리된 운동으로, 도리어 심신을 지치게 하는 역효과를 초래해 왔다.

  나는 지금도 영국에서 처음 필라테스를 체험했을 때 느꼈던 충격이 선명하다. 나는 그때 처음으로 '올바른 자세란 무엇인가' 에 대한 정답을 찾았다. 몸을 이용해 감정을 표현하는 발레를 전공했음에도 불구하고, 부끄럽지만 올바른 자세가 정확히 어떤 자세인지 필라테스를 알기 전까지는 몰랐었다. 그래서 발레를 하는 와중에도 어딘가 석연치 않은 느낌을 받곤 했다. 그런데 필라테스를 접하고 나자, 그토록 갈망했던 '올바른 자세가 어떤 자세인지' 확연하게 깨달을 수 있었다(직접 보여주며 설명할 수 있으면 좋으련만, 글로는 표현이 안 돼 안타까울 따름이다).

　또한 발레를 할 때나 일상생활을 할 때 전신을 전부 사용한다고 생각했지만, 그것은 나만의 커다란 착각임을 깨닫게 되었다. 수많은 근육들을 자유자재로 움직여야 그 동작을 발현할 수 있는 발레 전문가인 내가 그때까지 단 한 번도 쓰지 않았던 근육이 있었다는 사실을 깨닫고 나는 실로 경악하지 않을 수 없었다. 나에게서 필라테스를 배우는 학생들도 한결같이 '필라테스를 한 후에 몸을 훨씬 편안하게 움직일 수 있어, 좀더 아름다운 동작을 연출할 수 있게' 되었고, '바르게 놓여진 무게 중심으로 인해 에너지 소모가 훨씬 적어졌다' 고 말한다. 더욱이 발레리나로서 아름답고 날씬한 몸매와 유연함을 유지하는 데 필라테스가 절대적인 도움을 준다고 입을 모은다.

　현재 필라테스는 무용 대학이나 발레 학교에서 교과목으로 선정될 만큼 그 자질을 인정받고 있다. 발레리나의 자세교정 및 테크닉 향상뿐만 아니라, 부상을 미연에 방지하며 부상이 발생했을 시에도 빠른 회복을 위한 재활운동으로서의 탁월한 효과를 인정받고 있기 때문이다. 그래서 세계 각지의 정형외과 등에서 재활치료 요법으로 권장되고 있기도 하다.

　이처럼 전문가들 사이에서 '비밀 요법' 처럼 전수되어 오던 필라테스가 최근 일반인들에게 알려지면서 미국과 유럽 각지에서 선풍적인 인기를 끌고 있다. 필라테스는 일시적으로 근육덩어리를 이완시키거나 강화시키는 단순한 운동이 아니다. 스스로 몸과 마음을 조절할 수 있는 능력을 길러주며, 그 둘의 조화를 통해 삶의 질적인 향상을 꾀할 수 있도록 고안된, 라이프스타일 프로그램이다. 무조건 힘들게만 느껴졌던 몸매 유지(또는 몸매를 유지하기 위해 긴장을 유지하는 것)에 '최소의 노력' 을 들여 '최대의 효과' 를 얻을 수 있는, 나 스스로도 느꼈던 자유로운 해방을 이제 우리 독자 여러분께도 선사해 드리고 싶다.

옮긴이 전 홍 조

옮긴이의 글

어렸을 때부터 운동에 대한 집요하면서도 지속적인 관심 덕분에 그동안 나는 운동에 관한 수많은 책들을 읽었고, 건강과 관련된 교육 과정이라면 무엇이든 참여하여 배워 왔다. 운동과 인연을 맺은 지도 벌써 10여 년…. 웨이트트레이닝, 아쿠아로빅, 스쿼시, 에어로빅, 스트레칭, 스킨스쿠버… 등 내가 관심을 갖지 않은 운동은 거의 없을 정도였다. 뿐만 아니라, 헤드트레이너로 일하면서 방송이나 신문·잡지 등을 통해 전문가의 견지에서 나름대로 사람들에게 운동에 관해 소개해 왔다.

하지만…, 그러는 와중에도 내 마음 속에는 좀더 혁신적인 운동방법에 대한 갈망이 끊이질 않았다. '건강하면서도 아름다운 몸을 만드는 운동, 즐겁게 즐기면서 자기 몸의 변화를 느낄 수 있는 운동, 정신의 평안함과 신체의 안정을 동시에 찾을 수 있는 운동은 도대체 무엇일까' 에 대한 의문 때문이었다.

"운동은 지겨워요. 아무런 즐거움을 느낄 수가 없어요. 몸이 더 아픈 것 같아요…." 나는 사람들로부터 이런 푸념을 들을 때마다 운동을 가르치고 전수하는 트레이너로서 내 사명에 충실하지 못하고 있구나, 하는 아픈 반성과 자괴감을 느껴야 했다. 그래서 나는 끊임없이 '편안하면서도 즐겁고, 신체의 변화와 정신적인 만족을 동시에 느낄 수 있는' 그런 운동을 열심히 찾아 왔다.

그런 의문이 필라테스를 만나고 필라테스를 연구하면서 비로소 서서히 풀어지기 시작했다. 알고 보니, 미국과 유럽 등지에서는 이미 수많은 전문 필라테스 스튜디오가 운영이 될 정도로 유명한 운동방법이었다. 나이가 어린 아이들부터 뼈와 근육이 굳어져버려 몸의 아름다움을 잃어버린 어른들, 특히 유명 배우·모델들이 앞장서서 필라테스로 아름다운 몸을 유지하고 정신건강을 되찾아 가고 있었다.

'필라테스' 란 창시자 조제프 필라테스(Joseph Pilates)의 성을 본따 붙여진 운동 명칭으로, 동양의 요가와 서양의 스트레칭의 장점만을 혼합·응용하여 새롭게 만들어 낸 아주 뛰어난 운동기법이다. 필라테스의 가장 중요한 목적은 사용되지 못한 채 버려지고 있는 당신의 숨겨져 있는 근육의 힘을 당신이 직접 발견하여 개발하고 이용할 수 있도록 도와 주는 데 있다. 또한, 억지로 뛰고 땀을 내서 근육을 발달시키기보다는 마음을 맑게 하는 명상과 요가, 수축과 이완의 자연스런 동작들을 통해 '즐겁고 편안하게 운동을 즐길 수 있도록' 운동에 대한 새로운 세계를 보여준다.

필라테스 운동은 단계와 방법에 있어서도 매우 체계적이고 구체적이어서 기본 매트운동부터 한 단계씩 차근차근 마스터할 수 있도록 구성되어 있다.

특히, 필라테스에 대한 정확한 이해와 기본동작들을 상세하게 안내하고 있는 이 책에는 무려 60여 가지가 넘는 기본 매트운동이 소개되어 있어 누구라도 새로운 필라테스의 세계를 만끽하는 데 부족함이 없다. 뿐만 아니라, 단계별로 초·중·고급이 나뉘어져 있기 때문에 몸의 변화상태에 따라 자유롭게 단계를 섭렵할 수 있다.

반드시 기억해야 할 것은 어려운 동작을 빨리 따라하려고 하기보다 '한 가지 동작이라도 완벽하게, 정확하게 익혀야 한다' 는 것이다. 위에서도 언급했지만 필라테스는 억지로 땀을 내서 근육을 긴장시키는 운동이 아니기 때문이다. 오히려 뼈의 균형을 잡고 근육을 자연스럽고 편안하게 이완시켜 '맑고 가벼운 정신' 과 '부드럽고 유연한 날씬한 몸' 을 만드는 운동이기 때문이다.

몸을 움직이기 지독히 싫어하는 분, 무거운 기구운동에 대해 거부감을 갖고 있는 분, 무조건 뛰고 땀흘리는 운동에 대해 지쳐 있는 분, 오랫동안 운동을 하지 않아 온몸이 뻣뻣해진 분…. 뿐만 아니라, 특별히 헬스장에 다닐 시간이 없는 바쁜 직장인, 운동할 시간도 여력도 없이 학업에 지쳐 있는 청소년들, 매일매일 똑같은 근육만을 활용하게 되는 주부들…. 이 모든 분들에게 지금 바로 필라테스를 소개해 드리고 싶다.

옮긴이 정 주 호

CONTENTS

필라테스 메인 프로그램 | 63

CONTENTS

1. 필라테스(Pilates)란?

필라테스란 몸의 긴장을 풀어 주는 동시에 강화시키는 운동법으로, 조제프 필라테스(Joseph H. Pilates)에 의해 1900년대 초 처음 개발되어 현재까지 끊임없이 발전하고 있는 운동기법이다. 필라테스는 몸을 유연하고 균형 있게 가꾸어 주고 잘못된 자세를 바로잡아 주며, 근육을 강화시키는 동시에 부드럽게 만들어 준다. 궁극적으로 필라테스의 모든 동작들은 몸과 마음을 일치시켜, 무리한 노력과 힘을 들이지 않고도 아름다운 몸을 가꿀 수 있도록 이끌어 준다.

'아름답고 건강한 몸이 삶의 가장 중요한 가치' 라는 인식이 사람들에게 널리 퍼지면서 휘트니스 산업이 활기를 띠고 수많은 운동기법들이 탄생했지만, 모두 잠깐 동안 유행을 일으키다 어느새 사라져버리곤 했다.

이와는 대조적으로 필라테스는 전혀 색다른 관점으로 사람들에게 다가갔다. 유행에 흔들리지 않으면서 동작 하나하나에 지혜가 담겨 있어, 정확하고 뛰어난 효과를 발휘한다는 평가를 받으며 개발 후 100년이 훨씬 넘는 현재까지 계속해서 발전·전승되고 있는 것이다.

이제 필라테스는 건강한 신체, 건강한 정신 그리고 건강한 삶을 만들어 나가는 운동법으로 널리 알려졌으며, 많은 사람들의 '균형 있는 삶' 을 위해 전세계에서 더

욱 깊이 있게 발전되고 있다.

　사람들은 이제 엄청난 감량효과를 선전하며 화제로 떠오르는 각양각색의 운동법들에 대해 그다지 긍정적이지 못하다. 그렇게 '잠깐 유행을 일으키는 감량기법들'이 얼마나 비효율적인가를 깨달은 것이다!
　우리는 그동안 '고통 없이는 아무것도 얻을 수 없다' 혹은 '많은 시간을 투자하지 않고는 운동을 제대로 할 수 없다' 와 같은 완전히 잘못된 명제에 사로잡혀 귀중한 시간을 허비해 왔다.
　정말 진실된 명제는 '운동은 삶의 중요한 부분이며, 즐거움 자체' 라는 것이다!

　이제 당신은 더 이상 재미 없고 지루하기만 한 헬스장을 다니지 않아도 된다. 이해도 안 되는 어렵고 희한한 동작들을 따라하라고 강요하는 비디오 앞에서 애쓸 필요도 없다. 필라테스를 통해 쉽고 간편한 매트운동만으로, '최소의 시간을 들여 최대의 운동효과' 를 거둘 수 있기 때문이다.
　더불어 당신은 '매트' 라는 가장 기본적이고 간단한 도구가 몸을 단련시키고 건강하게 만드는 데 최고로 적합한 도구라는 것을 깨닫게 될 것이다.

　기존의 운동방법들이 실패한 가장 큰 이유 중 하나는 몸을 통합된 하나가 아닌, 부분으로 나누어 개별적으로 강화시킨다는 개념에서 출발했기 때문이다. 쉽게 말해 우리는 지금까지 몸의 균형을 깨뜨리거나 일부분을 고립시키는 비효율적인 운동으로 몸을 혹사시켜 왔던 것이다.

　필라테스 운동철학은 가장 근본적으로 우리의 몸과 마음을 하나로 인식하여 상호 유기적으로 단련한다는 데 있다. 비록 우리와는 다른 세기에 태어났지만 이 운동의 개척자 조제프 필라테스는 바쁜 일상이 주는 정신적·육체적 피로에 대해 이미 완전하게 이해하고 있었고, 필라테스 운동기법으로 사람들의 몸과 마음을 좀더 생산적으로 변화시킬 수 있다고 확신했다. 이렇듯, 필라테스는 다양한 요소를 포함하면서도 특별한 신체적 능력이나 제한된 시간 없이 누구나 할 수 있도록 고안된 운동기법이다. 이 운동법의 시작과 발전 과정에 대해 간단히 살펴볼까?

필라테스는 1900년대 초 독일에서 시작되어 발전해 왔다. 당시 아이들에게는 천식과 구루병이 만연했기 때문에, 이들의 여리고 병약한 몸을 강화시키려는 의도에서였다. 조제프는 또 제1차 세계대전 당시 억류되었던 수용자들에게 그의 운동법을 가르쳤는데, 그것을 받아들인 사람들은 1918년에 불어닥쳤던 치명적인 유행성 감기로부터 생명을 지킬 수가 있었다. 전쟁이 막바지에 치달았을 무렵의 그는 맨(Man) 섬에 있는 한 병원에서 거동이 불편한 환자들을 돌보는 일을 하게 되었다. 그때 그는 환자들의 불편한 팔다리를 위해 병원 침대에 스프링을 장착했다. 그 침대 덕분에 환자들의 병세가 점차 호전되고 있음을 그와 의사들은 알 수 있었다.

스프링에 기초한 이 침대매트는 후에 조제프가 매트운동을 위해 고안한 기구의 기본이 되었다. 요즘에도 그 시대에 만들어졌던 운동기구를 가끔 볼 수 있는데, 그런 기구들에서 우리는 쉽게 '필라테스'라는 이름을 발견할 수 있다.

효과적인 운동을 위한 첫 번째 기구운동 시스템인 매트운동은 사실 조제프 필라테스가 최초로 고안했다. 이 책은 창안자 필라테스의 정수를 그대로 전하고 있으며 그렇기 때문에 당신은 바로 이 책에서 매트운동의 모든 것을 순서대로 그리고 체계적으로 만날 수 있을 것이다.

조제프는 미국으로 이민을 간 후(1926년), 최초의 필라테스 스튜디오를 뉴욕에 설립했다. 필라테스는 미국에 소개된 후 지속적으로 열렬한 호응을 받고 있는데, 특히 1920년대 후반에는 무용수들과 연기자들에게도 전파되어 마사 그레함과 조지 밸런친이라는 가장 열렬한 지지자들을 얻었다. 최근에는 운동선수와 모델 그리고 배우에 이르기까지, 다양한 분야의 사람들에게 호응을 얻고 있다.

조제프 필라테스는 1945년에 《리턴 투 라이프 Return to Life》라는 책을 저술했는데, 이 제목이야말로 필라테스의 본질에 대해 가장 정확하게 말해주고 있다. '인생을 당신에게 되돌려 준다!

필라테스의 모든 동작들은 잠들어 있는 당신의 몸과 마음을 깨어날 수 있도록 해 줄 것이다. 필라테스를 통해 얻을 수 있는 이러한 복합적인 결과는 당신의 삶에 활력을 불어넣어 줄 것이며, 이 활력과 즐거움은 건강한 몸과 마음을 이루는 데 가장 중요한 요소가 될 것이다.

많은 사람들은 몸의 근육이 어떤 절대적인 반사작용에 의해 움직이고 형성된다고 생각하지만, 천만의 말씀이다. '몸은 마음에 의해 좌우된다. 즉, 당신의 의지는 절대 근육의 반사작용에 의해 통제되지 않는다.' 조제프 필라테스는 이렇게 몸을 관리하고 통제하며 가꾸어 나갈 수 있게 만드는 '마음의 힘'을 믿었다. 그는 수십 년 간의 연구와 훈련을 통해 이를 증명했으며, 그의 업적은 제자들에 의해 꾸준히 이어지고 있다.

이 책의 저자인 나 또한 열다섯 살 때부터 헬스장을 여러 군데 다니면서 몸을 만들기 위해, 건강을 지키기 위해 많은 노력을 기울였다. 몇 년 동안 여러 기구와 바벨을 섭렵하여 개인 트레이너로 활동했으며, 그런 강력하고 힘든 운동만이 몸을 건강하게 만든다고 믿었다.

그러나 필라테스를 만나고 난 뒤, 나는 이런 생각들이 아주 잘못되었다는 것을 깨닫게 되었다. 덧붙여 그렇게 딱딱하고 어려운 운동들이 젊고 활동적인 내 몸을 지나치게 경직시켰고, 부피만 크게 만들었다는 것도 알게 되었다.

하루에 몇 시간씩 헬스장에서 보내면서 보람을 느끼려고 했지만, 보람이나 즐거움과 같은 긍정적인 기분은 점점 나에게서 멀어져 갔다. 운동이 고통스럽게 느껴지지 시작했기에, 나는 더 열심히 그리고 꾸준히 노력했다. 그것으로 운동에 대한 고통이나 두려움을 극복할 수 있을 것이라고 생각했기 때문이다. 그러나 수없이 다양한 운동들을 해봐도 운동은 나에게 신체적인 즐거움도, 마음의 평안함도 주지 못했다. 무엇보다 지겨워서 견딜 수가 없었다!

그러던 중, 나는 우연히 필라테스를 접하게 되었다. 필라테스를 시작한 지 불과

몇 주만에 나는 내적으로 점점 강해지고 있다는 것을 느낄
수 있었고, 내 몸은 서서히 필라테스를 갈망하기 시작했
다. 시간이 갈수록 나는 내 몸의 동작들을 스스로 조절하
고 통제할 수 있게 되었고, 예전보다 더 올바른 자세로 설
수 있게 되었으며, 전에는 결코 느끼지 못했던 커다란 에
너지를 느낄 수 있었다. 덩치만 컸던 내 몸이 몇 달 후에는
무용수와 같은 유연함과 우아함까지 갖출 수 있게 되었다.

그리고 마침내 내가 그동안 느껴왔던 고통들은 사라졌
고, 운동 자체를 즐기고 있는 내 자신을 발견할 수 있었다!
내가 필라테스를 통해 얻은 것들 중에서 가장 귀중한 것
은, 바로 '자신감' 이다. 이제 나는 필라테스에 대해 흥미
를 넘어, 몰입의 경지에까지 이르게 되었다.

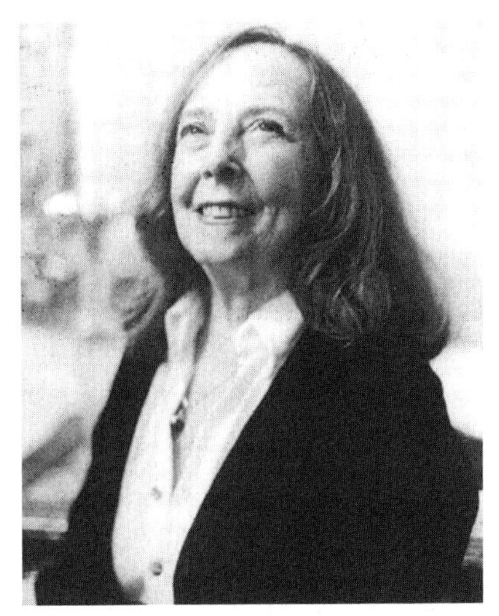

로마나 크리자노우스카

필라테스를 발견하고 두 달 반 정도가 흘렀을 무렵, 나는 필라테스를 더욱 정확
하게 배우기 위해 정규과정에 등록했다. 그리고 조제프 필라테스와 그의 부인 클라
라에게 필라테스를 직접 전수 받은 지도자인 로마나 크리자노우스카(Romana
Kryzanowska)의 지도 아래 배움을 계속했다. 그렇게 몇 년이 지나자 나도 모르는
사이, 제자인 동시에 스승으로서 필라테스의 세계에 몸담게 되었고, 필라테스의 신
비로움을 드디어 체험하게 되었다.

이 책의 글이나 시각적 영상들은 당신의 마음을 움직이는 데 반드시 도움이 될
것이다. 그리고 인내를 가지고 꾸준히 노력한다면(이 운동의 참을성에는 편안함과 즐
거움이 함께 한다는 것을 기억하라!) 당신은 반드시 필라테스의 신비한 효과를 체험할
수 있을 것이다.

필라테스의 매력 중 하나는 바로 '응용' 이 가능하다는 것이다. 필라테스의 운동철
학과 동작의 핵심을 정확히 이해하면, 일상생활 중에서 자세를 바로잡거나 몸을 이
완시킬 때 응용할 수 있다. 많은 사람들이 실제로 필라테스를 여러 분야에 적용하고

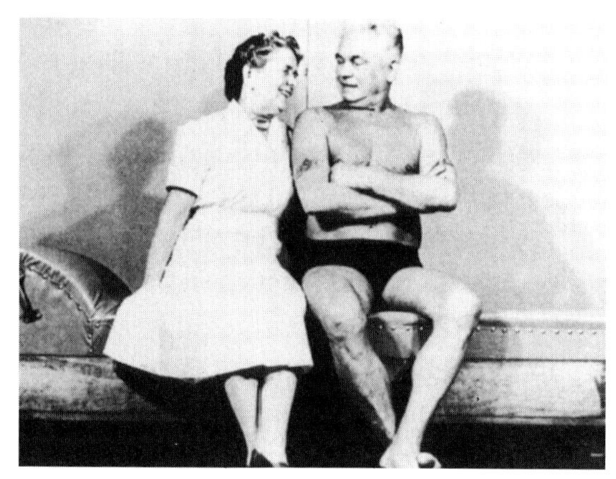

조제프 필라테스와 그의 아내 클라라

있는데, 예를 들어 운동선수들은 필라테스의 동작과 철학을 스포츠 분야에 응용하고 있다.

당신이 운동선수이거나, TV를 보며 여가를 보내는 사람이거나, 젊고 유연하거나, 나이가 많아 몸이 굳어 있는 사람이거나…, 그 어떤 상황이나 어떤 조건에 처해 있는 사람이라 해도 상관없다. 필라테스는 반드시 당신의 몸과 생활방식을 변화시킬 테니까.

당신은 스스로의 안녕(安寧)을 위해 스스로를 통제할 수 있는 대단한 힘을 가지고 있다. 그런데 이 힘은 당신의 몸을 창조적 정신의 한 부분으로 의식함으로써 되살아난다. 한번 기억을 더듬어 회상해 볼까?

당신은 활발하게 살아 숨쉬는 상상력을 가진 아이였다. 그래도 상상이 안 된다면 주변에 있는 아이들의 모습을 살펴 보자. 그 아이들의 모습이 바로 당신이었으니까. 이 책은 당신이 활달하고 명랑했던 어린 시절을 회상할 수 있도록 도움을 줄 것이며, 그런 창조적인 힘들이 사라지지 않도록 붙잡고 사용할 수 있는 방법을 가르쳐 줄 것이다.

이것을 실행하는 데 있어 가장 중요한 것은, 당신 스스로의 역할에 대한 정확한 이해이다. 모든 것은 당신에게 달려 있다. 당신의 노력여하에 따라, 당신은 반드시 무언가를 얻을 수 있을 것이다.

당신의 마음 속 깊이 잠들어 있는 뛰어난 정신력과 맑은 영혼 그리고 활기찬 기운과 힘을 이용한다면, 당신은 무엇이든 할 수 있다는 사실을 꼭 기억하기 바란다.

이제, 당신의 목표를 성취하기 위해 노력해야 할 시간이다. 이 책은 당신의 목표를 성취하는 데 좋은 도구가 될 것이다. 하지만 무엇이든 당신이 얼마만큼 노력하는가에 달려 있다는 사실을 절대 잊지 말아야 한다.

2. 필라테스의 철학

건강한 신체는 행복에 이르기 위한 첫걸음이다

사람은 누구나 행복하게 살고 싶어한다. 그래서 모두들 행복을 찾기 위해 끊임없이 노력하지만, 정작 행복하다고 느끼며 사는 사람은 극히 드물다. 조제프 필라테스는 행복을 어떻게 생각했을까? 그는 행복하게 살기 위해서는 '먼저 자신의 몸을 이해해야 한다' 고 말했다. 서른의 당신, 젊다고 생각하는가? 몸을 한번 살펴 보라. 몸이 굳어 있고 볼품 없어 보인다면, 당신은 늙은 것이다. 그러나 예순의 나이지만 몸이 유연하고 강하다면, 당신은 아직도 젊다!

조제프 필라테스는 그의 운동법을 몸과 마음의 균형을 통해서만 이룰 수 있는 이상적인 라이프스타일과 연결시켰다. 육체적으로 단련시킨 몸의 이완을 통해 활력이 생긴 혈액이 지치고 정체되어 있는 뇌세포에 흐르게 된다. 이렇게 새로 교체된 기운이 만들어 내는 마술은 바로 만병의 근원인 스트레스의 해소이다. 이와 더불어 몸놀림을 우아하고 민첩하게 만든다. 바로 이러한 변화들이 보다 즐거운 인생을 살 수 있는 첫걸음인 것이다.

사라지는 피로와 스트레스

빠르게 돌아가는 일상 속에서 우리에게 파고드는 육체적·정신적인 피로는 우리의 건강과 행복을 위협하고 있다. 따라서 우리 몸에 대한 보살핌 없이 행복을 유지하기란 어렵다.

우리가 일상에서 받는 스트레스와 피로는 대부분 잘못된 자세, 신체적 불균형 그리고 부적절한 호흡 때문에 생긴다. 우리는 일상이 주는 혹독함이 우리의 몸을 지치게 하기 전에, 먼저 조절하여 강화시켜야 한다.

요즘에는 취미생활이나 여가활동을 통해서 휴식을 취하고 지친 몸에 활기를 불어넣고 있지만, 그것보다 더 쉬운 방법이 있다. 우리 몸에 내재되어 있는 유연성과 강한 힘, 바로 그것들을 이용하는 것이다.

필라테스는 당신을 힘들고 지치게 할 만큼 어려운 운동이 아니다. 이 운동을 하나하나 따라하다 보면, 당신에게는 어느새 몸을 이완시키고 강화시키면서 동시에 휴식을 취하는 습관이 배게 될 것이다.

시각적 이미지(마음 속에 어떤 영상을 떠올리는 것)를 이용하여 몸과 마음을 하나로 만들기

많은 운동법들이 지루하다는 비난을 받으며 사라지고 있다. 하지만 그것들이 실제로 아무 쓸모도 없는 것일까? 운동을 하는 이유가 운동 자체에 즐거움을 느끼거나 정신적으로 신선한 자극을 받기 때문이 아니라, 단순히 해야 한다는 의무감으로 하기 때문은 아닐까?

몸으로는 운동을 하면서 정신(마음)은 딴 데 두었던 경험이 적어도 한번쯤은 있을 것이다. 그때를 떠올려 보자. 팔과 다리는 운동을 하고 있는데 눈은 TV를 향해 있거나, 머리로는 세금 계산을 하고 있거나, 놀이터에 혼자 놀러나간 아이 걱정을 하는 당신. 아마도 십중팔구 운동을 제대로 한 것 같지 않다고 느꼈을 것이다. 그 반대 상황도 마찬가지다. 해야 할 일에 몸을 움직이지는 않고, 마음만 급하게 앞서는 자세는 일을 더디게 만들 뿐이다.

당신의 몸과 마음이 하나가 되지 않는다면, 그 어떤 일도 제대로 해낼 수 없다. 반드시 무언가를 성취하기 위해 몸과 마음을 집중하고 있는 당신의 모습을 상상해 보자. 건강한 신체는 건강한 정신(마음)을 만든다.

시각적 이미지를 이용한 운동은 기존의 운동법에 비해 상대적으로 새로운 개념이며 아주 효과적인 방법이다. 시각적 이미지를 이용하면 해부학적으로 아주 복잡한 우리의 몸에 가장 빨리 접근할 수 있기 때문이다. 시각적인 이미지는 근육과 근육의 작용에 대한 전문적인 지식이 없어도 잠재적으로 근육을 사용할 수 있도록 도와준다.

예를 들어, 내가 당신에게 "천장에 머리가 닿을 정도로 똑바로 일어나세요"라고 말했다고 하자. 내 말을 듣는 즉시 당신은 이 동작을 마음 속으로 시각화, 즉 그려볼 것이다. 이것은 존재하고 있다고 미처 깨닫지 못한 수많은 근육들을 단순히 "똑바로 일어나세요"라는 말을 들었을 때보다 더 정확하게 움직일 수 있을 것이다.

비록 상상일지라도 목표를 이루어낸 당신의 모습을 상상하게 되면, 당신의 몸은 실제로 그 일을 해낸 것처럼 반응한다. 그러한 상상은 목표를 이루기 위한 과정을 즐겁게 만든다. 상상을 하자. 상상을 하거나 마음 속에 목표를 새겨두는 것은 당신의 신체적인 활동에 긍정적인 영향을 미친다.

시각적 이미지를 통한 근육 반응 불러일으키기

누가 당신의 내장을 손가락으로 쿡쿡 찌른다고 상상해 보자. 그리 유쾌한 일은 아니지만 상상만으로도 충분히 따끔(?)하다는 신체적인 느낌을 얻을 수 있다. '구름 위를 걷는다' 거나 '당신의 발 밑에 있는 스프링' 과 같은 표현들도 분명 신체적인 반응을 불러일으킬 것이다. 이처럼 마음 속으로 이미지를 먼저 그려보면, 몸의 신호체계는 자극을 받는다. 시각적인 이미지는 몸을 움직일 수 있는 기준을 제공해주는 역할을 하는 것이다.

이제 필라테스의 동작들은 당신이 일상에서 흔히 하는 움직임들(가령 뛰거나, 몸을 비틀거나, 몸을 쭉 펴거나, 떨어진 펜을 줍기 위해 몸을 구부리는 것과 같은 행동들)처럼 될 것이다. 이처럼 필라테스의 장점은 '운동시간에만 사용하는 동작들'이라고 따로 기억할 필요가 전혀 없다는 것이다. 당신은 이제 필라테스의 모든 동작들을 운동시간뿐만 아니라 일상에서도 가능한 동작들이라고 의식할 것이다.

동물은 일어설 때 머리, 손 그리고 꼬리 순서로 몸을 일으켜 세운다. 그 어느 단계도 생략하지 않는다. 그러나 사람은 어느 특정 부위에만 힘을 집중을 하고 나머지 부위들은 무시하는 경향이 있다. 아이러니컬한 것은 걷기부터 똑바로 서는 것에 이르기까지 인간행동의 대부분은 근육을 전부 움직여야 가능하다는 것이다.

당신은 태어날 때부터 잠재적으로 리듬감을 가지고 태어났다. 인간은 생각 없이 걷고, 뛰고, 제스처를 취하고 움직이는데, 이렇게 생각 없이 무의식적으로 하는 동작들을 바탕으로 바로 필라테스가 만들어졌다. 필라테스는 하나의 동작에서 다른 동작으로 마치 물이 흐르듯 자연스럽게 전환된다. 이것을 통해 당신의 몸은 천성적인 리듬감이 되살아날 것이다. 이 책에는 동작과 동작을 전환시키는 방향이 포함되어 있기 때문에 당신은 자연스럽게 리듬을 익히게 될 것이다.

이렇게 연속으로 실시하는 매트운동의 목적은 어떤 단계에서든지 자연스럽게 동작의 흐름을 만들어 내는 것이며, 흐트러짐 없이 에너지를 서서히 회복하는 데 있다. 당신이 매트운동의 일부만을 뽑아서 하든, 모든 동작을 하든 간에 운동시간은 결국 줄어들 것이며, 연속동작 중 몇 가지를 뺀다 해도 효과는 줄어들지 않을 것이다.

일상적인 활동과 필라테스 연결하기

매트운동을 처음 시작하는 단계에서는 당신의 일상적인 활동과 매트운동이 전혀 연결되지 않을 것이다. 그러나 인내심을 가지고 꾸준히 한다면, 매트운동의 동작들이 당신의 몸을 이해하는 과정임을 당신은 반드시 이해하게 될 것이다. 일단 필라테스를 배우고 나면 당신은 근육을 통제하는 방법을 모든 신체적인 동작에 적용할 수 있을 것이다. 걷고, 뛰고, 들고, 물건을 운반하는 것까지 전부 말이다.

5파운드로 해도 될 운동을 10파운드로 하지 말라

운동을 하는 많은 사람들이 착각하고 있는 것이 있다. 운동을 많이 하면 할수록 그만큼 몸에 더 좋을 것이라는 잘못된 믿음이 바로 그것이다. 사실 운동동작을 몇 번 더 반복했다고 제대로 운동을 한 것처럼 느끼는 태도는 아주 무의미하다. 이것은 약을 정량의 두 배로 먹으면 그만큼 더 빨리 병이 낫는다고 생각하는 것과 같은 것이다. 이런 잘못된 믿음에 기초한 행동은 근육을 지치게 하고, 결국 몸을 해치게 된다.

모든 근육을 동시에 움직이게 하면서 움직임이 끊어지지 않도록 하는 필라테스 매트운동의 기본개념은 가장 효율적으로 체력을 증진시키는 것이다. 부분적으로든 전체적으로든 매트운동을 하는 동안에는 모든 근육이 사용되기 때문에 근육의 일부만을 위해 노력할 필요가 없다.

운동의 질과 양

격렬하고 숨찬 운동만이 운동이 아니다. 만일 내가 고통 없이도 운동을 할 수 있다는 것을 증명할 때마다 5센트씩 받았다면? 지금쯤 아마 큰 부자가 되었을 것이다. 많은 사람들이 운동을 하면서 겪는 고통에 익숙해 있고 중독되어 있다. 그러나 그런 고통들이 운동을 효율적으로 했다는 것을 의미하지는 않는다. 고통의 직접적인 원인은 근육에 젖산이 축적되었거나, 부적당하게 스트레칭을 했거나, 근육이 파열되었기 때문이다. 이렇게 손상된 근육을 회복시키고 피로를 풀기 위해서는 에너지가 필요하다. 그리고 운동의 효율을 높이는 데 쓰여져야 할 에너지가 몸의 회복을 위해 쓰였을 경우, 운동결과가 그다지 좋지 못하다는 것은 자명한 일이다.

이제 위와 같은 고충들을 생각하지 않고 마음껏 운동할 수 있게 되었다! 필라테스는 몸 속 깊은 곳에 있는 근육에까지 직접 작용하도록 고안되었으며, 고통 없이 강한 근육을 만들어 낸다. 게다가 처음부터 끝까지 순서대로 그리고 연속적으로 근육을 강화시키듯 이완시키기 때문에, 근육을 손상시키지 않는다. 따라서 관절에 충격을 주지 않으며, 운동의 효과 수준 이상으로 근육을 지치게 하는 일은 없다.

이 책에서는 필라테스 매트운동 각각의 동작들에 대해 최대 반복횟수를 기술했다. 그 이유는 최대 반복횟수를 넘는 운동횟수는 불필요하기 때문이다.

현재 유행하고 있는 대부분의 운동법들은 겉모습에 집중되어 있기 때문에, 겉으로 드러날 수 있는 근육을 키우는 데에만 치중되어 있다. 당신이 만약 부피만 큰 근육을 원한다면 그런 운동법이 아주 좋겠지만, 두껍고 경직된 근육은 그리 이상적이지 않다. 예를 들어 아놀드 슈왈츠제네거의 어마어마한 부피의 근육은 몇몇 사람들에게는 매력적으로 보일 수 있지만, 커다란 근육덩어리는 오히려 근육의 능력을 방해하여 자유롭게 움직일 수 없게 한다. 이와는 대조적으로 브루스 리의 지방이 없고 유연한 근육은 적절한 동작과 힘을 결합시켜 근육의 효율을 강화시킬 수 있다.

자신감으로 되찾을 수 있는 힘

운동을 하면서 맨 처음 부딪치게 되는 장애물은 바로 자기비하와의 싸움이다. 상담을 하기 위해 나의 스튜디오를 찾은 많은 사람들이 공통적으로 하는 말들은 '나는 약하다', '내 몸은 조화롭지 못하다', '나는 게으르다' 등, 자신의 단점에 관한 것이 태반이다. 그들은 자신의 몸에 변화를 주고 싶어 나를 찾아온다. 하지만 사실 그들 내부에서는 건강한 몸을 위한 열성적이고 꾸준한 노력이 이미 시작되었다는 것을 그들은 모르는 것 같다.

지금 당장 운동을 시작하고 싶거나, 이 책을 사거나 읽어보려고 노력하고 있다면, 그것은 당신의 내부에서 이미 아주 긍정적인 변화가 일어나고 있다는 증거이다. 당신이 가지고 있는 부족함에 머무르려 하지 않고, 변화에 대한 새로운 희망을 가지고 노력하는 자랑스러운 당신, 그에게 상을 주기 바란다.

하지만 반드시 명심해야 할 것이 있다. 당신의 몸을 변화시키는 데 가장 중요한 것은 목표를 성취할 수 있는 능력이 당신의 내면에 이미 내재해 있다고 믿는 것이다.

나는 매일매일 일어나는 작은 기적을 볼 수 있는 행운(?)을 갖게 되어 기쁘다. 약한 것이 강하게, 딱딱하고 경직된 것이 유연하게, 고통스러웠던 일들이 즐거운 일들로 변하는 그런 놀라운 기적을 말이다. 이런 기적이 그러나 아무에게나 일어나는 것은 아니다. 나도 할 수 있다는 '자신감'을 가진 사람에게만 생길 수 있는 일이기 때문이다. 하고자 한다면, 이루지 못할 일은 없다. 이것은 몸에 대한 변화를 원할 때도 예외가 아니다.

내가 가르치고 있는 많은 학생들에게 빼놓지 않고 기본적으로 가르치는 게 하나 있는데, 그건 바로 내가 지니고 있는 '긍정적인 사고방식'이다. 나의 성공은 긍정적인 생각이 좋은 결과를 가져다 준다는 사실을 믿기 시작했을 때 이루어졌다. 진정한 힘은 마음에서 나오는 것이다.

스스로 몸과 마음을 향상시키기

당신의 삶을 한번 되돌아 보라. 아무 노력 없이 공짜로 손에 쥐어졌던 게 있었던가? 삶이든 필라테스든 노력 없이 저절로 이루어지는 건 없다. 당신이 자고 있을 때, 몰래 나타나 당신의 몸을 건강하고 아름답게 변화시켜줄 천사는 존재하지 않는다.

몸과 마음을 향상시키기 위한 단계 중 가장 중요한 것은 당신이 성취해야 할 목표를 정하는 일이다. 필라테스의 운동철학을 믿고 따라한다면, 당신은 신비한 변화를 느끼고 체험할 수 있다. 필라테스 동작 각각의 본질을 이해한 후, 그 움직임들이 주는 자유를 즐길 때, 당신은 당신이 원하는 결과를 얻을 수 있을 것이다.

운동을 포기하지 않고 목표를 달성할 수 있는 가장 좋은 방법은 '자발적인 참여'이다. 필라테스는 당신의 몸에 맞도록 고안되었기 때문에, 당신의 하루 운동시간이 5분이든, 55분이든 상관없다. 당신 스스로 몸을 향상시키는 것이 가장 중요하다.

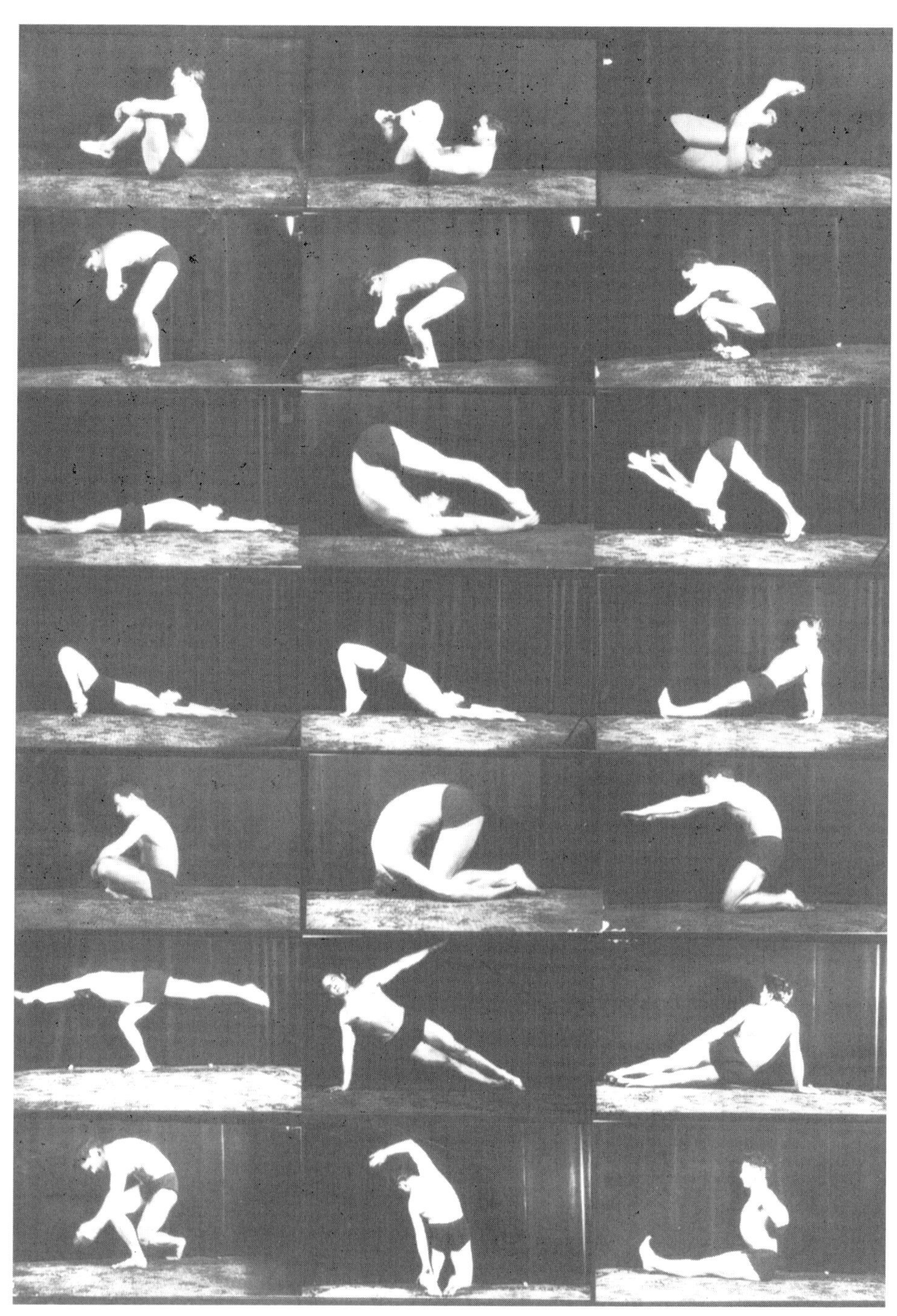

조제프 필라테스가 '신체와 정신(마음) 사이의 컨트롤을 통해
자연적으로 젊음을 회복하는' 모습을 직접 보여 주고 있다.

3. 필라테스 매트운동의 기본원칙

필라테스는 중국 기예에서부터 인도의 요가에 이르기까지 다양한 운동법에서 유래되었다. 이런 운동들의 핵심 요소들이 '필라테스' 라는 이름 아래 통합되어 고유한 기본원칙들이 되었다. 필라테스 매트운동의 기본원칙은 다음과 같다.

집 중

필라테스를 하기 위해서는 먼저 마음을 집중해야 한다. 당신을 움직이는 것은 당신의 마음이다. 당신의 행동에 집중하고 당신의 근육이 어떻게 반응하는지 주목하라. 당신이 몸의 한 부분에 집중하고 있을 때, 그 부분이 운동을 하고 있다는 사실을 얼마나 더 느낄 수 있는지 주목해 보라. 그것이 바로 마음의 힘이다. 그것을 이용하라!

조 절

조제프 필라테스는 근육을 마음대로 자유자재로 조절한다는 생각으로 필라테스를 만들었다. 그렇다고 해서 이 운동법이 조잡하다거나 아무렇게나 할 수 있는 운동이라는 말은 아니다. 운동선수나 곡예사, 그리고 무용수들이 자신의 몸을 조절하

지 않고 기술을 펼친다고 상상해 보라. 정말 위험천만한 일이 아닌가! 매트운동도
마찬가지이다. 몸을 상하지 않고 좋은 결과를 얻기 위해서는 최대한 자신을 조절하
면서 운동을 해야 한다. 운동 그 자체만을 따라 했다고 필라테스를 한 것이 아니다.
운동은 각 동작들을 통해 이루어지지만 몸 전체를 균형감 있게 조절해야 한다. 균
형잡힌 '조절' 이야말로 필라테스의 핵심이다.

중　심

우리가 일상생활을 하면서 가장 많이 사용하는 근육은 과연 무엇일까? 아마도 대
부분의 사람들이 팔과 다리를 가장 많이 사용한다고 말할 것이다. 그러나, 다시 한
번 생각해 보자. 팔과 다리를 제외한 우리 몸의 중심 부분의 역할은 무엇일까? 우리
몸통은 그냥 놀고만 있다고 생각하는가, 아니면 몸의 균형을 잡아주기 위한 받침대
역할만 하고 있을까? 사실 우리 몸의 중심(복부와 등허리 그리고 엉덩이)에는 커다란
근육들이 모여 있다. 필라테스에서는 이 부분을 '파워 하우스(powerhouse)' 라고
부르는데, 사실 우리가 사용하는 모든 힘은 바로 이 파워 하우스에서 나온다. 이런
튼튼한 기초로 당신의 일상생활이 가능한 것이다.

유연성

필라테스의 여러 가지 특징 중 하나는 유연성이 생긴다는 것이다. 우리의 몸은
원래 개별적으로 작용하지 않지만, 잘못된 습관으로 하나하나가 따로 떨어져 작용
하는 것처럼 보인다. 필라테스는 정적이거나 하나하나 끊어져서 고립된, 개별적인
동작이 없기 때문에 당신의 잘못된 습관을 교정시킬 수 있다.

정확성

필라테스의 모든 동작은 각각 목적이 있다. 각각의 동작은 전체 동작을 성공시키

기 위해 매우 중요하다. 따라서 아주 사소한 동작일지라도 무시하면 당신은 필라테스가 가지고 있는 고유한 가치를 포기하게 되는 것이다. 여러 가지 동작을 대충하는 것보다, 한 가지 동작이라도 정확하고 완벽하게 수행하라. 정확성을 추구해 나가다 보면, 그것은 당신의 제2의 천성이 될 것이며, 모든 것들이 정확하게 수행될 것이다.

호 흡

호흡은 태어나서 맨 처음 하는 행동이자, 죽을 때 맨 마지막에 하는 것이니 만큼 아주 중요하다. 그런데 이렇게 중요한 동작을 우리는 너무나 쉽게 해버린다. 필라테스는 균형 있는 몸을 만들려는 목표를 달성하기 위해, 혈관을 깨끗이 하는 방법을 올바른 호흡을 통해 고안해 냈다. 숨을 깊게 들이마시고 내쉬는 행동을 통해 폐 깊숙한 곳에 남아 있던 생기 없는 공기와 유해한 가스들을 밖으로 내보내고, 대신 신선하고 생기 있는 공기를 공급시켜 몸을 회복시키게 되는 것이다. 올바른 호흡은 운동 중의 당신의 움직임을 통제하고 조절하는 데 도움을 준다. 당신은 이 사실을 필라테스를 통해 확인하게 될 것이다.

———

필라테스와 관련된 많은 책들이 앞에서 서술한 여섯 가지 기본원칙만을 언급하고 있지만, 이 책에서는 세 가지를 더 언급하겠다. 이 세 가지 원칙은 요즘 유행하고 있는 운동법들에서는 좀처럼 찾아보기 힘든 것이다. 현재 필라테스를 열심히 하고 있는 사람들이나 몸과 마음의 연결을 추구하는 사람들은 단순히 운동을 하는 것과 필라테스의 모든 것을 체험하는 것과의 차이점을 이해해야 한다. 즉, 필라테스가 가지고 있는 모든 것을 느끼고 체험하기 위해서는 다음 세 가지를 철저하게 지켜야 한다.

상 상

마음은 몸에 신비스러운 작용을 한다. 그 중 하나가 바로 몸이 따라서 할 수 있도록 시각적인 틀을 만들어 내는 것이다. 우리는 창조적인 사고를 통해 우리의 몸이 행동할 수 있도록 격려할 수 있다. 바로 이 책으로 당신은 마음의 눈을 통해 몸의 움직임을 강화시킬 수 있다. 나는 시각적이고 언어적인 은유를 통해 필라테스의 본질을 강화시켰다. 이것을 창조적으로 수행하라!

직 관

당신의 몸이 당신에게 하는 소리를 들어본 적이 있는가? 사실, 우리는 우리의 몸에 귀기울이는 일이 극히 드물다. 그렇기에 우리들 대부분은 우리의 몸을 고통이나 병 그리고 피로로 불쾌하게 하고 다치게 만든다. 마음을 다치게 하거나 몸이 자연스럽지 않다고 느끼는 일을 억지로 하지 말라. 건강이 최우선이다. 만일 운동을 하는 도중에 몸과 마음 중 어느 하나라도 다쳤다면, 당장 그 운동을 그만 두어라. 중요한 것은 당신 몸에 무엇이 좋고 무엇이 나쁜지 정확하게 판단하는 것이다. 운동을 하면서 그 운동의 효과를 느낄 수 있을 때, 당신은 원하는 결과를 얻을 수 있다.

통 합

통합은 당신의 몸을 전체적으로 폭넓게 볼 수 있는 능력이다. 매트운동은 당신의 손끝에서 발끝까지의 모든 근육을 사용하게 한다. 따라서 어떤 근육을 소외시켜서도, 무시해서도 안 된다. 만약 그럴 경우 몸의 균형이 깨질 뿐더러, 유연성과 조화로움 등도 사라지게 된다.

반면에 몸의 모든 근육들을 균등하게 발달시키면 올바른 자세와 유연한 몸을 만들 수 있으며, 자연스럽게 우아함을 갖추게 된다. 당신은 '통합'을 통해 모든 근육을 동시에 사용하는 방법을 배우게 될 것이다. 당신의 마음이 코치가 되고 당신의 근육들이 각각 팀원이 되어 하나의 팀을 이루게 된다. 그 누구도 벤치에 앉아 있지 않는, 전원이 플레이를 펼치는 그런 팀을 말이다!

4. 필라테스 매트운동의 중요 요소

매트운동을 하기 위해서는 다음과 같은 요소들을 먼저 이해하는 것이 중요하다. 이 요소들은 어쩌면 당신이 전부터 배우고 기억해 왔던 개념들의 변화를 요구할지도 모른다. 그렇다고 미리 거부반응을 일으키지는 말라. 새로운 개념에 대해 마음의 문을 여는 것이 당신의 목표를 이루는 첫걸음이라는 것을 명심하자!

1. 몸 통

필라테스 매트운동은 몸을 아주 간단한 형태로 상상하면서부터 시작된다. 몸통은 〈그림 1〉과 같이 머리 아래부터 엉덩이 바로 아래 부분까지를 말하며, 이는 척추와 아주 중요한 기관들을 포함한다. 몸통을 이런 형태로 시각화함으로써 당신은 매트운동의 본질을 좀더 쉽게 이해할 수 있다.

2. 파워 하우스

필라테스의 모든 동작은 복부와 복부근처의 등허리 그리고 엉덩이에서부터 시작된다. 〈그림 2〉와 같이 당신의 허리선 아래를 감싸고 있는 근육을 필라테스에서는

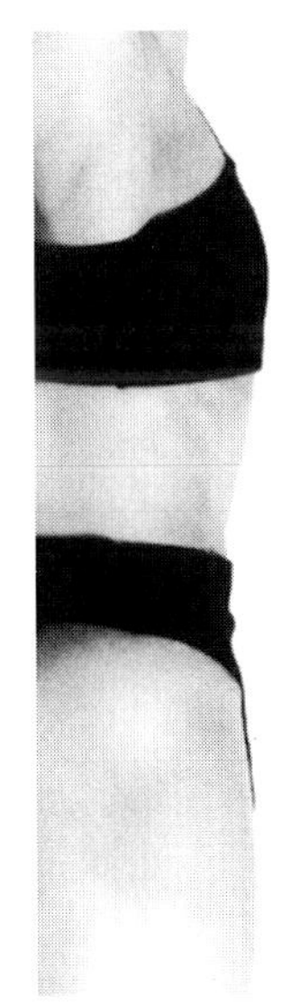

그림 1

'파워 하우스'라고 한다. 당신이 앉을 때나 일어설 때 근육이 어떻게 움직이는가를 생각해 보면, 체중 대부분을 이곳에 둔다는 사실을 깨닫게 될 것이다. 그러므로 잘못된 자세나 동작은 허리에 과도한 스트레스를 주어 고통을 야기시키고, 우리가 정말 없애고 싶어하는 아랫배 군살을 만들게 된다.

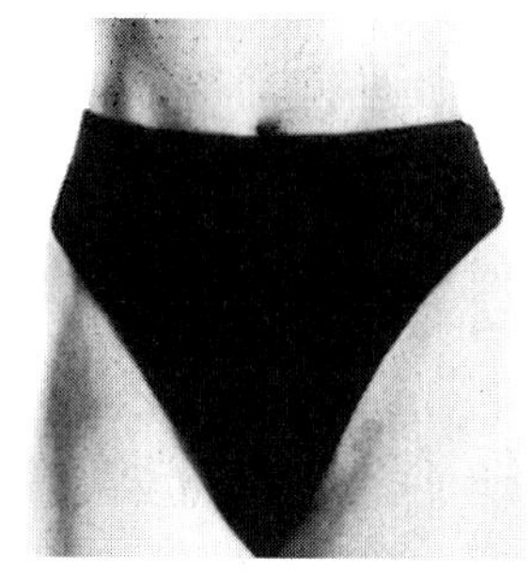

그림 2

매트운동을 할 때에는 항상 파워 하우스를 곧게 유지한 상태에서 다른 부분을 운동해야 한다는 것을 기억하라. 마치 코르셋을 입을 때 허리를 잘록하게 만드는 것처럼. 몸을 쭉 펴는 이 동작은 당신의 파워 하우스를 사용하게 되며 특히, 허리를 보호해 주는 작용을 한다.

3. 배꼽이 등뼈에 가깝도록 배를 움푹하게 집어넣기

그동안 많은 운동법은 복부 근육을 몸 바깥쪽으로 밀어내길 강요했다. 그러나 사실 이런 동작은 척추 근육을 약하게 만드는 경향이 있다. 즉, 허리 부분을 약하게 만들어 허리가 요추 부분을 제대로 지탱하지 못하게 하거나 배 부위를 두텁게 해, 사실상 잘록한 허리선을 불가능하게 하는 것이다.

필라테스 매트운동을 하는 동안, 당신은 기존의 운동법과는 완전히 다른 기법들을 배우게 될 것이다. 가령, 당신의 배꼽이 등뼈에 가깝도록 배를 움푹하게 집어넣는 방법(그림 3, 4 보기)과 같은 것을 말이다. 이 방법은 척추뼈를 따라 내려가면서 척추를 감싸고 있는 양쪽 등 근육들을 강하게 만드는 데 복부 근육을 이용할 수 있도록 해준다. 또한 등허리를 상당히 강화시켜 줄 뿐만 아니라 곧게 교정시켜 주며, 복부를 날씬하게 만들어 준다.

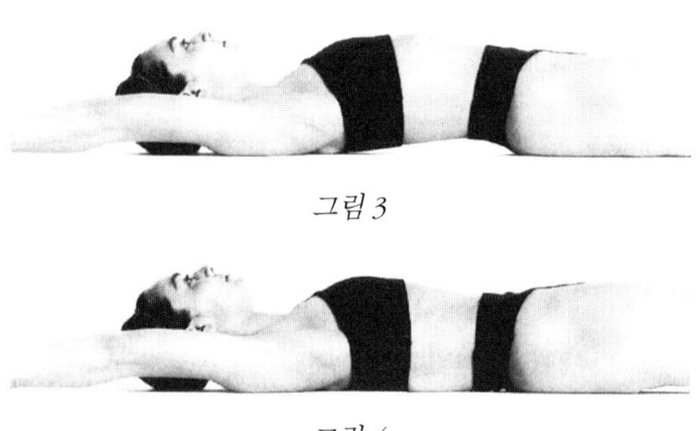

그림 3

그림 4

이 방법은 또한 단순히 배를 집어넣는

동작, 즉 일상적으로 공기를 들이마시고 뱉을 때 잠시 멈추는 상태와 자주 혼동된다. 복부에 무거운 것이 올려져 있어 척추쪽으로 눌리고 있다고 상상해 보자. 복부나 폐를 이용한 호흡을 하지 말고, 복부를 척추쪽으로 누르는 기분을 유지하면서 호흡하는 방법을 익혀 보자.

4. 경련 동작(침대 매트리스를 침대보로 타이트하게 감싸 넣는 것처럼 근육 집어넣기) VS 이완 동작(근육 늘려주기)

필라테스에서는 동작을 할 때 근육을 긴장 없이 곧게 편 상태를 유지하는 것이 중요하다. 따라서 '엉덩이를 타이트하게 조여라' 라는 동작은 엉덩이를 매트쪽으로 깊게 누르거나, 너무 심하게 수축시켜 매트 위로 올리라는 의미가 아니다. 가장 이상적인 자세는 골반과 척추의 맨 아랫부분이 매트를 누르거나, 파워 하우스를 중심으로 주위 근육 부위들이 단단하고 강하게 고정되는 것이다.

필라테스를 처음 시작한 초보자라면 이런 동작들이 어렵게 느껴질 수도 있겠지만 걱정하지 말라. 필라테스를 통해 당신이 얻을 수 있는 것은 긴장 없이 근육을 곧게 펴는 능력이다.

5. 몸과 마음 통합시키기

운동을 할 때 '움직여지는 부위에 정신을 집중해야 한다' 는 것이 가장 보편적으로 알려져 있는 운동상식이지만, 사실 '움직여지지 않는 부위' 를 무시하게 되어 균형이 깨진 몸이 만들어진다는 문제점이 있다.
균형 잡힌 몸은 모든 근육이 동시에 운동을 해야 만들어질 수 있다. 이것은 운동을 할 때 움직여지지 않는 부위를 안정시키거나 고정시키는 데 정신을 집중하여 보충할 수 있다. 예를 들어 〈그림 5〉와 같이 '상체 들어올리기(Roll-Up)'

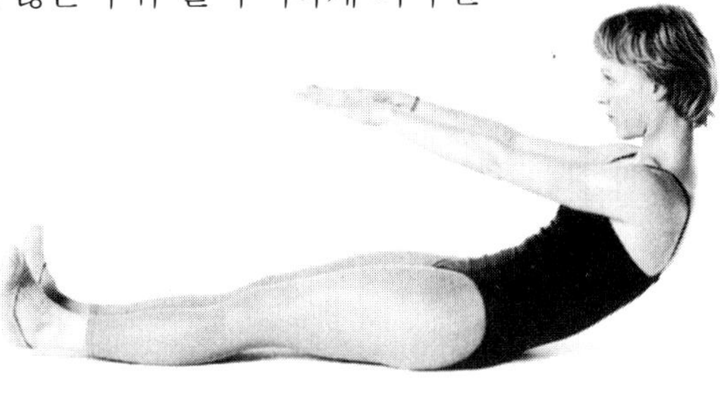

그림 5

동작을 할 때, 상체가 운동을 하고 있는 동안 정신은 움직이지 않도록 고정시킨 하체에 집중시킨다. 따라서 몸 전체 근육들이 전부 하나가 되어 움직이게 되는 것이다. 만약 이 동작을 할 때 하체에 정신을 집중하지 않고 단순히 상체만을 움직인다면, 당신은 비효율적인 운동을 하게 되는 것이며, 결국 몸을 손상시키게 될 것이다.

6. '필라테스 자세' 를 이용해 몸 고정시키기

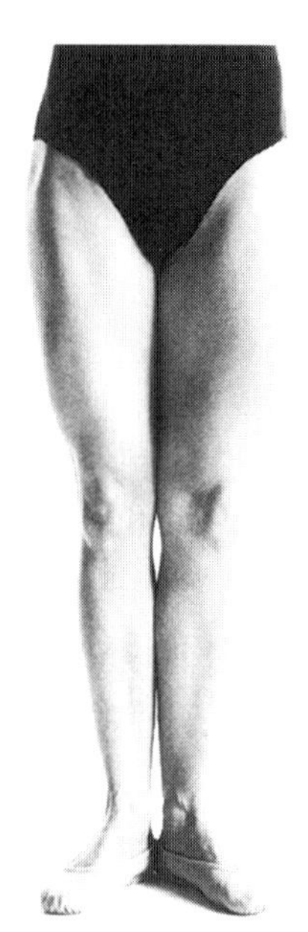

이 책을 읽는 동안 당신은 '샅 근육을 조여라' 라는 표현을 자주 보게 될 것이다. 이 동작은 하체를 고정시키는 데 사용되는데, '샅' 이란 엉덩이와 다리가 만나는 부분에서 시작되는 다리의 분기점을 의미한다. 이 부분을 조여줌으로써 허벅지 근육을 이완시켜 주고 엉덩이 전체, 그리고 허벅지 안팎을 운동시킬 수 있다. 〈그림 6〉처럼 당신의 두 발은 작은 V자 모양을 이룰 것이며 발뒤꿈치는 서로 붙어 있게 된다. 무릎은 유연한 상태를 유지하면서 곧게 펴져 있어야 하는데, 두 무릎이 꼭 붙어야 할 필요는 없다.

처음에는 두 발을 먼저 돌리지 않고 허벅지를 돌리는 동작이 어렵다고 느껴지겠지만, 매트운동을 정확히 하기 위해서는 이 자세를 꼭 익혀야 한다. 이 '필라테스 자세' 를 취할 때

그림 6

자꾸 자세가 흐트러지려 할 것이다. 이때에는 엉덩이와 샅을 계속 조여라. 그리고 몸통 전체에 일어나는 효과를 느껴보아라.

7. 근육에 긴장 주지 않고 조절하기

매트운동을 하면서 많은 사람들이 공통적으로 느끼는 어려움은 '근육을 긴장시키지 않은 상태에서 근육을 움직이고 조절하라' 는 주문이다. 사실 우리는 근육을 긴장시키고, 호흡을 멈추고, 무리를 해서 운동목표를 이루려 한다. 필라테스 매트

운동은 이런 잘못된 생각을 고치고 자연스런 방법으로 운동효과를 얻을 수 있는 길을 당신에게 보여줄 것이다.

춤추고 있는 무용수를 한번 떠올려 보자. 완벽한 춤을 추기 위해 무용수가 얼마나 많은 노력을 했고 얼마나 많은 힘을 사용하는지 당신은 알고 있지만, 한편으로는 너무나 자연스럽고 쉽게 춤을 추고 있다고 생각할 것이다. 이와 똑같은 원리가 매트운동에도 적용된다. 매트운동을 할 때에는 힘과 집중이 필요하므로 항상 자연스럽게, 마치 물이 흐르듯 부드럽게 진행해야 한다. 운동을 할 때 풀어짐 없이 리듬을 타야 하는 것이다.

이 이완은 먼저 마음에서부터 시작하고 난 후, 근육으로 전달되어야 한다. 이 상태를 유지하기 위한 가장 효과적인 도구가 바로 호흡이다. 최대한 자연스럽게 호흡해야 하며, 모든 운동을 시작할 때 숨을 들이마시고 운동이 완성될 때 숨을 내쉬어야 한다. 운동동작이 너무 커서 호흡을 참고 있어야만 할 경우도 있을 것이다. 그러나 이것은 다시 말하건대, 운동목적에 위배된다. 이때 당신은 당신의 몸에 맞게 운동방법을 수정해야 하며, 운동을 하는 동안 절대로 근육을 긴장시켜서는 안 된다. 그 누구도 당신을 시험하지 않는다는 사실을 명심하라. 당신이 만약 운동을 점층적으로 한다면, 그것이 바로 운동의 가장 중요한 요소들을 정복해 나가는 것이다.

8. 고통과 상처의 원인 교정하기

확신하건대, 필라테스의 그 어떤 동작도 당신에게 고통을 주지 않을 것이다. 그러나 만약 어떤 동작을 하는 도중, 몸이 불편하게 느껴지거나 근육이 긴장되면 당장 운동을 그만두고 이 책의 앞부분을 다시 읽어 보라. 그래서 당신이 하고 있는 운동량이 당신의 근육에 적절한지 꼼꼼히 확인을 하고 다시 해보도록 하라. 그래도 여전히 고통이 느껴진다면, 그 동작을 당장 그만 두고 그보다 낮은 단계의 동작을 하라. 그리고 당신의 힘과 조절능력이 증가되면 그때 다시 그 동작을 시도해 보아라. 어떤 동작은 당신의 몸에 적합하지 않을 수도 있다. 항상 몸의 반응에 귀기울이고 최적의 판단을 하는 것이 중요하다.

대부분의 무릎 통증은 발과 다리의 자세가 부적절하거나, 무릎 주위의 근육을 너무 무리하게 사용한 경우에 발생한다. 이럴 경우, 무릎을 최대한 부드럽게 유지하고, 허벅지 안쪽의 근육을 사용하며, 몸의 균형을 잡을 때 무릎대신 허리를 사용하도록 한다. 그리고 운동을 할 때, 특히 서 있는 동안에는 필라테스 자세로 체중을 지탱하라.

목 통증은 대부분 약한 근육을 보완하기 위해 힘을 주어 어깨를 꽉 조였을 때 발생한다. 필라테스 매트운동을 할 때 상체를 들어올린 상태를 유지해야 할 경우가 있다. 이때 목을 사용하지 말고 복부 부분의 근육을 사용하라. 항상 머리의 위치를 낮추며, 목에 너무 많이 무리가 갔다고 느꼈을 때에는 쉬도록 하라. 작은 크기의 베개를 목 아래에 놓고 운동을 해도 좋다.

9. 목 근육을 긴장 없이 곧게 펴거나 뻗어주기

필라테스를 할 때 가장 저지르기 쉬운 실수는, 동작을 할 때 어깨에 잔뜩 힘을 주어 목 근육을 긴장시키는 것이다. 이런 안 좋은 습관을 피하기 위해서는 〈그림 8〉과 같이 매트쪽으로 목 뒤를 눌러 두개골 바로 밑을 긴장 없이 곧게 펴줘야 한다. 이것은 턱을 가슴쪽으로 끌어당긴다는 생각을 가지고 동작을 하면 좀더 쉽게 할 수 있다.

그리고 앉아 있는 동작이나, 서 있는 동작 또는 앞으로 스트레칭 하는 동작을 할 때에는 〈그림 7〉과 같이 정수리가 바닥과 수직이 되도록 해야 한다. 이 동작은 목과 어깨의 근육을 이완시켜, 당신이 파워 하우스에 집중할 수 있도록 해준다.

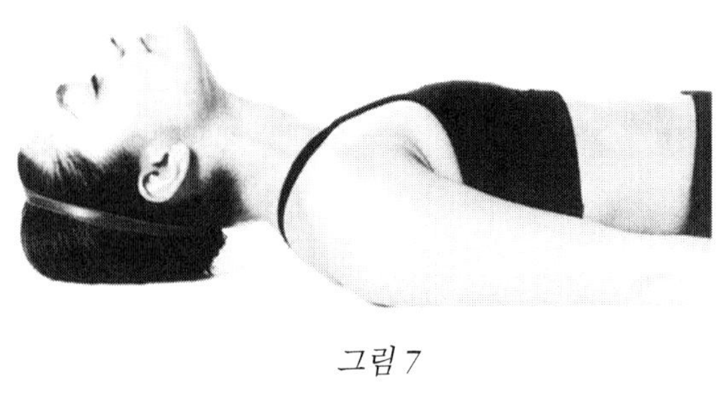

그림 7

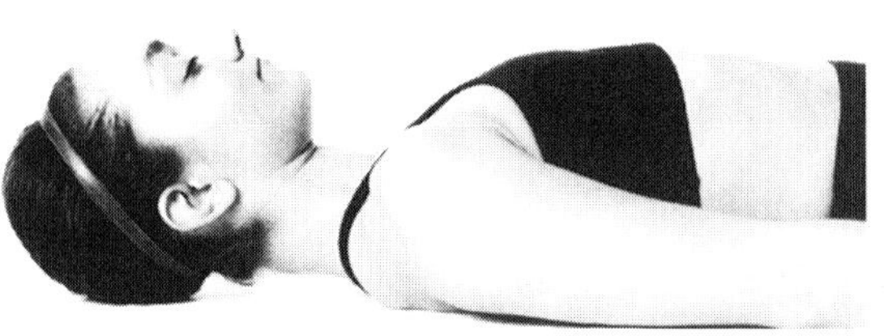

그림 8

5. 이 책의 이용방법

이 책은 필라테스 매트운동을 단계적으로 기술했기 때문에 집에서도 아주 쉽게 따라할 수 있다. 우선 매트(Q&A 참조)를 준비하고, 당신이 현재 가능한 운동강도보다 좀더 높은 단계를 해도 거뜬히 해낼 수 있을 만큼 자신감을 얻을 때까지 연습해라. 자신감을 얻는 그때부터 당신은 필라테스 안에서 당신에게 맞는 당신만의 완전한 운동방법을 가질 수 있을 것이다.

한 번에 너무 많은 운동을 하려고 하지 마라. 새로운 운동을 너무 많이 하려고 하지도 말라. 운동을 할 때 중요한 것은 양이 아니라 질이다. 질적으로 수를 세면서 운동을 하라.

운동을 시작하기 전에는 항상 설명을 꼼꼼하게 읽어라. 성급함은 절대금물이다. 그리고 책에서 읽은 동작을 머릿속에서 시각적으로 상상해 보아라. 시각적인 신호나 사진을 이용해도 좋다. 처음에 무언가를 시작할 때에는 항상 뭔가를 빠뜨린다. 그러므로 운동을 할 때마다 또는 운동단계를 높일 때마다 설명을 다시 읽어 지금 하고 있는 동작을 재평가해야 한다. 친구에게 책의 설명과 당신이 하고 있는 동작이 맞는지 비교하게 하라. 혹은 친구에게 몇 가지 기본적인 동작을 가르쳐 주는 것도 좋다.

필라테스를 교육하는 각 단계마다 나는 '포커스 & 키포인트'를 실시해 왔다. 포커스 & 키포인트란 그동안 수백 명의 다양한 고객을 가르치면서 얻어낸 귀중한 정보를 모아놓은 것으로, 이것은 당신이 잘못된 습관에 빠져들지 않도록 방지하는 체크포인트가 되는 동시에, 운동동작을 효과적으로 이해할 수 있게 하는 수단이 된다. 따라서 당신 바로 곁에 당신만의 자상한 트레이너를 두는 것과 같다. 당신만의 개인 트레이너처럼, 그 정보를 유용하게 이용하라!

이 책에서는 필라테스 매트운동의 서로 다른 운동수준의 급들을 구별하기 위해 급마다 다른 모델을 이용했다.

• 당신의 운동수준이 초급이라고 생각되면, 케슬린의 동작을 따라해 보자.

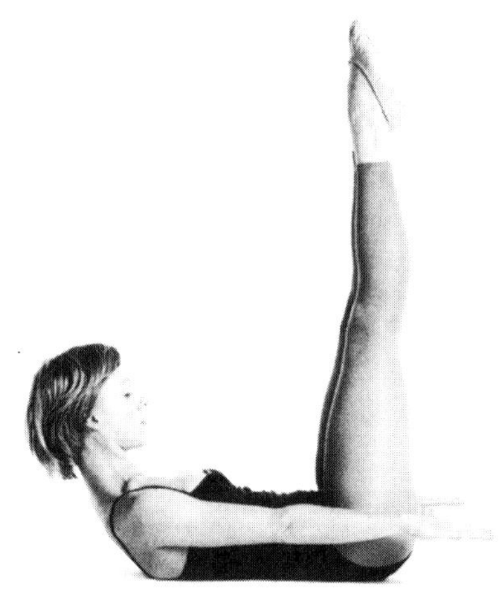

- 당신의 운동수준이 중급으로 진행되었다면, 케슬린의 동작을 포함한 도나의 동작을 따라하자.

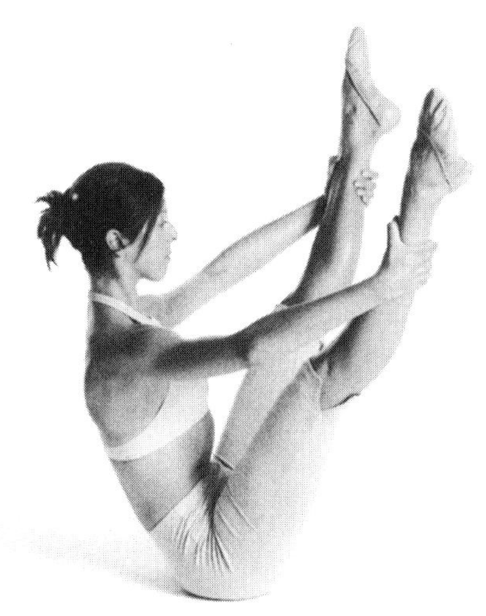

- 당신의 운동수준이 고급으로 진행되었다면, 케슬린과 도나의 동작을 포함하여 쥴리아나의 동작을 따라해 보자.

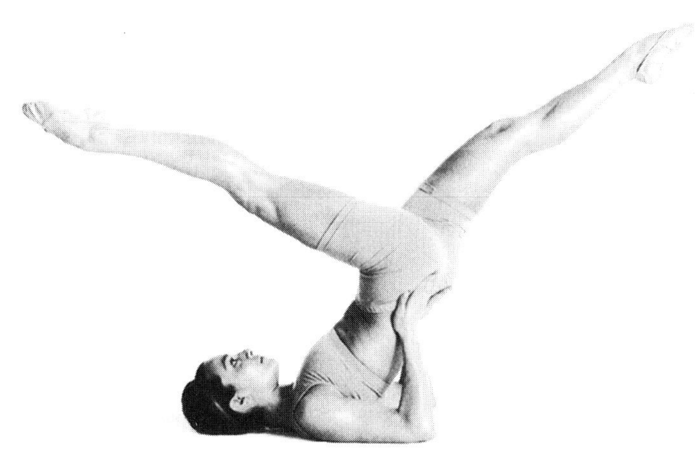

새로운 운동을 한 번에 한 가지씩 첨가하라. 그러나 높은 수준으로 빨리 올라가기 위해 운동진행을 서둘러서는 안 된다. 이 책에서는 매트운동을 설명하면서 하나의 단계에서 다음 단계로 이어지는 과정을 유동적이고 리듬감 있게 해나갈 수 있도록 설명을 덧붙였다. 운동을 하는 도중, 몸에 일어나는 변화나 정보는 본문에 미리 언급해 놓았다.

알 림 이 책에 등장하는 모델들은 모두 수년 간 필라테스로 운동을 해온 사람들이다. 그들의 동작 중에서 비현실적으로 보이는 부분이 있을 수도 있겠지만, 그들은 그들의 목표를 이루기 위해 정말 열심히 운동했다. 그들이 촬영을 하는 동안 동작을 정확하게 보여주기 위해 혼신을 다했다는 것을 알았으면 한다.

6. 필라테스 매트운동

■ 시작하기 앞서 – 초보자를 위한 워밍업

여기서 소개할 일곱 가지 운동은 '필라테스 매트운동이란 이런 것이다' 라는 것을 당신에게 알려주기 위한 것으로, 매트운동에 적응하기 위한 준비단계이다. 이것을 통해 당신이 얼마나 오랫동안 그리고 어느 강도의 운동을 할 수 있는지 알게 될 것이다.

그러나 초보자를 위한 워밍업이라고 해서 무조건 쉬울 거라고 생각해서는 안 된다. 이 단계를 완전히 숙달하기 위해서는 필라테스 과정 거의 대부분에 도전해 봐야 가능하기 때문이다. 따라서 이 단계를 완전히 숙달하고 다음 단계로 넘어간다는 생각은 버리는 것이 좋다.

■ 필라테스 메인 프로그램

초보자를 위한 워밍업을 통해 조금이라도 운동능력의 향상을 경험한 초보자들을 위한 프로그램이다. 각 단계별로 자세히 설명되어 있으며, 각 동작을 정확하게 따라할 수 있도록 사진을 첨가했다. 새로운 동작을 접했을 때, 당신의 몸에 귀기울여라. 운동을 할 때 다쳐서는 안 되기 때문이다. 운동시간을 지키고, 운동강도를 조절하라. 그리고 동작 자체를 즐거라.

■ 고급자를 위한 특별운동

여기에서 소개되는 여섯 가지 운동은 일반적으로 몸의 조직을 강화하는 것으로, 새로운 운동을 자신의 프로그램에 첨가하길 바라는 의욕 넘치는 사람들을 위한 것이다. 그러나 '너무 열성적' 이라는 말이 전적으로 당신의 운동실력의 진전을 의미하지는 않는다. 운동을 너무 심하게 할 경우 부상을 당할 수가 있기 때문이다. 따라서 파워 하우스로 운동을 하면서 반드시 신체변화에 주의를 기울여야 한다.

■ 서서하는 팔운동

여기에서 소개되는 운동들을 전부 할 필요는 없다. 좀더 다양하고 균형 있게 매트운동을 하고 싶을 때, 한 가지 또는 그 이상을 선택해서 하면 된다.

■ 벽을 이용한 정리운동

이 정리운동은 피곤에 지친 당신의 등, 목 그리고 어깨 근육을 이완시켜 편안하게 하는 데 이용할 수 있다.

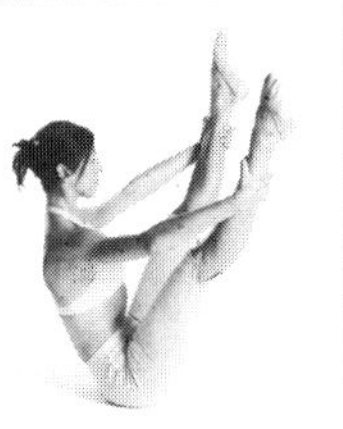

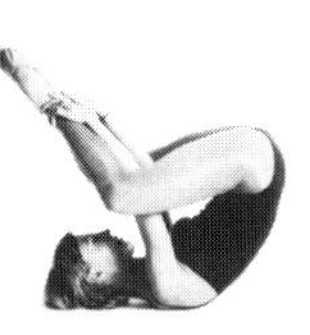

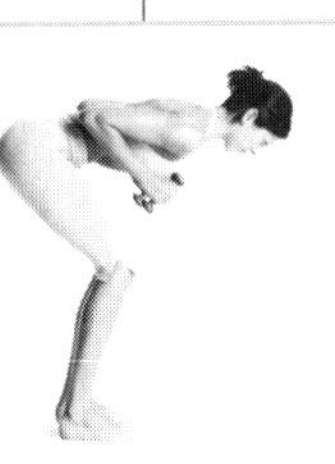

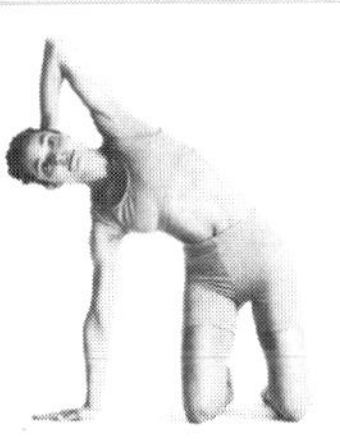

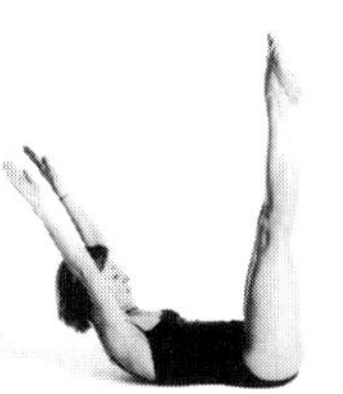

초보자를 위한 워밍업

초보자를 위한 워밍업

초보자를 위한 워밍업은 본격적으로 필라테스 매트운동을 하기 전에 이 운동을 처음 접하는 사람들에게 '필라테스 매트운동이란 이런 것이다' 라고 맛을 보여주는, 그야말로 초보자를 위한 준비운동이다. 여기에서 소개될 일곱 가지 동작의 초점은 숨겨져 있는 당신의 파워 하우스를 찾아내 강화시키는 데 있다.

필라테스 매트운동을 할 때 항상 기억해야 할 것은, 당신 몸에 숨겨져 있는 근육을 재발견하여 그것을 느껴보는 것이다. 초보자를 위한 워밍업은 당신의 체력에 대한 지식과 이해를 당신에게 제공해 줄 것이다. 무엇보다 체력의 기초를 향상시켜 일관성 있게 유지할 수 있도록, 가장 효과적인 상태로 만들어 줄 것이다.

일곱 가지 동작을 한 개씩 할 때마다 각 동작의 핵심과 당신의 운동진행 상태를 기억하라. 이 일곱 가지 동작은 몸을 빠르게 교정하길 원할 때, 아주 효과적으로 이용할 수 있다.

필라테스 메인 프로그램을 할 준비가 되었다고 스스로 느껴질 때까지, 초보자를 위한 워밍업의 각 동작들을 연습하라.

THE HUNDRED
100번 숨쉬기

1. 매트에 누운 다음, 가슴쪽으로 무릎을 굽힌다. 숨을 깊게 들이마시고, 가슴과 배가 바닥으로 빨려 들어갈 것처럼 숨을 내쉰다.

2. 배꼽이 눈으로 보일 때까지 머리를 들어올린다. 이때 몸통이 매트 속으로 눌려 들어가는 듯한 느낌을 유지해야 하며, 머리는 목이 아닌 몸통 윗부분을 이용하여 들어올려야 한다.

3. 어깨뼈 아랫부분에 매트가 느껴질 때까지 머리를 들어올려라.

4. 양쪽 겨드랑이가 오목해 질 때까지 두 팔을 쭉 뻗는다. 마치 손가락 끝을 맞은편 벽에 닿게 할 것처럼 힘껏 쭉 뻗어야 한다.

5. 다섯을 세는 동안 천천히 숨을 들이마시고, 다시 다섯을 세는 동안 숨을 내쉬면서 곧게 뻗은 팔을 마치 수면을 때리는 것처럼 위아래로 움직인다. 이때 팔이 매트에 닿지 않도록 주의한다. 이 동작을 100을 셀 때까지 실시한다.

6. 다음 동작인 '상체 들어올리기'를 위해 머리와 발바닥을 매트에 내려놓는다.

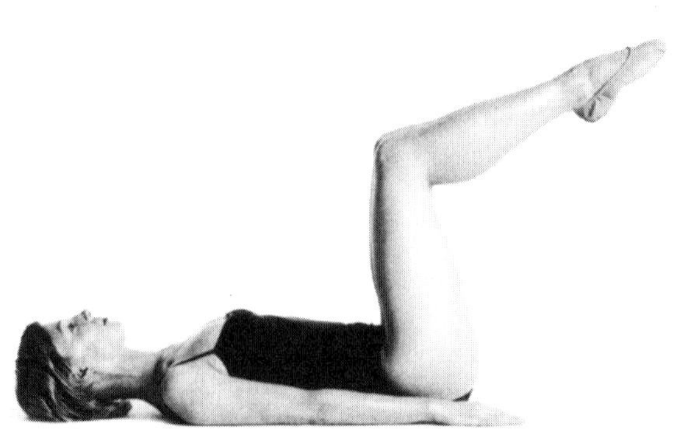

포커스 & 키포인트

- 동작을 하는 동안 머리와 가슴을 들어올린 자세를 유지한다. 아울러 등은 평평하게, 복부는 배꼽이 허리 아래 등뼈에 가깝도록 움푹하게 넣은 상태를 유지해야 한다.
- 복부를 움푹하게 넣을 때는 항상 복부에 무게감을 느끼며 집중하라.
- 목 근육을 곧게 펼 수 있도록, 그리고 어깨를 충분히 내릴 수 있도록 복부 부위에 긴장을 증가시켜라.
- 엉덩이와 두 무릎을 서로 밀착시키면 등허리를 안정 있게 고정시킬 수 있다.
- 만약 목에 통증이 느껴진다면 매트에 내려놓아라. 목에 부담이 되도록 당겨서는 안 된다.
- 동작을 하는 동안 복부를 내밀어서는 안 된다. 참을 수 없을 때까지 호흡을 멈추지 말라.
- 동작을 하는 동안 허벅지를 가슴 위에 놓아서는 안 된다.
- 머리를 든 상태를 유지하기 힘들면, 목을 지지할 수 있는 작은 베개나 타월을 머리 아래에 놓고 해도 좋다.
- 처음에는 숨쉬기를 20~30회 한 후 1번 휴식을 취하는 방식으로 하다가, 점차 횟수를 늘려 100회까지 실시한다.
- 100번 숨쉬기는 심장 혈관계 능력을 향상시킬 수 있는 동작이므로, 운동능력이 향상되면 1회 숨쉬는 시간을 늘려 보도록 한다.
- 운동능력이 향상되면, 팔을 위아래로 움직일 때 다리를 위로 곧게 세워 보라.

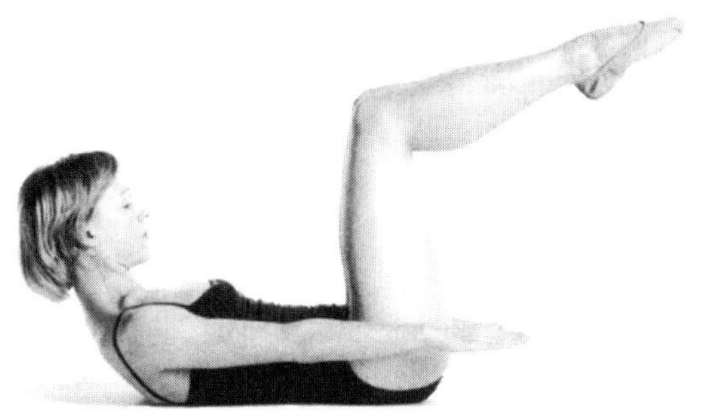

THE ROLL-UP
상체 들어올리기

1. 매트에 누운 다음 두 발과 두 무릎을 모아 세우고, 팔은 매트에 내려놓는다.

2. 두 무릎을 붙이고 엉덩이에 힘을 주어 타이트하게 조인다. 숨을 들이마시고, 턱을 가슴쪽으로 당기면서 몸을 앞으로 일으켜 서서히 말아올린다.

3. 팔과 다리를 앞으로 쭉 뻗으면서 숨을 내쉰다. 배꼽을 척추 아래 바닥으로 꺼질 듯 집어넣는다.

4. 척추뼈 하나하나를 느낄 수 있도록 다음의 일련의 동작들을 순서대로 상상해 보라. 턱을 가슴쪽으로 당긴다. 가슴을 갈비뼈 위로 든다. 갈비뼈를 배 위로 든다. 배를 엉덩이 위로 든다. 앞으로 구부려 스트레칭을 할 때 엉덩이를 들어 바깥쪽으로 향한 후, 엉덩이의 긴장이 허벅지를 타고 발끝까지 넘어가도록 상상하면서 하라.

5. 무릎을 구부릴 때, 엉덩이를 조이고 꼬리뼈를 살짝 매트 아래로 넣어 구르듯이 내려가라. 배꼽을 척추쪽으로 깊이 집어넣어라.

6. 위의 순서를 거꾸로 실시한다. 그리고 척추뼈 하나하나가 매트에 닿는 것을 느끼면서 천천히 숨을 내쉰다. 자세를 안정시키기 위해 두 무릎에 힘을 주어 붙인다.

7. 어깨가 매트에 닿았을 때, 머리와 팔을 매트에 내려놓는다.

8. 위의 순서대로 3~5회 반복하고, '한쪽 다리 돌리기' 동작을 위해 팔을 매트에 내려놓는다.

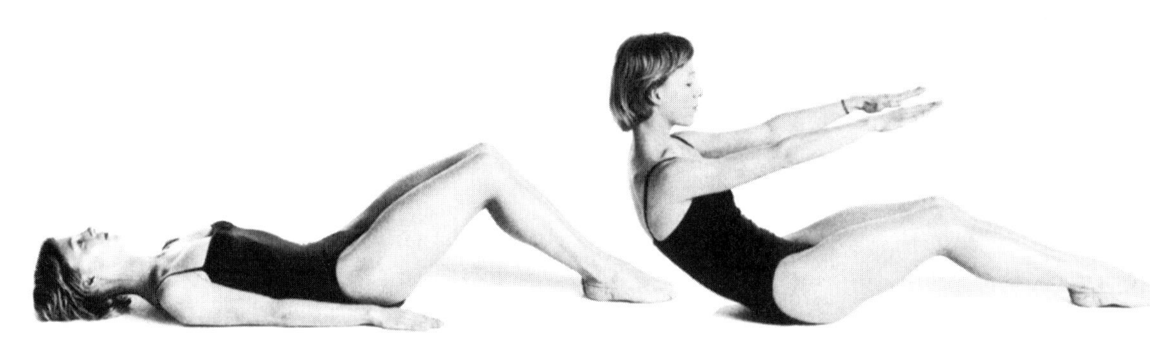

포커스 & 키포인트

- 흐르듯이 리듬을 타면서 동작을 하라. 파워 하우스의 근육을 이용하라.
- 동작 순서를 유연성 있게 연결시키려고 노력하라. 리듬을 타면서 하라.
- 호흡을 이용하여 동작을 조절하라.
- 동작을 하는 동안 발이 매트에서 떨어지지 않아야 한다. 두 다리를 단단하게 조여 몸을 고정시키고, 목이 아닌 턱을 가슴쪽으로 당겨라.
- 상체를 앞으로 일으킬 때, 척추쪽으로 깊숙이 들어간 상태인 배와 일으키는 등에 서로 반대로 작용하는 힘을 느끼면서 운동해야 한다.
- 어깨를 이용하여 상체를 일으켜서는 안 된다. 앞으로 툭 던지듯이 상체를 일으켜서도 안 된다.
- 상체를 일으키는 동작이 힘들다고 느껴지면, 무릎 뒤를 손으로 잡고 해도 좋다. 몸을 고정시키려면 두 다리를 모아 붙이고, 배꼽이 척추뼈에 가깝도록 배를 움푹하게 넣는다. 발이 엉덩이쪽에 너무 가까이 위치하지 않도록 하라. 너무 가까우면 운동범위가 작아진다.
- 하체를 좀더 안정 있게 고정시키려면 공이나 작은 베개를 발목 사이에 넣고 그것이 움직이지 않도록 단단히 조여라.

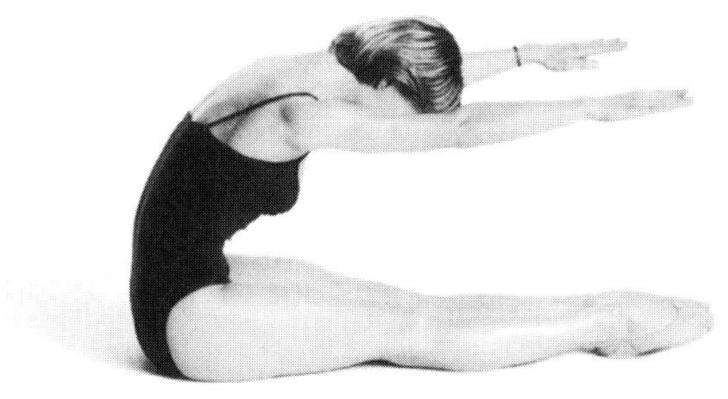

SINGLE LEG CIRCLES
한쪽 다리 돌리기

1. 매트에 누워 무릎을 굽힌다. 두 발바닥을 매트에 단단하게 고정시키고 팔은 매트에 내려놓는다.

2. 왼쪽 다리를 매트와 직각을 이루도록 위로 곧게 뻗고 발끝이 몸 바깥쪽을 향하도록 발목을 살짝 비튼다.

3. 다리를 쇠막대기라고 생각하고 그것으로 천장에 원을 그린다고 상상하면서, 다음과 같이 실시한다. 왼쪽 다리를 오른쪽 → 아래 → 처음 위치 순으로 원을 그리면서 돌린다.

4. 이 동작의 키포인트는 '공중에서 다리 돌리기'이다. 아래로 내린 다리를 처음 위치로 올리기 위해서는 배꼽이 척추뼈에 가깝도록 배를 움푹하게 넣어야 한다. 이때 엉덩이를 매트에서 떼지 말라.

5. 동작을 시작하면서 숨을 들이마시고, 끝내면서 내쉬어라. 동작은 3~5회 반복한다. 다리로 원을 그릴 때 엉덩이가 흔들리지 않도록 주의한다.

6. 다리를 바꿔 위의 순서대로 반복한다.

7. '공처럼 몸 굴리기' 동작을 위해 무릎을 구부리고 상체를 말아올려 앉는다.

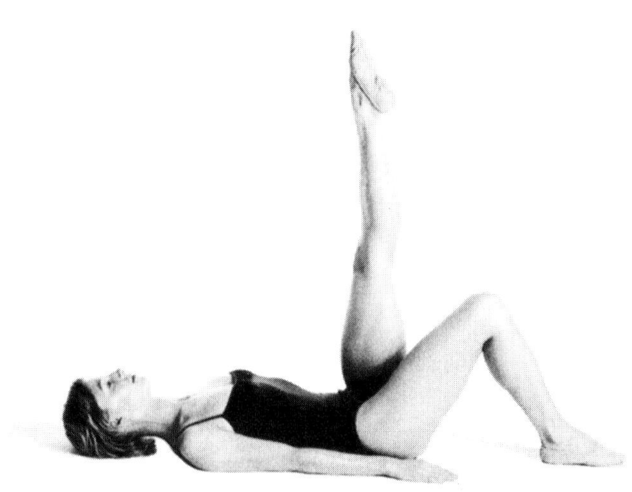

포커스 & 키포인트

- 다리로 원을 그릴 때에는, 상체를 완전히 고정시킨 상태에서 파워 하우스를 이용하라.
- 다리로 한 개의 원을 그리는 동안, 구부리지 않고 곧게 뻗은 상태를 유지하며 복부의 운동감을 느껴라.
- 자세를 좀더 안정적으로 유지하고 싶으면 손바닥으로 매트를 눌러라.
- 동작을 하는 동안 파워 하우스와 허벅지 근육의 움직임을 느껴 보라.
- 허벅지 사두근을 사용하지 않도록, 동작을 하는 동안 다리를 살짝 몸 바깥쪽으로 돌리고 엉덩이를 사용하라.
- 다리 위치가 낮아지면 등이 아치처럼 구부러져 매트와 떨어지므로 다리를 너무 많이 낮춰서는 안 된다.
- 다리로 원을 그릴 때 무릎을 몸 안쪽 방향으로 돌려서는 안 된다. 무릎을 고정하고 무릎 뒷부분의 힘을 이용하여 다리를 돌린다는 생각으로 해야 한다.
- 운동능력이 향상되면, 다리로 그리는 원의 크기를 점차 증가시켜라. 이때 엉덩이를 이용해야 한다.

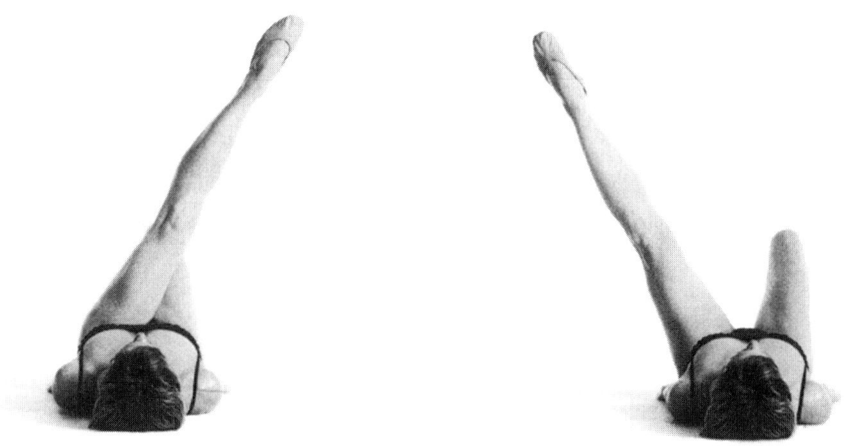

ROLLING LIKE A BALL
공처럼 몸 굴리기

1. 약간 벌린 두 무릎을 가슴쪽으로 끌어당겨 앉는다.
2. 마치 몸이 둥근 공이라고 생각하고, 무릎 뒤가 아닌 허벅지 뒤를 손으로 잡아 매트에서 발을 서서히 떼면서 꼬리뼈로 균형을 잡는다. 이때, 턱은 가슴쪽으로 당기고 두 팔꿈치는 위에서 봤을 때 다이아몬드 모양이 되도록 넓게 벌린다.
3. 배꼽이 척추뼈에 가깝도록 배를 움푹하게 넣은 상태에서 몸을 뒤로 젖힌다. 이때 뒤로 너무 세게 젖혀 뒤통수가 바닥에 내던져지는 일이 없도록 한다. 복부 안쪽 근육부터 운동이 되도록 한다.
4. 뒤로 젖히면서 숨을 들이마시고, 제자리로 오면 내쉰다. 동작을 할 때, 가슴과 허벅지 사이에 일정한 거리를 유지하라. 어깨가 아닌 복부를 이용해야 하므로 팔꿈치를 굽힌 상태를 유지한다.
5. 당신의 몸이 흔들의자라고 상상하고, 몸을 빠르게 뒤로 젖혔다가 다시 균형을 잡을 수 있는 자세로 되돌아온다.
6. 위 순서대로 5~6회 반복한다. 그리고 발바닥을 매트에 내려놓는다.

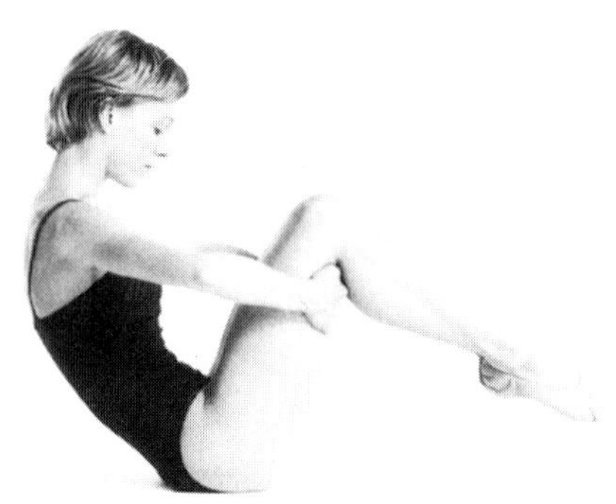

포커스 & 키포인트

- 동작을 하는 동안 몸을 둥글린 자세를 완벽하게 유지해야 한다.
- 추진력이 중요하다. 몸을 천천히 말아올리면, 그만큼 다시 제자리로 돌아올 가능성이 적어진다.
- 등을 젖힐 때, 척추뼈 하나하나를 느낄 수 있도록 등을 천천히 누르도록 하라.
- 굴리는 동작을 하는 동안, 복부를 척추쪽으로 깊숙이 넣고 머리와 목은 고정시켜 유지하라.
- 뒤로 젖혔다가 다시 제자리로 올 때마다 몸이 앞으로 더 나아가려고 할 것이다. 이때 브레이크를 걸어야 한다. 꼬리뼈로 균형을 잡고, 발로 매트를 건드려서는 안 된다.
- 어깻죽지 전체가 매트에 닿았을 때를 최고점이라고 생각하고, 그 이상 몸을 뒤로 젖혀서는 안 된다.
- 동작을 하는 동안 머리는 무릎쪽으로 밀어넣을 듯한 자세를 유지하고, 앞뒤로 움직여서는 안 된다.
- 균형을 잃을 수도 있으니 눈을 감아서는 안 된다.
- 운동능력이 향상되면, 복부와 허벅지 사이에 농구공 크기만한 공을 넣고 동작을 해본다.

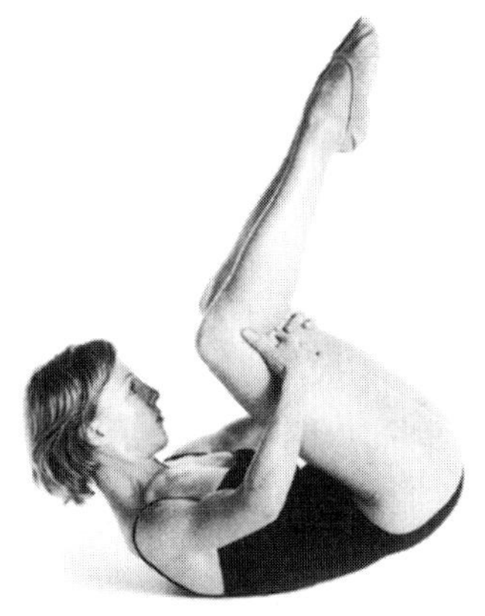

SINGLE LEG STRETCH
한쪽 다리를 이용한 스트레칭

1. 매트에 누워 두 무릎을 가슴쪽으로 끌어당긴다.

2. 두 손으로 오른쪽 다리의 정강이를 잡고, 왼쪽 다리를 위로 곧게 세운다. 그리고 오른손은 발목을, 왼손은 무릎을 잡는다.

3. 팔꿈치를 굽히면서 머리와 목을 들어올린다. 그러면서 턱을 복부에 닿을 듯이 앞으로 굽힌다.

4. 숨을 내쉬고 배꼽이 척추뼈에 가깝도록 배를 움푹하게 넣는다. 이때 배가 움푹하게 들어간 모습을 눈으로 목격한다. 이 상태를 한동안 유지하라.

5. 숨을 들이마시고 다리를 교체한다. 이때 손의 위치도 바꿔줘야 한다. 몸 중심에서부터 엉덩이, 그리고 위로 뻗은 다리 끝까지 곧고 길게 쭉 뻗어 준다.

6. 다리를 교체하면서 두 다리 모두 곧게 위로 뻗어 주는 것을 1세트로 하여 3세트 반복하고, 다음 동작을 위해 두 무릎을 가슴쪽으로 당긴다.

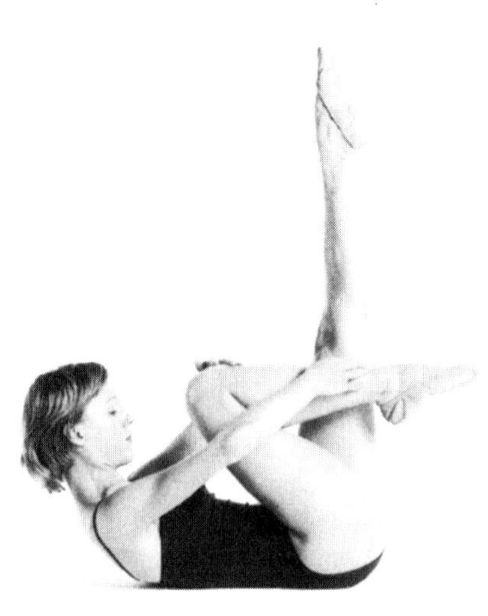

포커스 & 키포인트

- 동작을 하는 동안, 상체를 매트에 완전히 교정시켜 유지해야 한다.
- 등 윗부분이 복부보다 들어올려진 상태를 유지하라. 동작을 하는 동안 배꼽을 척추쪽으로 깊이 넣고, 다리를 교체할 때에는 척추를 매트쪽으로 누른다.
- 복부의 운동효과를 증대시키기 위해서는 어깨를 내려 귀와의 거리를 최대한 떨어뜨리고, 위에서 봤을 때 팔꿈치가 다이아몬드 모양이 되도록 넓게 편다.
- 등허리를 평평하게 유지할 수 있는 최대 높이까지 다리를 들고 이 상태를 유지하라.
- 다리를 공중으로 곧게 펼 때 엉덩이를 타이트하게 조이면, 자세를 유지하는 데 도움이 된다.
- 목을 이용해 머리를 들어서는 안 된다. 만약 목이 피곤하면 매트에 내려놓고 휴식을 취하라. 그리고 다시 정확하게 들도록 하라.
- 다리를 교체할 때에도 복부 근육에 준 힘을 늦추지 않아야 한다.

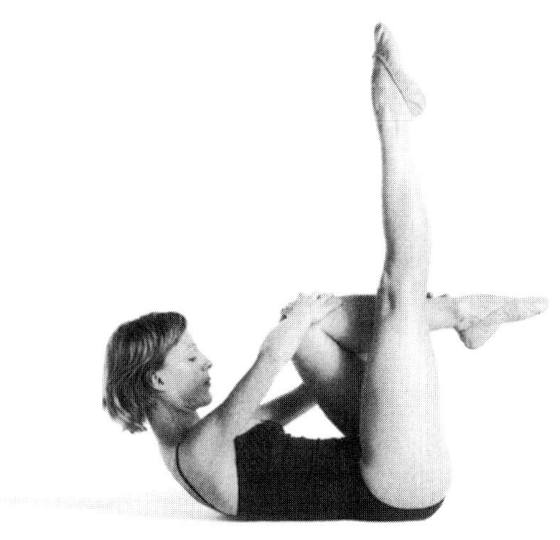

DOUBLE LEG STRETCH
두 다리를 이용한 스트레칭

1. 매트에 누워 두 무릎을 가슴쪽으로 끌어당긴다.

2. 팔꿈치를 굽히면서 머리와 목을 들어올린다. 그러면서 턱을 복부에 닿을 듯이 앞으로 굽힌다.

3. 숨을 내쉬면서 배꼽이 척추뼈에 가깝도록 배를 움푹하게 넣는다. 이때 배가 움푹하게 들어간 모습을 눈으로 직접 확인하라.

4. 아침에 일어나 잠자리에서 기지개를 켜는 것처럼 숨을 깊게 들이마시면서 몸을 길게 펴는데, 이때 팔은 귀 옆에 붙여 공중으로 뻗고 다리는 매트와 직각이 되도록 위로 쭉 뻗는다.

5. 한쪽 다리를 이용한 스트레칭 동작과 마찬가지로, 몸통을 매트에 완전히 고정시켜라. 그리고 들어올린 머리에서부터 가슴까지 움직이지 않도록 주의한다.

6. 마치 폐 안에 있던 공기를 전부 밖으로 짜내는 것처럼, 숨을 내쉬면서 두 무릎을 가슴에 닿을 정도로 끌어당기고, 두 팔로 감싸안는다.

7. 위의 순서대로 5회 실시한다. 숨을 들이마실 때는 몸을 이완시키고, 내쉴 때는 몸을 수축시킨다. 몸통은 동작이 끝날 때까지 고정된 상태를 유지한다.

8. 다음 동작을 위해 상체를 동그랗게 말아일으켜 앉는다.

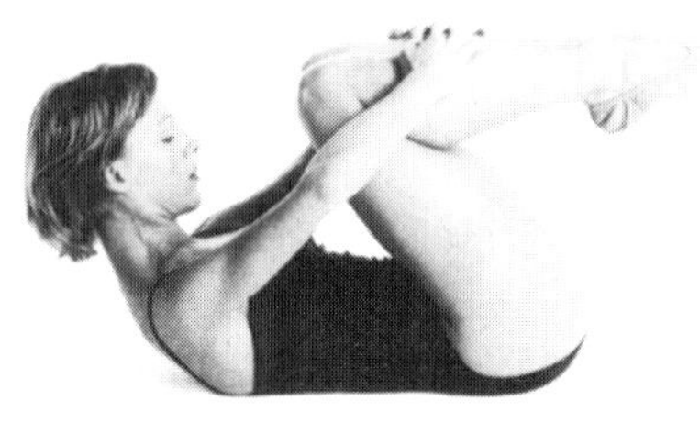

> 두 다리를 이용한 스트레칭은 파워 하우스에 효과가 있으며 두 팔과 두 다리를 이완시켜준다.

포커스 & 키포인트

- 동작을 하는 동안 가슴쪽을 향한 턱과 가슴 그리고 파워 하우스를 완벽하게 고정시킨다.
- 동작을 하는 동안 상체를 완벽하게 고정시켜야 목이 지지될 수 있다는 것을 명심하라. 다리를 위로 곧게 뻗을 때 엉덩이와 함께 두 허벅지 안쪽을 타이트하게 조여라.
- 숨을 들이마시면서 몸을 이완시킬 때 복부만 매트에 고정된 상태에서 사람들이 당신의 팔과 다리를 서로 다른 방향으로 잡아당기는 것처럼 느껴질 정도로 이완시켜라.
- 숨을 내쉬고 팔꿈치를 계속 굽히는 상태에서 가슴을 무릎까지 끌어당긴다면, 등 윗부분과 목 부분이 아주 기분 좋게 풀어질 것이다. 사람들 거의가 이 부분이 많이 굳어 있다. 그러므로 숨을 내쉬면서 이 부분의 긴장을 풀어 줘라.
- 머리 위로 팔을 뻗을 때, 머리가 바닥에 떨어지지 않도록 한다.

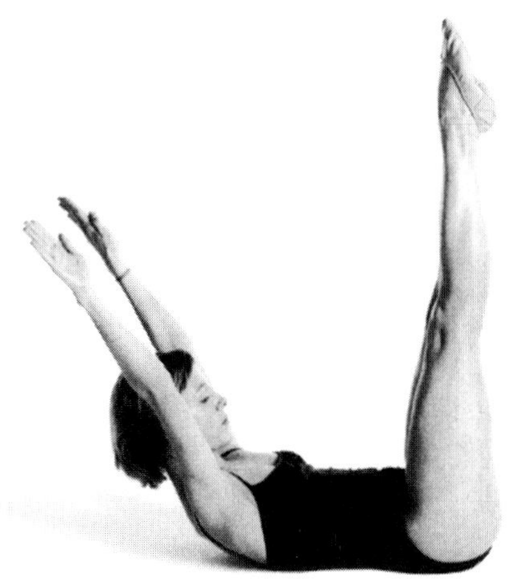

SPINE STRETCH FORWARD
척추 교정 스트레칭

1. 허리를 꼿꼿하게 세우고 다리를 쭉 뻗고 앉아서 다리를 엉덩이 넓이보다 조금 넓게 벌린다. 오금이 당겨지지 않도록 무릎은 약간 구부린다.

2. 팔을 곧게 펴서 어깨 높이만큼 앞으로 들어올리고, 발은 몸통쪽으로 구부린다. 숨을 들이마시고 아까보다 좀더 허리를 세워 반듯하게 앉는다.

3. 몸으로 알파벳 'C'를 만든다고 상상하고, 턱을 가슴쪽으로 당기고 상체를 구부리기 시작한다. 이때 배꼽이 척추뼈에 가깝도록 배를 움푹하게 넣은 상태를 유지하라!

4. 상체를 앞으로 뻗으면서 숨을 내쉰다. 동작을 할 때 복부와 몸이 뒤로 밀려나지 않도록 엉덩이를 매트에 고정시켜야 한다.

5. 위의 순서를 거꾸로 하면서 숨을 들이마신다.

6. 숨을 내쉬고 허리를 곧게 세워 앉은 자세로 되돌아온다. 이때 등뒤에 벽이 있다고 상상하고 그 벽에 어깨와 등을 대고 이완시킨다.

7. 3회 반복한다.

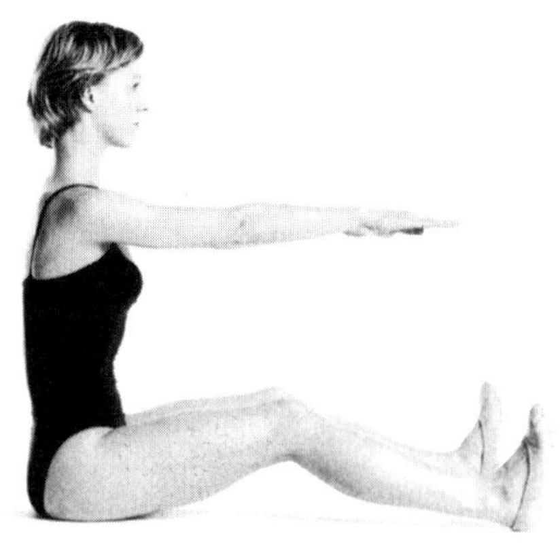

> 척추 교정 스트레칭은 복부 안쪽에 효과가 있고 척추를 바르게 해주며 자세를 바르게 교정시켜준다.

포커스 & 키포인트

- 척추를 이완시킬 때, 엉덩이를 고정시켜 안정 있게 유지하라.
- 호흡을 제대로 조절하라. 그렇지 않으면 몸이 굳어질 뿐만 아니라 운동능력도 향상되지 않는다.
- 뒷목의 근육을 풀어주기 위해 몸을 다시 젖힐 때, 어깨가 들리지 않도록 주의한다.
- 허리를 곧게 펴고 앉은 자세에서 파워 하우스부터 이완시키는데, 머리는 마지막에 한다.
- 상체를 앞으로 뻗을 때, 몸통쪽으로 새끼발가락을 끌어당긴다고 생각하고 무릎을 더 굽혀서는 안 된다.
- 상체를 앞으로 뻗을 때, 툭 떨어뜨리지 말라.
- 상체는 허리를 꼿꼿이 세워 반듯이 앉는다.
- 운동능력이 향상되면, 동작을 하는 동안 한쪽 다리를 곧게 펴 오금을 강화시킨다. 숨을 내쉬면서 다른쪽 다리도 같은 동작을 반복한다.

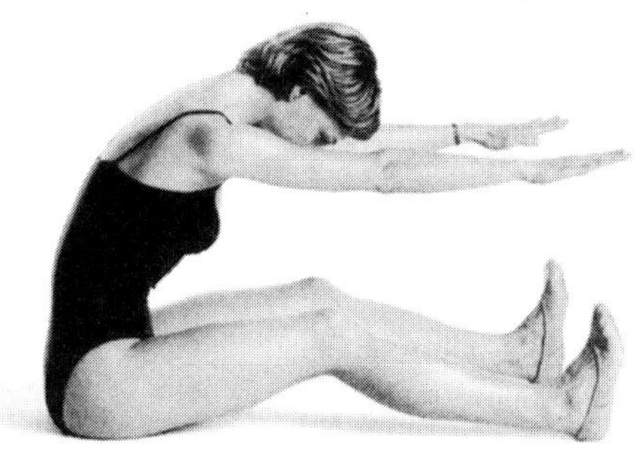

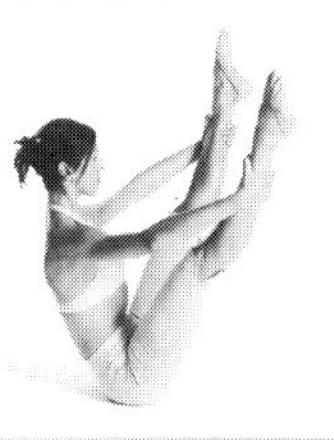

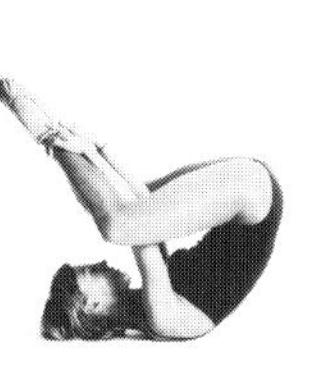

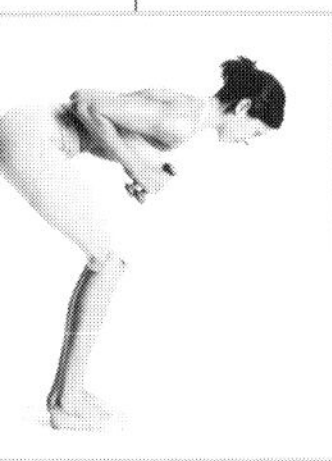

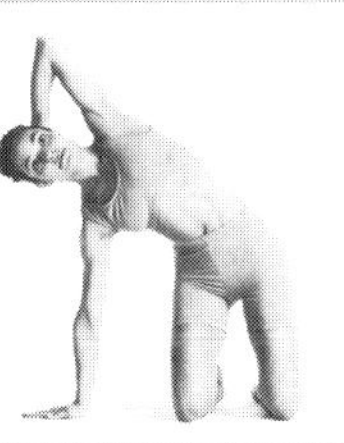

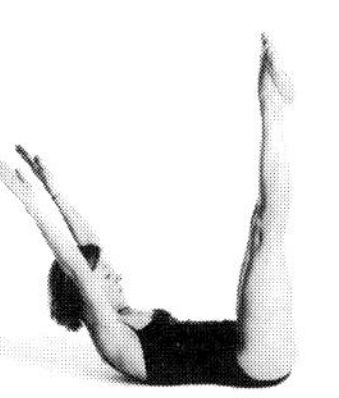

필라테스 메인 프로그램

필라테스 메인 프로그램은 매트 위에서 하는 운동으로,
동작들을 연속적으로 할 수 있도록 개발되었다.
당신의 운동수준이 초급일 경우에는 중급자용과 고급자용 동작은
건너뛰면서 실시하고, 나중에 좀더 운동실력이 나아졌을 경우에
중급자용 동작을 곁들여서 한다.
중급일 경우에는 '1. 100번 숨쉬기' 부터 시작하여
고급자용을 제외한 모든 동작을 실시하고
고급일 경우에는 1번부터 34번까지 모든 동작을 연결하여 해 보도록 한다.
그러나 당신의 몸 상태에 맞지 않는 동작은 반드시 건너뛰거나
생략하는 것이 좋다는 것을 명심해야 한다.

필라테스 메인 프로그램

매트에서의 연속운동

필라테스 메인 프로그램은 각각 독립된 34개의 운동동작으로 나뉘어져 있는 것이 아니라, 마치 하나의 유기체처럼 동작과 동작이 서로 연결되어 있다. 따라서 하나하나의 동작을 한 다음에는, 동작의 변화를 순서대로 마음 속에 그려 보자. 초급자일 경우에는 중급자용과 고급자용은 건너뛰고, 중급자일 경우에는 고급자용을 건너뛰며 고급자일 경우에는 메일 프로그램을 전부 실시한다.

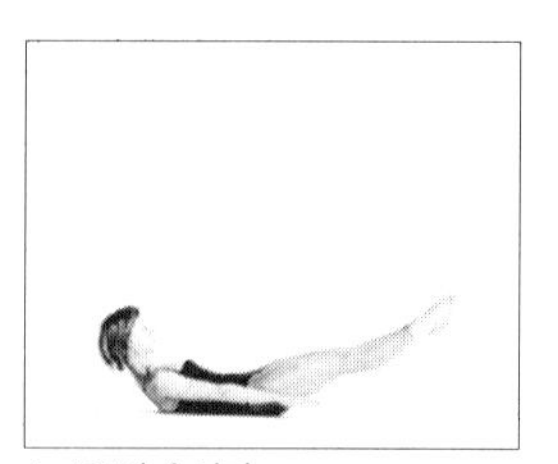

1. 100번 숨쉬기

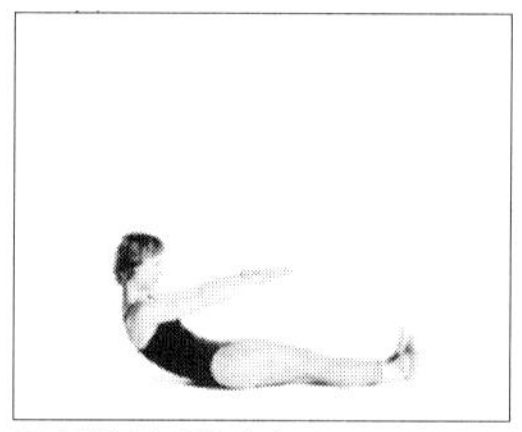

2. 상체 들어올리기

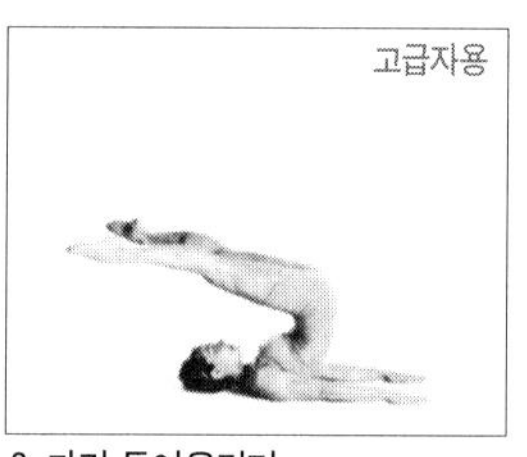

3. 다리 들어올리기

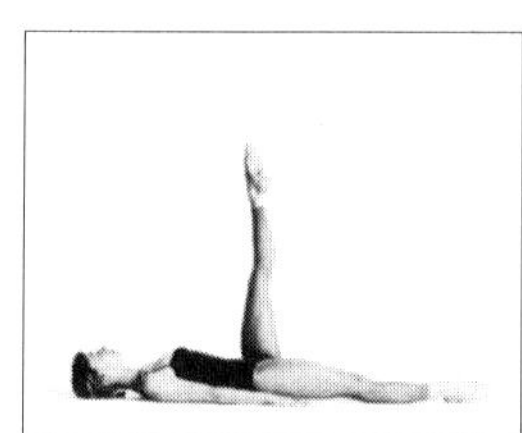

4. 한쪽 다리 돌리기

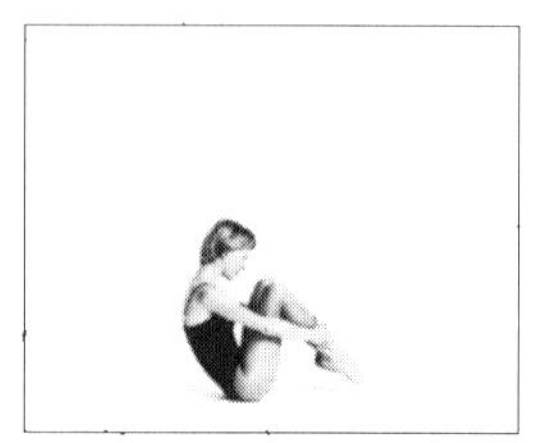

5. 공처럼 몸 굴리기

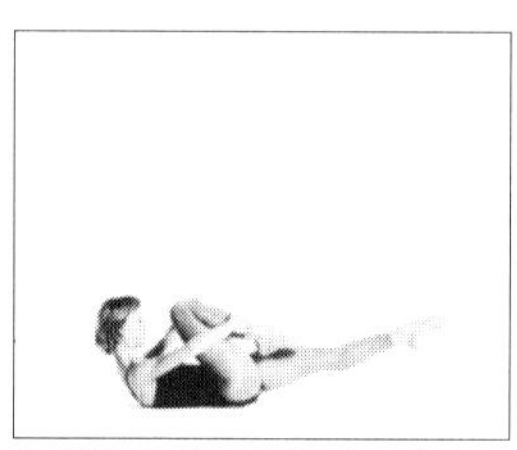

6. 한쪽 다리를 이용한 스트레칭

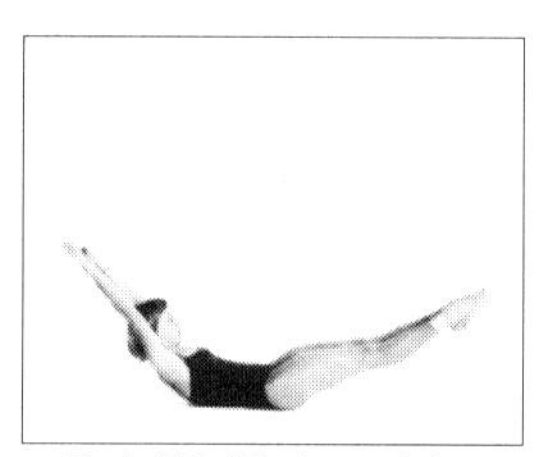

7. 두 다리를 이용한 스트레칭

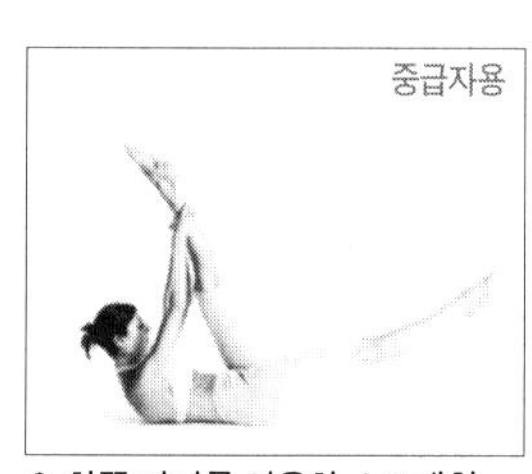

8. 한쪽 다리를 이용한 스트레칭

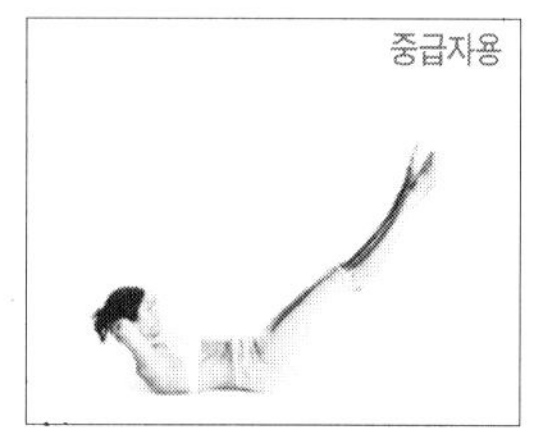

9. 두 다리를 이용한 스트레칭

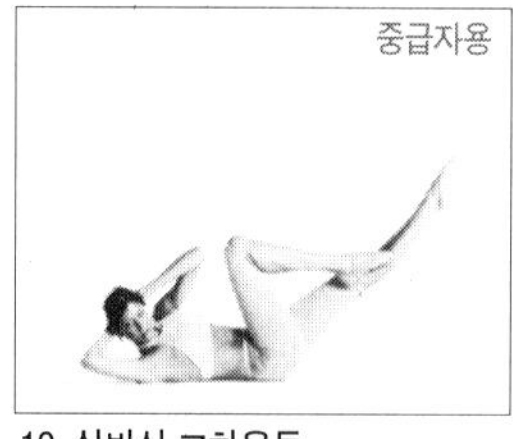

10. 상반신 교차운동

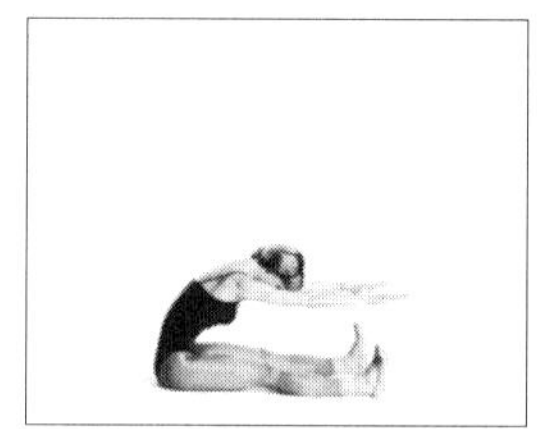

11. 척추 교정운동

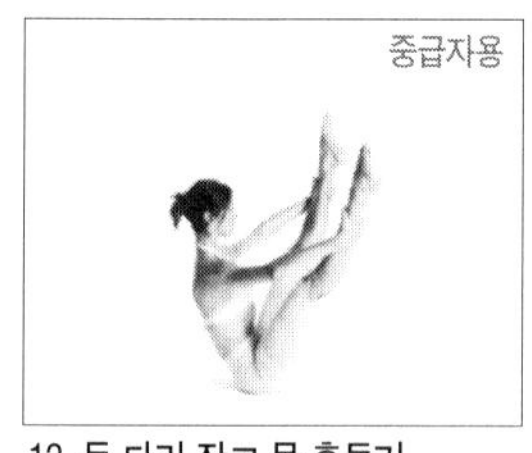

12. 두 다리 잡고 몸 흔들기

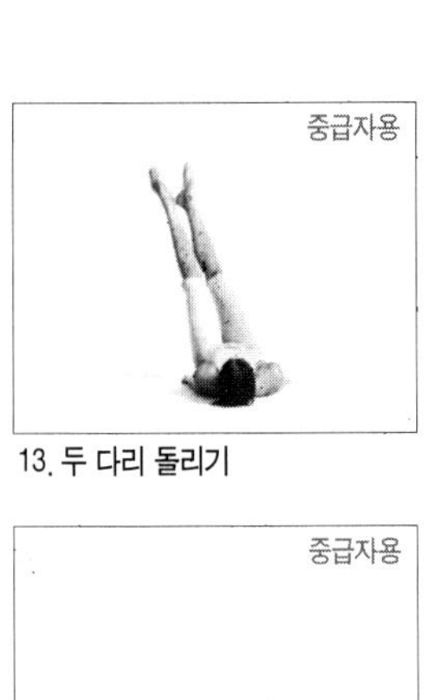

중급자용

13. 두 다리 돌리기

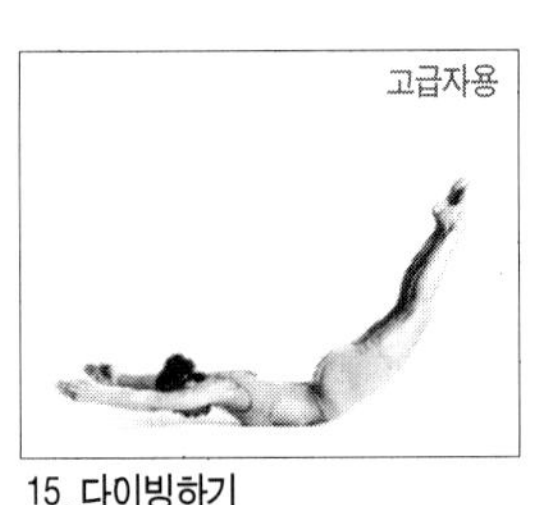

중급자용

14. 상체 비틀기

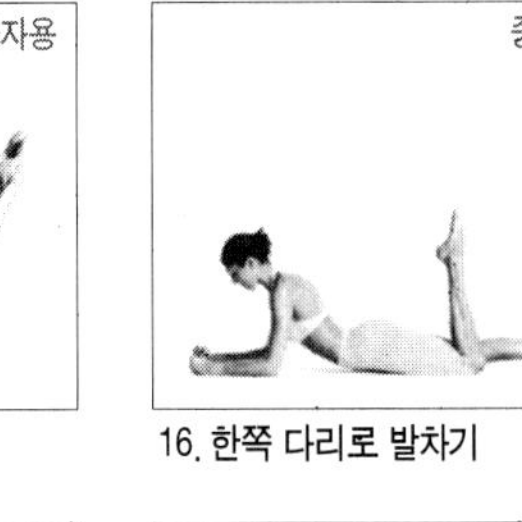

고급자용

15. 다이빙하기

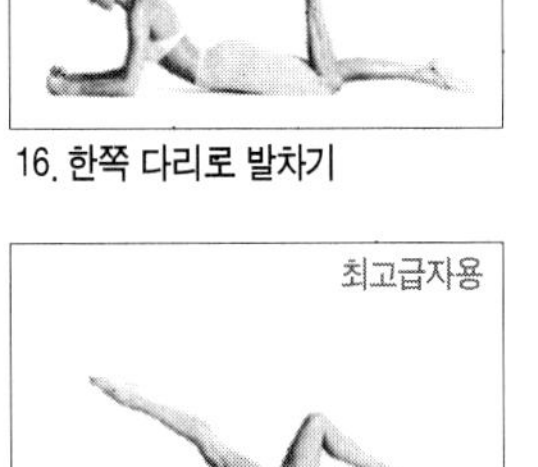

중급자용

16. 한쪽 다리로 발차기

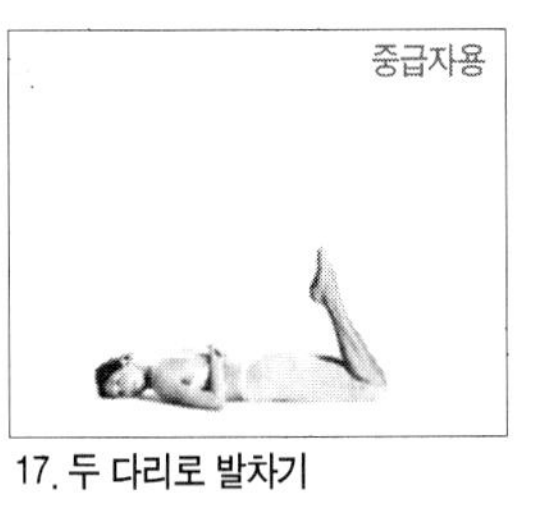

중급자용

17. 두 다리로 발차기

중급자용

18. 척추 이완시키기

최고급자용

19. 두 다리 교차하기

최고급자용

20. 누워서 자전거 타기

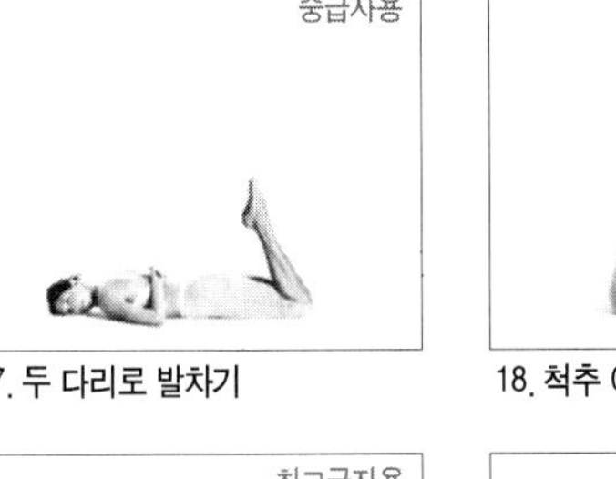

최고급자용

21. 어깨를 이용한 허벅지운동

고급자용

22. 척추 비틀기

고급자용

23. 잭나이프 펴기

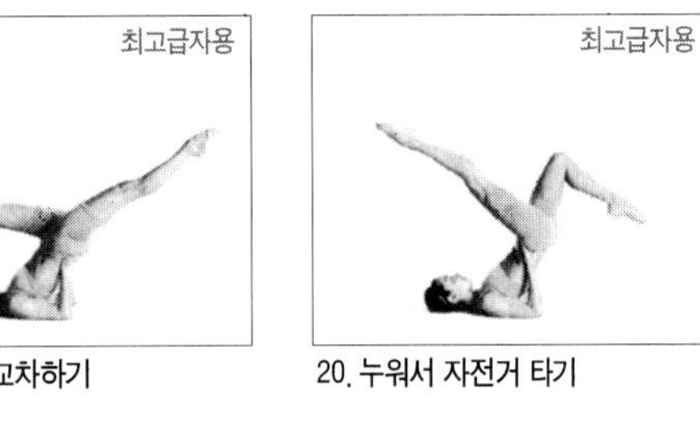

고급자용

24. 사이드 킥 시리즈

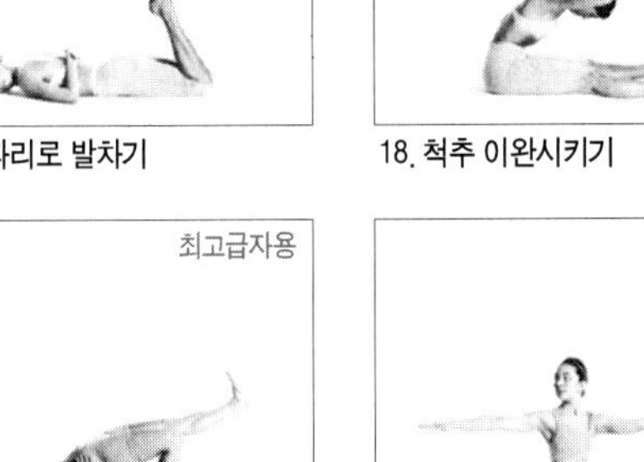

25. 티저

고급자용

26. 원 그리기

고급자용

27. 수영하기

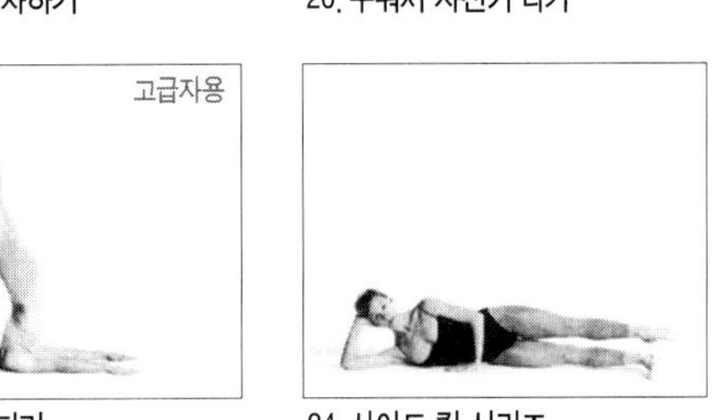

고급자용

28. 다리 뒤로 들어올리기

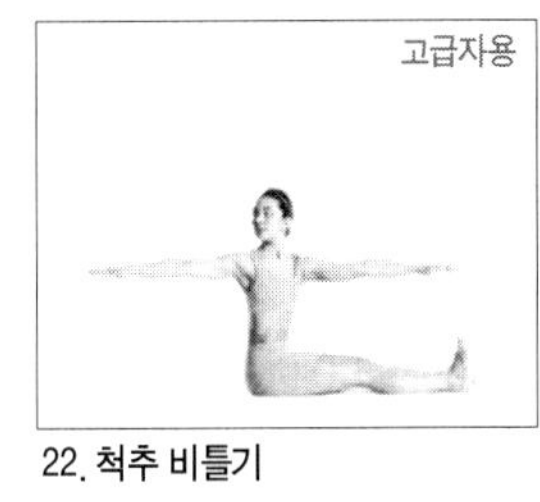

고급자용

29. 다리 앞으로 들어올리기

고급자용

30. 무릎 꿇고 다리 차기

고급자용

31. 인어처럼 몸 이완하기

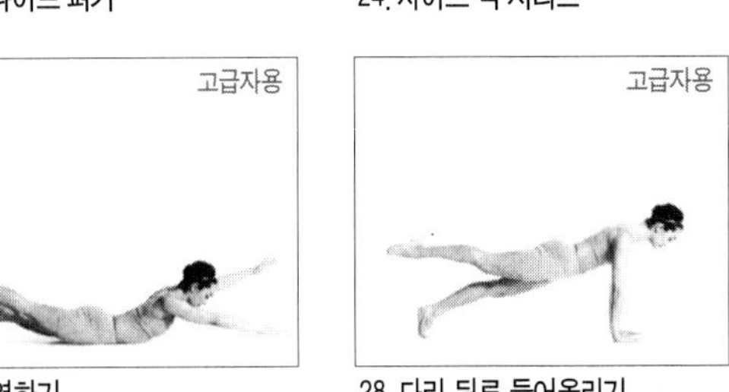

고급자용

32. 부메랑 만들기

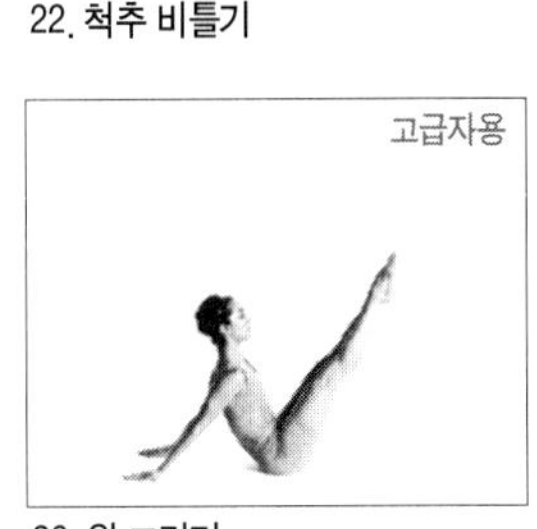

33. 몸 감싸 굴리기

고급자용

34. 푸시업하기

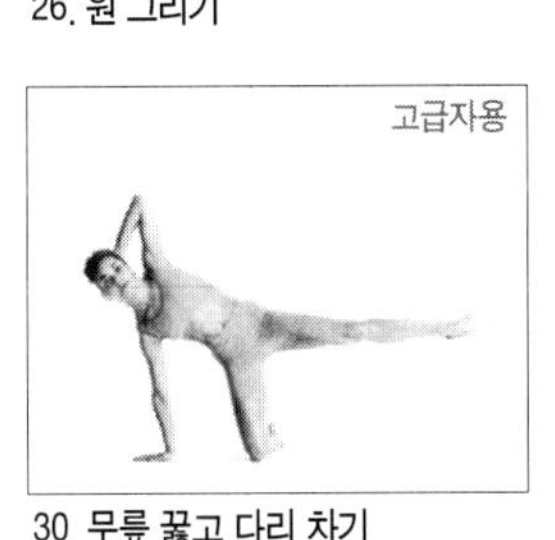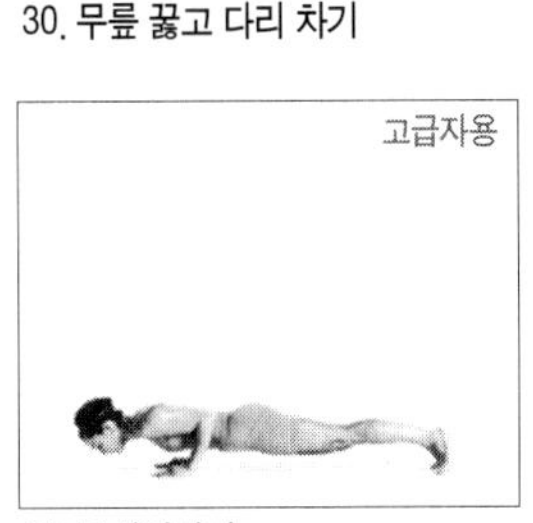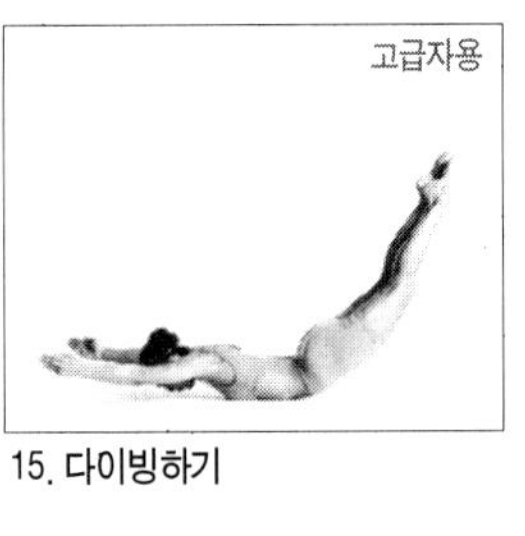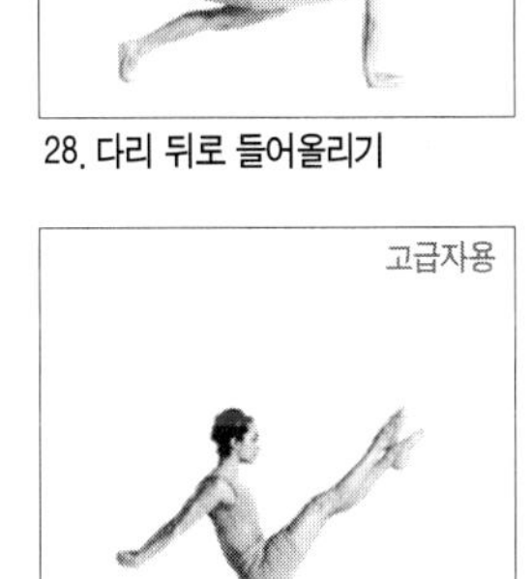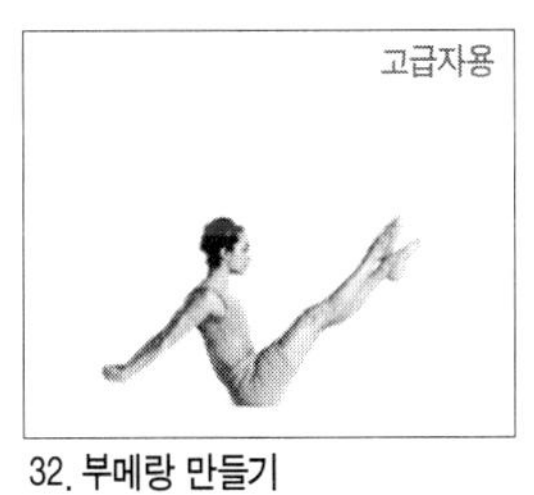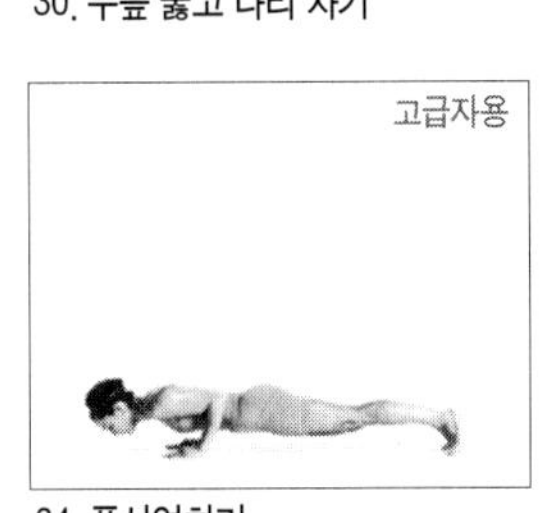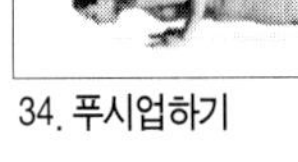

THE HUNDRED
1. 100번 숨쉬기

1. 매트에 누워 가슴쪽으로 무릎을 끌어당긴다. 숨을 깊게 들이마시고, 가슴과 배가 바닥으로 빨려 들어갈 것처럼 숨을 내쉰다.

2. 복부가 눈으로 보일 때까지 머리를 들어올린다. 이때 몸통이 매트 속으로 눌려 들어가는 듯한 느낌을 유지해야 하며, 머리는 목이 아닌 등 윗부분으로 들어올려야 한다.

3. 어깨 견갑골이 매트를 누른다는 느낌이 들 때까지 두 팔을 옆구리선을 따라 곧게 뻗는다.

4. 이 상태에서 두 다리 사이로 어떤 빛도 통과하지 못할 만큼, 엉덩이와 허벅지를 타이트하게 조이면서 다리를 위로 곧게 뻗는다.

5. 다섯을 세는 동안 천천히 숨을 들이마시고, 다시 다섯을 세는 동안 숨을 내쉬면서 곧게 뻗은 팔을 수면을 때리는 것처럼 위 · 아래로 움직인다.

6. 다리와 매트가 이루는 각도가 45°가 될 때까지(또는 척추가 아치 모양으로 구부려지기 직전까지) 다리를 천천히 내린다.

7. 100을 셀 동안 이 자세를 유지하면서 두 팔을 계속 위아래로 움직인다.

8. 머리를 내리고 무릎을 다시 가슴쪽으로 당기면서 동작을 마무리한다. 다음 동작을 위해 매트에 다리를 내려놓는다.

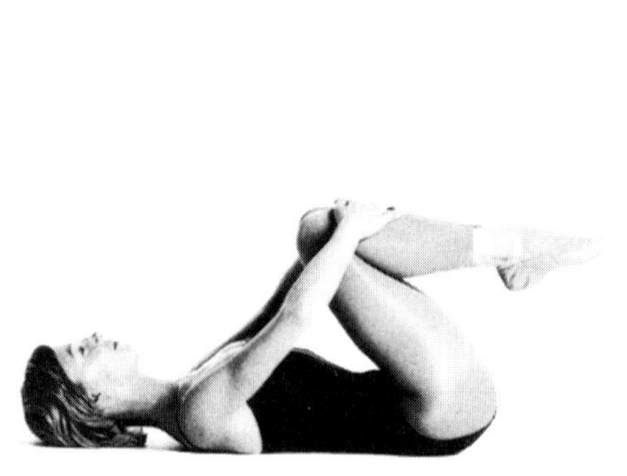

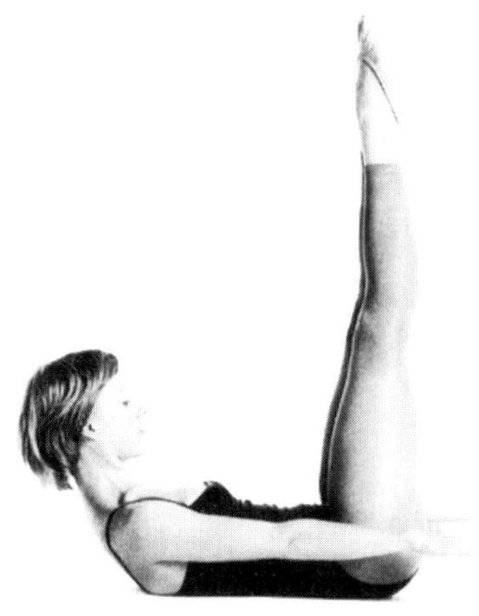

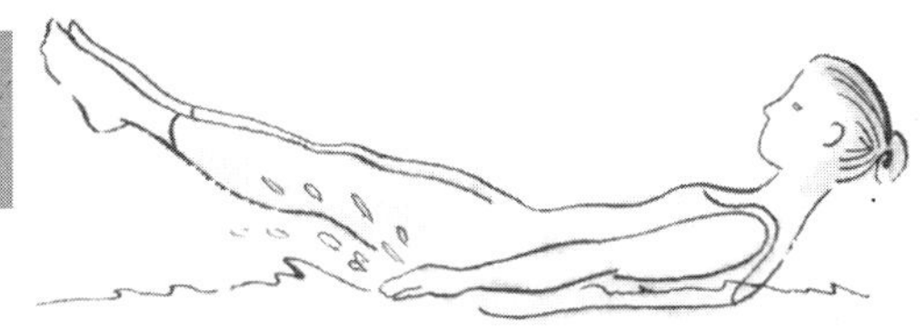

100번 숨쉬기는 운동을 시작하기 전에
혈액순환을 도와 몸을 따뜻하게 하기 위한 동작이다.

포커스 & 키포인트

- 100번 숨쉬기는 발끝을 눈으로 본 상태에서 등을 평평하고 안정하게 유지하는 것이 목표이다. 초보자에게 쉬운 동작이 아니므로 너무 무리를 해서는 안 된다.
- 배꼽이 척추뼈에 가깝도록 복부를 깊숙이 넣을 때에는 항상 복부 위에 어떤 무거운 것이 놓여 있는 것처럼, 그것의 무게감을 느껴야 한다.
- 목 근육을 이완시키고 복부 근육을 강화시키기 위해서는 어깨를 충분히 내려야 한다.
- 엉덩이와 허벅지를 타이트하게 조이면 등허리가 안정된다.
- 다리를 내릴 때 등이 가장 편안하게 느껴지는 지점에서 멈춰서는 안 되며, 동작을 하는 동안 등은 평평한 상태를, 복부는 움푹하게 들어간 상태를 유지해야 한다.
- 등허리에 통증이 느껴지면, 두 무릎을 가슴쪽으로 좀더 끌어당긴다.
- 목에 통증이 느껴지면 목을 내려 잠시 휴식을 취한 다음, 다시 시도한다. 머리를 들 때에는 어깨 견갑골 부위를 들어올려야 하며 목으로 들어서는 안 된다.
- 운동능력이 향상되면, 1회 숨쉬는 데 걸리는 시간을 좀더 늘려 본다.

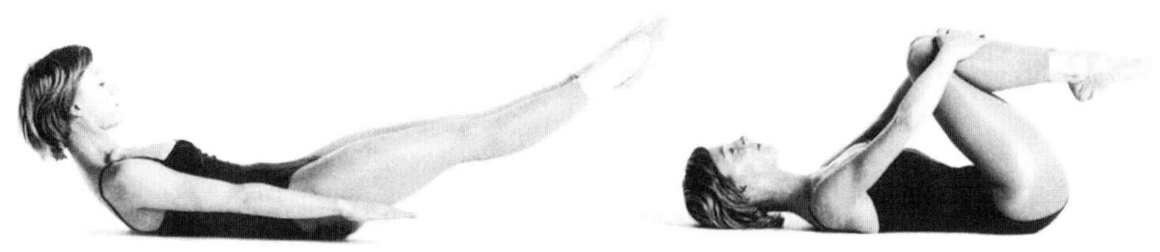

THE ROLL-UP
2. 상체 들어올리기

1. 아침에 기지개를 켜는 것처럼, 팔다리를 쭉 뻗어 몸을 최대한 이완시킨다.

2. 엉덩이와 함께 샅 부위를 타이트하게 조인다.

3. 필라테스 자세에서 두 발은 몸통쪽으로 구부리고, 머리 위로 쭉 뻗은 팔은 위로 서서히 들어올린다.

4. 팔이 가슴을 지나갈 때, 머리를 들어올리면서 숨을 들이마신다.

5. 하체가 두꺼운 가죽끈으로 묶여 바닥에 고정되어 있다고 상상하면서, 꼬리뼈 아래로 무게 중심을 잡아 몸을 안정시킨다.

6. 다음을 연속적으로 연결시켜 상상하면서 동작을 하라. 턱을 가슴쪽으로, 가슴을 갈비뼈 위로, 갈비뼈를 배 위로, 배를 엉덩이 위로, 엉덩이를 허벅지 위로 들어올린다.

7. 숨을 내쉬고 배꼽이 척추뼈에 가깝도록 배를 움푹하게 넣은 상태를 유지하면서 상체를 앞으로 곧게 뻗는다.

8. 마치 침대보 가장자리로 타이트하게 침대 매트리스를 감싸듯, 엉덩이를 조여 꼬리뼈를 넣고 하체를 뒤로 젖히기 시작한다. 배꼽이 척추뼈에 가깝도록 배를 움푹하게 넣기 시작하면서 숨을 들이마신다.

9. 위의 순서를 거꾸로 한다. 숨을 내쉬면서 척추뼈 하나하나가 매트에 눌려지는 느낌을 느껴 본다. 샅 부위를 함께 타이트하게 조여 몸을 안정감 있게 유지한다.

10. 어깨 견갑골이 매트에 닿았을 때 머리를 서서히 내린다. 그리고 처음 자세를 취한다.

11. 3~5회 반복한다. 그리고 다음 동작을 위해 매트에 누워 팔을 내려놓는다.

노트 : 초보자일 경우 '4. 한쪽 다리 돌리기' 동작으로 넘어가라.

상체 들어올리기 동작은 척추뼈 하나하나를 바르게
해줌으로써 척추를 이완시키고 강화시켜준다.

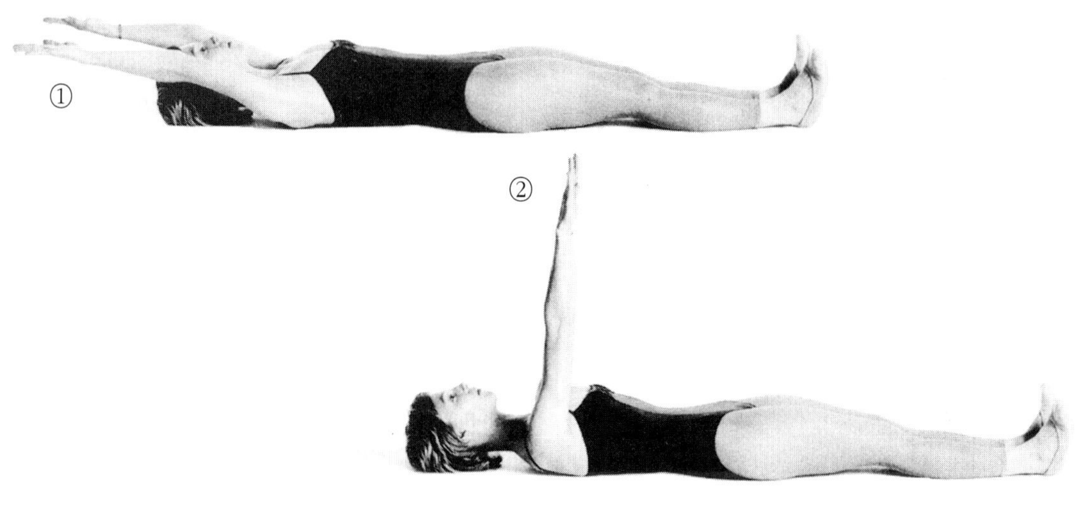

포커스 & 키포인트

- 상체를 들어올릴 때 하체를 매트에 완벽하게 고정시켜 떨어지지 않도록 하라.

- 상체가 앞으로 갑자기 떨어지지 않도록, 복부를 넣는 힘과 등을 위로 올리는 힘을 동시에 이용하라.

- 하체를 움직이지 않게 고정시키려면, 살 부위를 타이트하게 조여야 한다.

- 상체를 앞뒤로 움직일 때, 목으로 상체를 움직이지 않게 턱을 가슴쪽으로 당긴 상태를 유지하라.

- 목과 어깨가 아니라, 파워 하우스를 이용해야 한다.

①

②

③

④

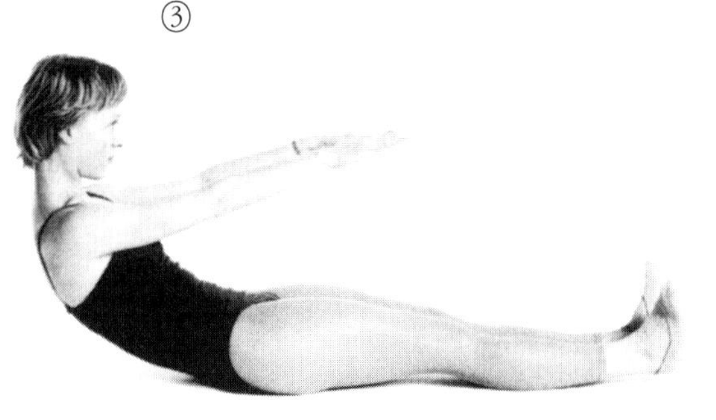

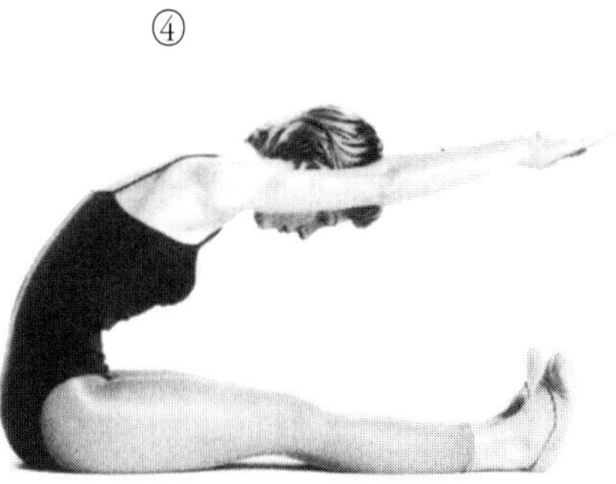

THE ROLLOVER
3. 다리 들어올리기(고급자용)

1. 매트에 누워 팔을 옆구리 옆에 놓는다.

2. 엉덩이에 힘을 주어 조이고, 두 다리를 들어올리면서 숨을 들이마신다. 두 다리는 머리 위로 올라올 때까지 들어올리는데, 이때 엉덩이 뒤쪽부터 들어올려야 한다. 파워 하우스를 이용하여 동작을 조절하라.

3. 다리가 매트와 평행을 이루도록 다리를 최대한 당긴다. 그러나 목이 구부러질 때까지 해서는 안 되며, 어깨 견갑골로 균형을 유지한다.

4. 척추뼈가 하나씩 매트를 누른다는 느낌을 갖도록, 등허리를 매트에 서서히 내린다. 이때 다리를 함께 내려, 다리와 매트가 직각을 이루도록 한다. 두 다리는 엉덩이 넓이만큼 벌리고 척추를 매트쪽으로 누르면서 숨을 내쉰다.

5. 팔 위에 무거운 납덩어리가 놓여 있다고 상상하면서 손바닥에 체중을 실어라.

6. 다리를 쭉 뻗고 천천히 내린다.

7. 꼬리뼈가 매트에 닿고 허리가 아치형으로 구부러지기 직전까지, 다리를 서서히 내린다. 그리고 두 다리를 다시 타이트하게 조이고, 위의 순서대로 반복한다.

8. 다리를 들 때는 다리를 오므리고, 내릴 때에는 벌리면서 3~5회 반복한다. 그리고 반대로 다리를 들 때에는 다리를 벌리고, 내릴 때는 오므리면서 완벽하게 3~5회 반복한다.

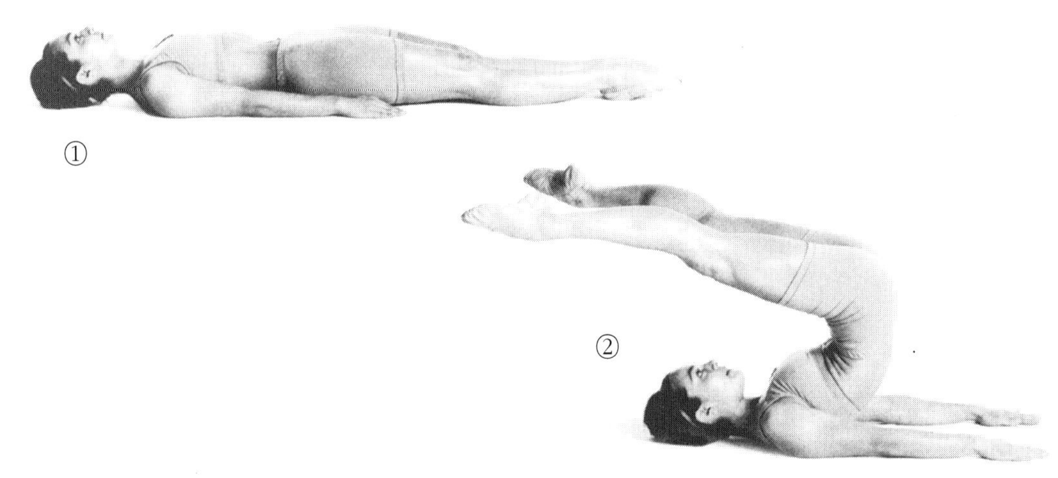

①

②

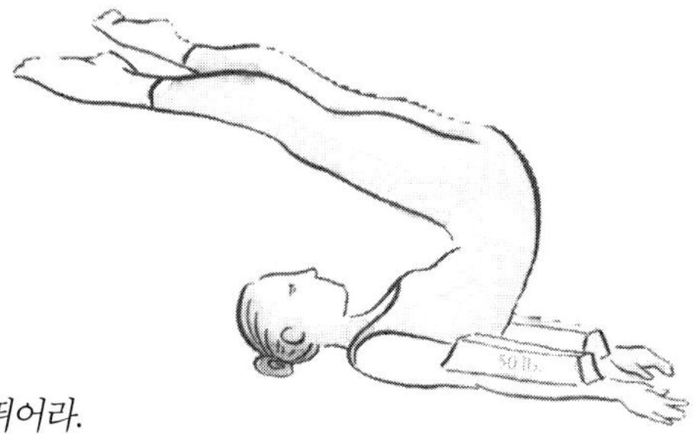

> 다리 들어올리기는 파워 하우스를 이용하여
> 척추를 바르게 교정하고 이완시키는 동작이다.

포커스 & 키포인트

목이나 등허리의 상태가 좋지 않다면, 이 동작은 하지 말고 건너뛰어라.

- 이 동작은 몸이 적당히 따뜻한 상태에서 해야 한다.
- 동작을 하는 동안 머리와 목, 어깨 견갑골 그리고 팔이 매트에서 떨어지지 않도록 주의한다.
- 유연하게 하라! 파워 하우스를 이용해야 운동량을 꾸준히 늘릴 수 있다.
- 다리를 머리 위로 넘길 때, 다리 무게를 이용해서는 안 된다.
- 체중을 손바닥에 싣고 손바닥으로 매트를 밀어 몸통을 안정시킨다.
- 엉덩이와 허벅지에 약간의 긴장을 주며, 절대 뒷목을 구부려서는 안 된다.
- 발을 바닥에 떨어뜨리거나 무릎을 구부려야 이 동작이 가능하다면, 당신의 운동능력은 이 동작을 하기에 아직 부적합한 것이다.
- 다리 뒤쪽이 너무 많이 당긴다고 생각되면 처음에는 무릎을 약간 굽혀서 한다. 하지만 습관이 되어서는 안 된다.
- 마지막 동작을 할 때에는 손을 머리 위쪽으로 가져와 발을 잡는다.
- 운동능력이 향상되면, 머리 위쪽 매트에 발가락을 살짝 내려놓고 발뒤꿈치를 바닥을 향해 누른다.

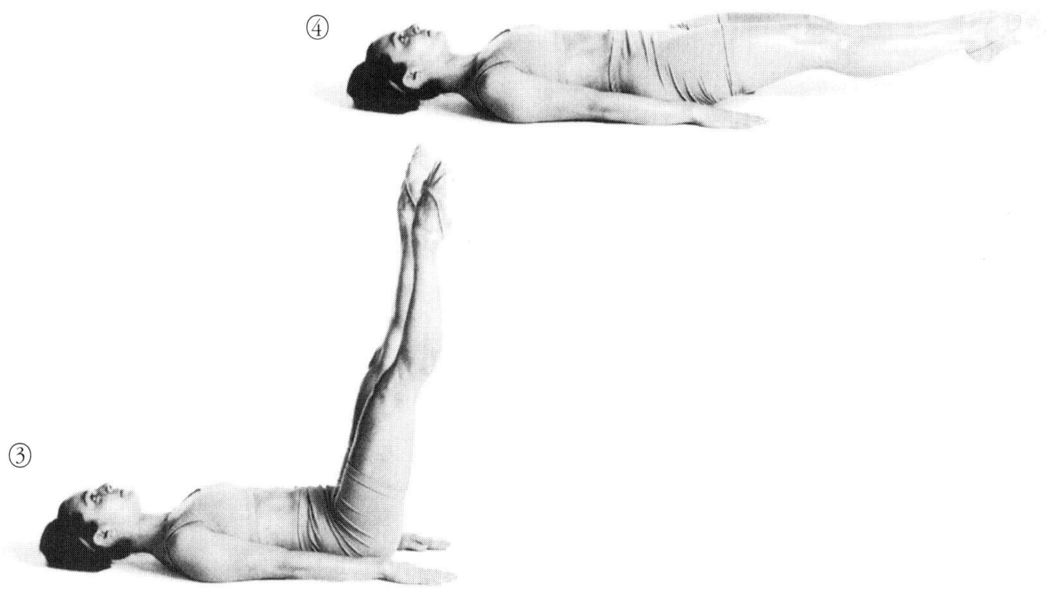

SINGLE LEG CIRCLES
4. 한쪽 다리 돌리기

1. 왼쪽 무릎을 가슴쪽으로 당겨 손으로 발목이나 종아리를 잡아 다리를 위로 쭉 뻗는다.

2. 두 팔은 각각 옆구리 옆에 내려놓고, 두 다리가 직각이 되도록 위로 뻗은 다리를 곧게 뻗는다. 목을 고정시키기 위해 뒷목을 매트에 길게 늘어뜨린다.

3. 오른쪽 다리는 약간 왼쪽으로 옮겨 매트에 닿도록 쭉 뻗어, 자세를 안정시킨다.

4. 왼쪽 다리로 천장에 원을 그린다고 상상하고, 곧게 뻗은 상태를 유지하면서 왼쪽 다리로 몸통을 가로질러 원을 그리기 시작한다. 원을 다 그리고 난 후, 처음 자세를 취한다. 원을 그리는 동안 엉덩이가 매트에서 떨어지지 않도록 다리를 살짝 몸 바깥쪽으로 비튼 상태를 유지한다. 이때 다리를 너무 심하게 크게 돌리지 않도록 주의한다.

5. 동작을 시작할 때는 숨을 들이마시고, 원을 다 그렸을 때에는 숨을 내쉰다. 이 동작을 3~5회 반복한다. 그리고 나서 다리로 원을 반대 방향으로 그린다. 이 동작을 3~5회 반복한다.

6. 오른쪽 다리로 위의 순서대로 반복한다.

7. 두 무릎을 구부리고 상체를 동글게 말아 앉아 동작을 마무리한다. 다음 동작을 준비하기 위해 발뒤꿈치를 엉덩이쪽으로 당긴다.

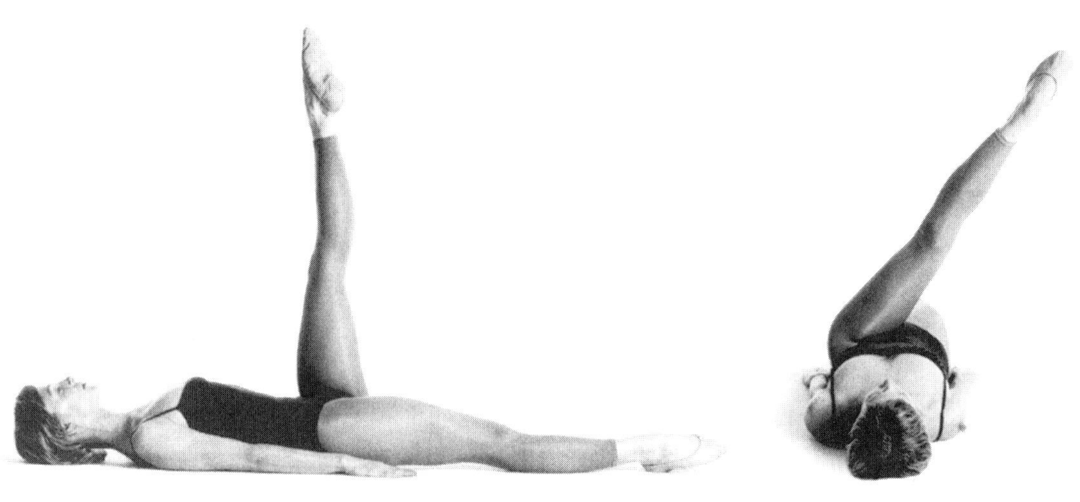

한쪽 다리 돌리기는 다리를 늘려주고 각선미를 만들어주는
동작이다. 또한 허벅지 바깥 부분을 이완시켜준다.

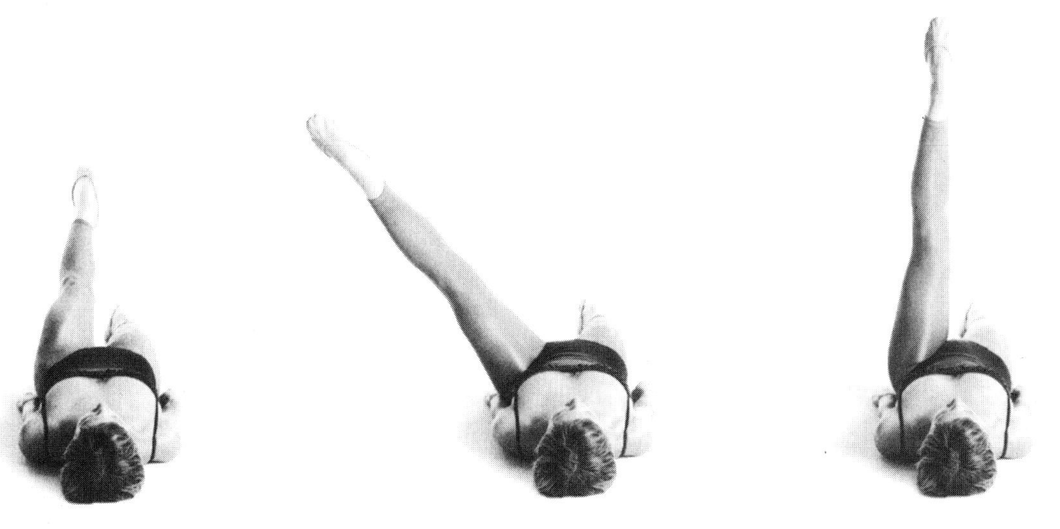

포커스 & 키포인트

- 다리로 원을 그릴 때 엉덩이와 몸통을 매트에 고정시켜 움직이지 않도록 하고, 좀더 안정적으로 자세를 유지하기 위해 손바닥으로 매트를 누른다.
- '한쪽 다리 돌리기' 동작을 조절하는 곳은 파워 하우스이며, 이 부분의 운동능력 향상이 이 동작의 목표이다. 원을 다 그릴 때마다 다리를 고정시켜, 복부의 움직임을 느껴 보라.
- 허벅지 사두근을 사용하지 않도록, 동작을 하는 동안 다리를 살짝 몸 바깥쪽으로 돌리고 엉덩이를 사용하라. 만약 엉덩이에서 '딱'하거나 '빽'하는 소리가 난다면, 다리의 위치를 재조정하고 엉덩이에 좀더 힘을 줘 타이트하게 조인다.
- 다리로 원을 그릴 때, 돌리는 방향으로 무릎이 휩쓸려서는 안 된다. 무릎은 고정하고 무릎 뒷부분의 힘을 이용하여 다리를 돌린다는 생각으로 해야 한다.
- 등이 아치 모양으로 구부러지지 않도록, 다리를 너무 낮게 떨어뜨리지 않도록 주의한다. 잘 안 된다면, 반대쪽 무릎을 조금 구부려 등을 평평하게 유지해도 좋다.
- 매트에 놓여 있는 머리를 뒤로 젖히거나, 등을 매트에서 들어올리면 안 된다.
- 운동능력이 향상되면, 원의 크기를 점차 증가시킨다. 동작을 하는 동안 모든 동작을 엉덩이로 조절하라.

ROLLING LIKE A BALL
5. 공처럼 몸 굴리기

1. 매트에 앉아 두 무릎을 가슴쪽으로 당겨 발목을 잡는다. 두 발을 모으고 팔꿈치를 밖으로 향하게 하여 굽힌다.

2. 두 무릎 사이를 약간 벌리고, 꼬리뼈로 균형을 잡을 때까지 매트에서 발을 서서히 들어올린다. 턱은 가슴쪽으로 당긴다. 마치 당신의 몸이 둥근 공이 된 듯한 기분을 느끼면서 행하라.

3. 배꼽이 척추뼈에 가깝도록 배를 움푹하게 넣은 상태를 유지하고 무릎을 몸통쪽으로 끌어당기면서 몸을 뒤로 서서히 젖힌다. 이때 머리를 뒤로 젖혀서는 안 된다.

4. 몸을 뒤로 굴릴 때 숨을 들이마시고, 다시 처음 자세로 돌아올 때 숨을 내쉰다. 몸을 앞으로 굴릴 때에는 발을 엉덩이쪽으로 당겨야 잘 올라간다.

5. 몸이 뒤로 뒤집어 질 것 같은 흔들의자라고 상상을 하라. 그리고 재빨리 몸을 굴려 안정적인 상태로 돌아온다.

6. 몸을 일으킬 때마다 잠시 휴식을 갖고, 꼬리뼈로 몸의 균형을 잡는다. 이때 발이 매트에 닿아서는 안 된다.

7. 위의 순서대로 5~6회 반복하고, 다음 동작을 위해 앉아 한쪽 무릎을 가슴쪽으로 당긴다.

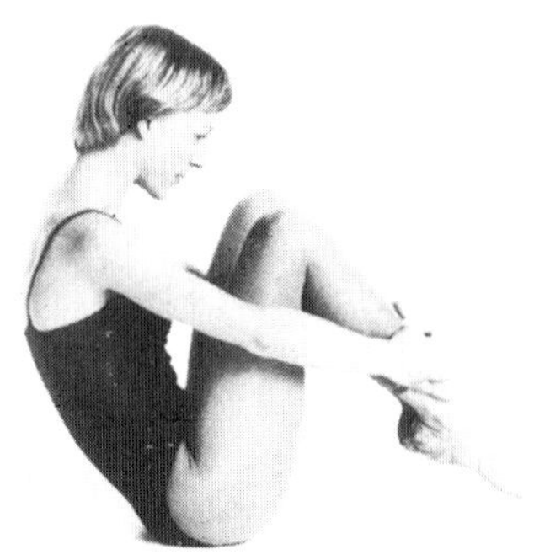
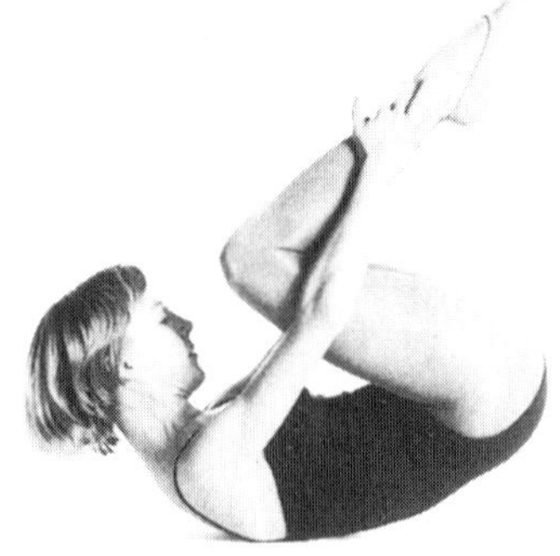

> 이 동작은 척추를 마사지해 주고 균형감각을 향상시키는
> 복부운동이다.

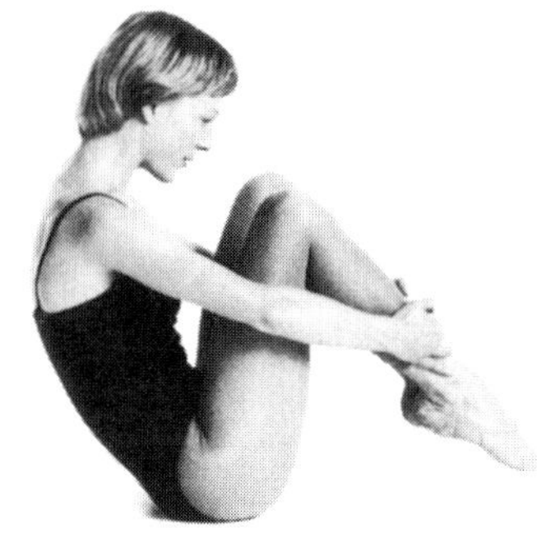

포커스 & 키포인트

- 동작을 하는 동안, 몸을 가깝게 밀착시켜 유지한다.
- 이 동작은 시간이 관건이다. 몸을 너무 느리게 뒤로 굴리면 원위치로 올 수가 없으므로, 시간을 잘 조절하라!
- 척추뼈가 하나씩 매트에 눌리는 느낌을 느껴라.
- 팔꿈치를 굽혀라.
- 굴리는 동작을 하는 동안 복부를 안으로 집어넣어라. 머리와 목을 무릎쪽으로 당겨 움직이지 않도록 하라.
- 마치 공이 한 바퀴 구르듯, 목이 꺾일 때까지 몸을 뒤로 젖혀져서는 안 된다. 어깨 견갑골이 매트를 지나간다고 느꼈을 때, 중지하라.
- 어깨를 올리지 마라.
- 좀더 강도 높은 운동수준을 원한다면, 머리를 무릎 사이에 넣고 손으로 발목을 잡는 대신에 팔로 다리를 감싼다.

몸을 굴리는 동작을 하는 동안 발끝은 서로 붙어 있어야 한다.

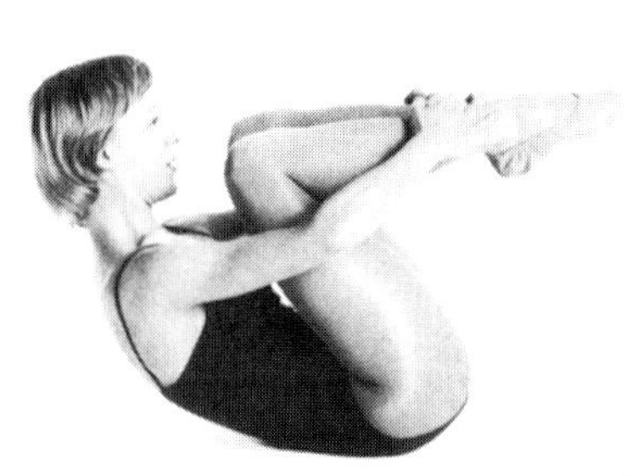

SINGLE LEG STRETCH
6. 한쪽 다리를 이용한 스트레칭

1. 매트 가운데에서 두 무릎을 세우고 앉는다. 왼손으로 오른쪽 무릎을, 오른손으로 발목을 잡고 오른쪽 다리를 서서히 가슴쪽으로 당긴다. 다리와 엉덩이가 일직선이 되도록 하라.

2. 오른쪽 다리를 끌어당기면서 천천히 뒤로 눕는데, 이때 왼쪽 다리는 곧게 뻗어 매트와 어느 정도 각을 이루도록 내린다. 등이 매트에 평평하게 퍼질 때까지 뒤로 눕는다.

3. 팔꿈치를 다이아몬드 모양으로 벌리고 턱은 가슴쪽으로 숙이면서 숨을 들이마신다. 그리고 배꼽이 척추뼈에 가깝도록 배를 움푹하게 넣은 상태를 눈으로 확인한다.

4. 숨을 내쉬면서 오른손으로 왼쪽 무릎을, 왼손으로 발목을 잡아 다리를 교체한다. 오른쪽 다리는 길게 쭉 뻗는다. 위의 순서대로 반복한다.

5. 다리를 교체하면서 두 다리 모두 곧게 뻗어 주는 것을 1세트로 하여 5~10세트 반복한다. 다음 동작을 위해 두 무릎을 가슴쪽으로 당긴다.

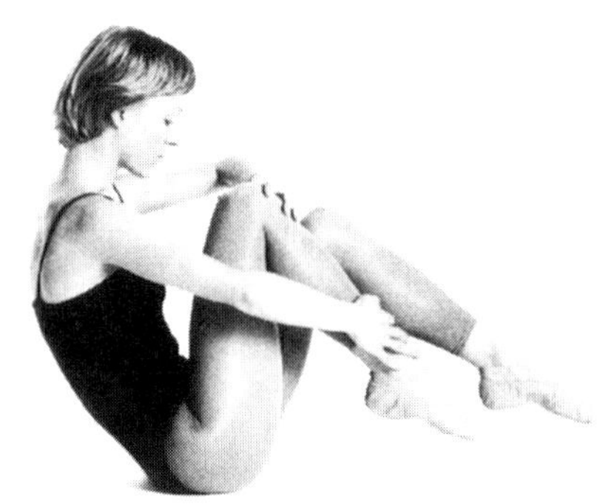

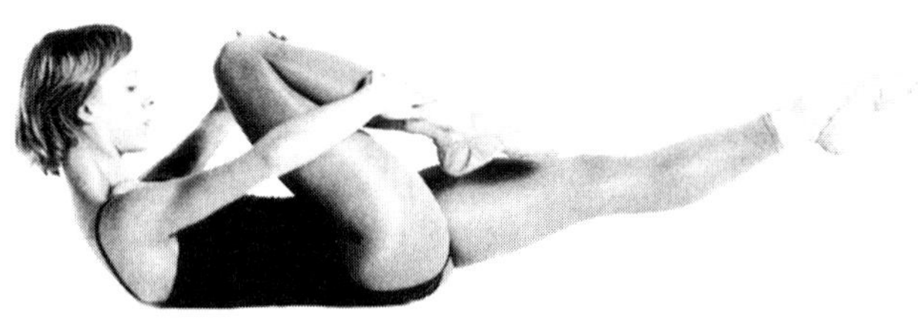

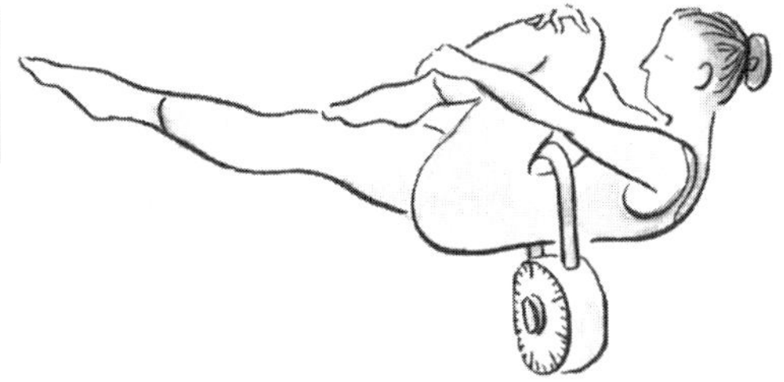

> 이 동작은 복부 강화 시리즈 다섯 개 중 첫 번째로,
> 이 시리즈는 처음 자세에서 거의 변화 없이 진행된다.

포커스 & 키포인트

- 동작을 하는 동안 몸통을 바닥에 고정시킨다.
- 몸을 들어올릴 때에는 시선을 복부에 고정시키고, 등 윗부분이 복부보다 들어올려진 상태를 유지하라.
- 동작을 하는 동안 배꼽이 척추뼈에 가깝도록 배를 움푹하게 넣은 상태를 유지하고, 다리를 교체할 때에는 척추를 매트에 좀더 깊게 누른다.
- 복부 근육을 이용하기 위해서는 팔꿈치를 굽히고, 어깨를 내린다.
- 다리를 굽힐 때 엉덩이를 조여야, 자세를 완벽하게 유지할 수 있다.
- 목 자체를 앞으로 들어올려서는 안 된다.
- 아래로 뻗은 다리를 엉덩이선 이하로 내려서는 안 된다. 등을 평평하게 유지할 수 있는 지점까지 내려라.
- 무릎의 상태가 좋지 않다면, 무릎 대신 허벅지 아랫부분을 잡는다.
- 등의 상태가 좋지 않다면, 아래로 뻗은 다리를 직각이 되도록 들어올려 하라. 하복부의 근력이 강화되면 좀더 낮은 각도에서 시도해 본다. 그리고 점차 그 각을 낮춘다.

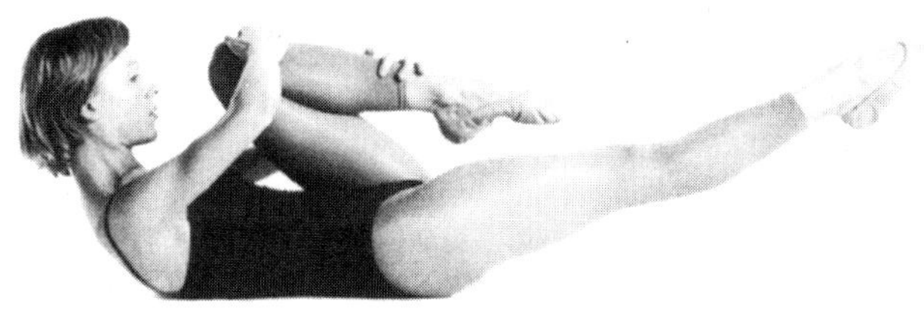

DOUBLE LEG STRETCH
7. 두 다리를 이용한 스트레칭

1. 매트에 누워 두 무릎을 가슴쪽으로 끌어와 두 손으로 잡는다. 이때 팔은 팔꿈치가 몸 밖으로 향하도록 하여 굽히고 머리는 든다.

2. 아침에 일어났을 때 기지개를 켜는 것처럼 몸을 이완시킨다. 즉, 숨을 깊게 들이마시면서 두 팔은 각각 귀와 접하도록 쭉 뻗고, 다리는 매트와 약 45° 정도의 각을 이루도록 쭉 뻗어내린다.

3. '초급자용, 한쪽 다리를 이용한 스트레칭' 동작처럼, 몸통이 매트에 완전히 고정되었다고 상상을 하면서 하라. 그리고 머리를 든 상태를 유지하라.

4. 숨을 내쉬면서 무릎을 가슴쪽으로 당기고, 팔로 반원을 그리며 무릎쪽으로 가져간다. 이때, 폐에 있는 공기를 눌러서 빼내듯 복부에 힘을 주어 집어넣는다.

5. 위의 순서대로 5~10회 반복한다. 몸을 이완할 때 숨을 들이마시고, 수축할 때 내쉰다.

6. 깊게 숨을 내쉬면서 두 무릎을 가슴쪽으로 당기는 것으로 마무리하고, 다음 동작으로 넘어간다.

노트 : 초보자는 '11. 척추 교정운동' 동작으로 넘어간다.

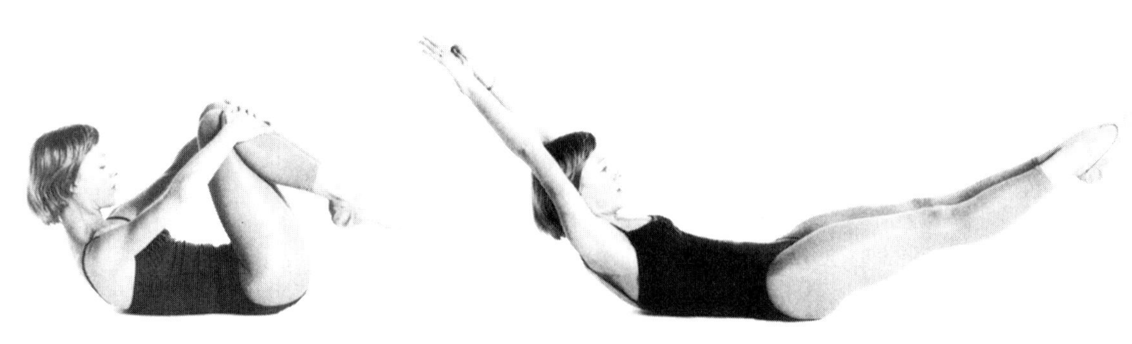

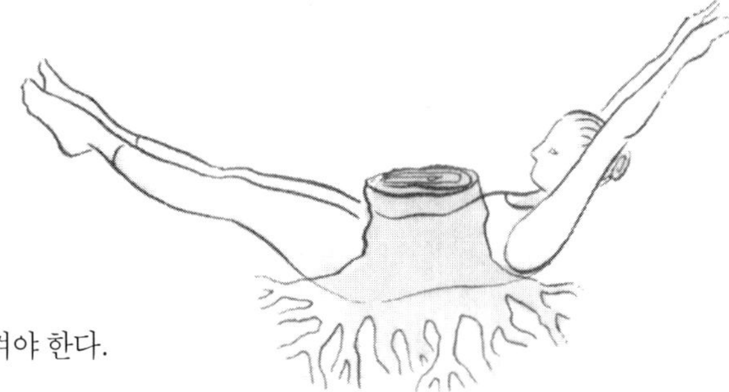

포커스 & 키포인트

- 동작을 하는 동안 몸통을 매트에 완벽하게 고정시켜야 한다.

- 턱을 가슴쪽으로 당겨 목을 지지한다.

- 다리를 곧게 펼 때 엉덩이와 함께 샅을 타이트하게 조여, 등허리를 안정시킨다.

- 숨을 들이마시면서 몸을 이완시킨다. 이때 복부만 매트에 고정되어 있고, 곧게 뻗은 팔과 다리는 반대 방향으로 잡아당겨진다는 느낌을 가질 때까지 쭉 편다.

- 팔꿈치를 직각으로 한 상태에서 무릎을 손쪽으로(즉, 위로) 밀어 가슴과 두 무릎 사이를 떨어뜨리면 목 부분과 등 윗부분이 좀더 편안해 질 것이다.

- 귀와 맞닿도록 팔을 곧게 뻗을 때, 머리를 뒤로 젖혀서는 안 된다.

- 등허리에 무리가 가는 게 염려스러우면, 다리를 45°가 아닌 직각이 되도록 들어올린다. 복부 근력이 좋아지면 다리를 조금씩 더 내려서 한다.

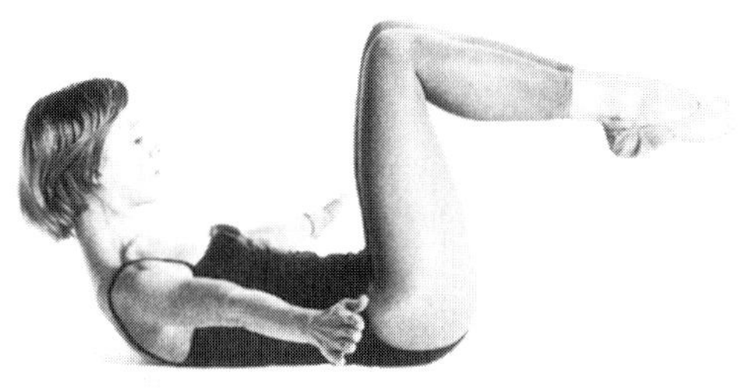

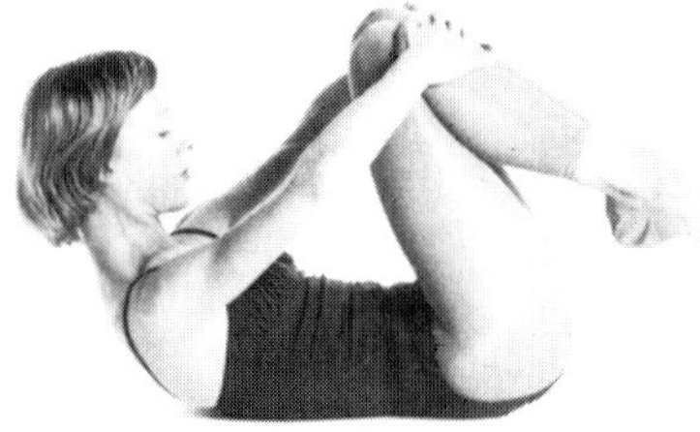

SINGLE STRAIGHT LEG STRETCH
8. 한쪽 다리를 이용한 스트레칭(중급자용)

1. 매트에 누워 두 무릎을 가슴쪽으로 끌어와 잡는다. 이때 팔은 팔꿈치가 몸 밖으로 향하도록 굽히고 머리는 든다.

2. 오른쪽 다리를 위로 곧게 뻗는다. 그리고 오른 발목을 두 손으로 잡고 왼쪽 다리는 매트에 닿을 정도까지 아래로 쭉 펴서 이 상태를 유지한다.

3. 몸통이 매트에 고정되어 있다고 상상하고 머리를 가슴쪽으로 든다.

4. 숨을 내쉬면서 척추를 매트쪽으로 깊게 누른다.

5. 숨을 들이마시면서 곧게 뻗은 왼쪽 다리를 튀어 오르듯이 들어올리고, 숨을 내쉬면서 탄성을 이용해 두 다리를 마치 가위처럼 재빨리 교차시킨다.

6. 왼쪽 발목을 잡고 위의 순서를 반복한다. 차유리의 와이퍼가 움직일 때의 리듬을 상상하면서 하라.

7. 5~10회 반복한 후, 매트와 직각을 이루도록 두 다리를 들고 두 손은 머리 뒤로 가져간다.

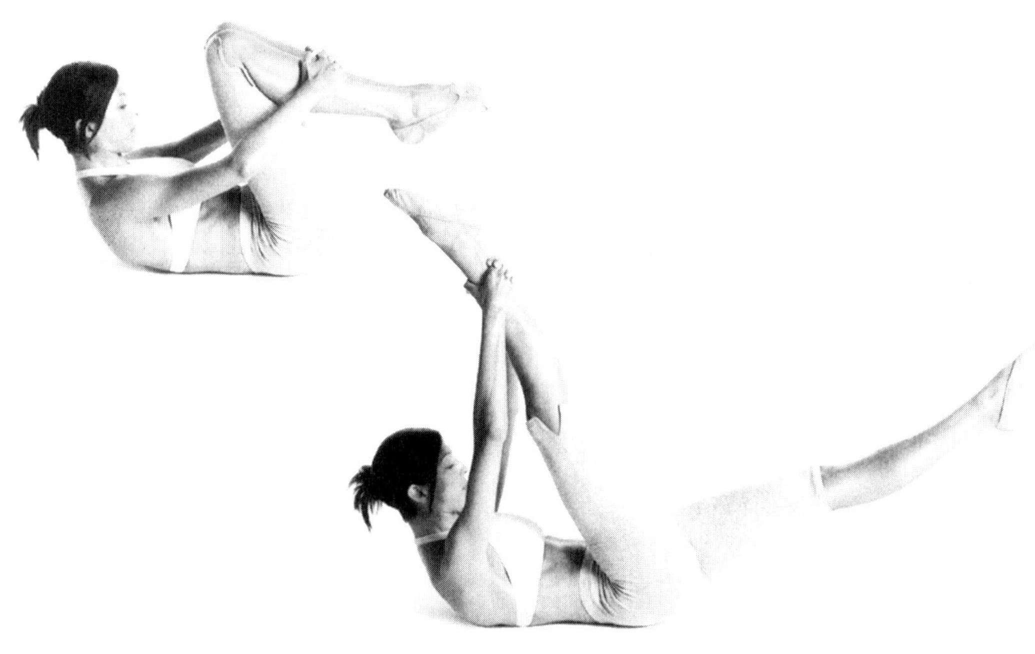

> 이 동작은 복부 강화 시리즈 중 세 번째로, 복부 부위에
> 효과가 있으며 다리 뒷부분을 이완시켜준다.

포커스 & 키포인트

- 몸을 이완시켜 다리를 교차시킬 때 몸통을 완전히 고정시킨다.
- 리듬감을 이용해 동작을 조절하라. 한 번 이완할 때마다 잠시 멈춘다.
- 시선은 복부에 고정시키고, 동작을 하는 동안 배꼽이 척추뼈에 가깝도록
- 다리를 차올릴 때마다 어깨를 구부리거나 바닥으로 내리지 말라. 대신 등 윗부분을 들어올린 상태를 유지한다.
- 머리 위로 들어올린 두 다리의 무게를 어깨에 싣지 말라. 파워 하우스를 이용하라!
- 발목을 잡고 하는 것이 너무 어렵다고 느껴지면, 잡는 부위를 조금 내려본다. 우선 종아리를 잡고 해보고, 그래도 안 되면 허벅지 뒷부분을 잡고 시도해본다. 대신 무릎 뒤쪽은 절대로 잡아서는 안 된다.
- 좀더 높은 운동수준을 원한다면, 두 팔을 매트에 내려놓고 실시하라. 목이나 등허리가 아프면 당장 중지하라!

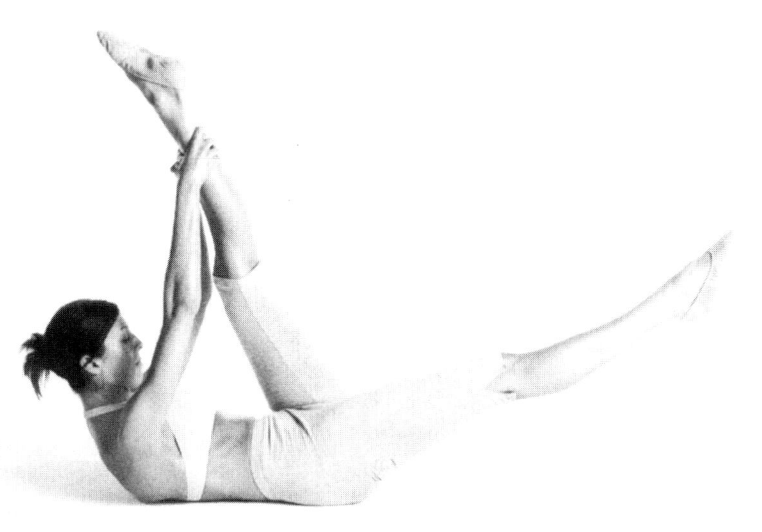

DOUBLE STRAIGHT LEG STRETCH
9. 두 다리를 이용한 스트레칭(중급자용)

1. 매트에 누워 두 손을 겹쳐 머리 뒤에 놓는다. 이때 깍지를 껴서는 안 된다.

2. 필라테스 자세로 다리를 위로 쭉 뻗는다. 허벅지 사이로 빛이 들어오지 않을 정도로 허벅지 안쪽을 타이트하게 조인다.

3. 매트에 몸통을 고정시킨 상태에서 머리를 가슴쪽으로 든다. 머리를 들을 때에는 목부터 들어올리는 것이 아니라, 복근을 이용해 어깨 뒷부분부터 들어올려야 한다. 따라서, 손으로 머리를 밀어올리면 안 된다.

4. 엉덩이를 조여 등허리를 안정시킨다. 숨을 들이마시면서 다리를 곧게 뻗은 상태로 서서히 내린다. 등허리가 아치형을 그리며 매트에서 떨어지는 느낌이 들면 내리기를 중지한다.

5. 엉덩이를 좀더 타이트하게 조이고 숨을 내쉬면서 곧게 뻗은 다리를 위로 다시 들어올린다. 다리를 들어 올릴 때에는 가슴이 살짝 압박되는 걸 느껴야 한다.

6. 다리에 커다란 스프링이 묶여 있다고 상상하고, 다리를 내릴 땐 스프링을 늘이듯이 힘주어 내리고, 올릴 땐 스프링에 딸려 올라가지 않도록 저항한다고 생각하면서 한다.

7. 5~10회 반복하고, 다음 동작을 준비하기 위해 두 무릎을 가슴쪽으로 모은다.

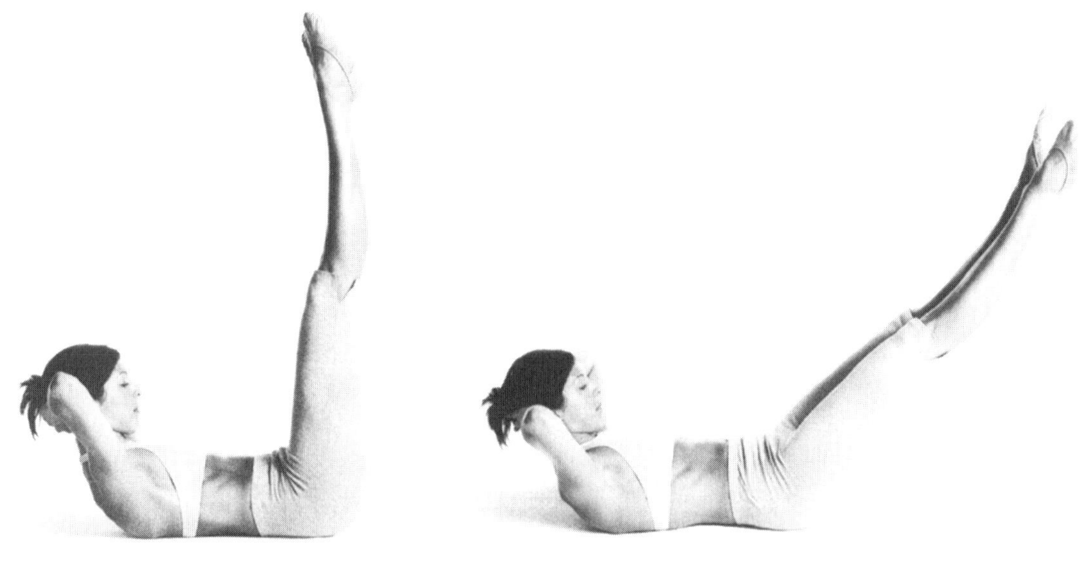

이 동작은 네 번째 복부 강화 시리즈로, 파워 하우스를 최대한 운동시키는 것이 목표이다. 윗배와 아랫배의 힘이 다리의 뒷부분을 스트레칭 하는 데 이용된다.

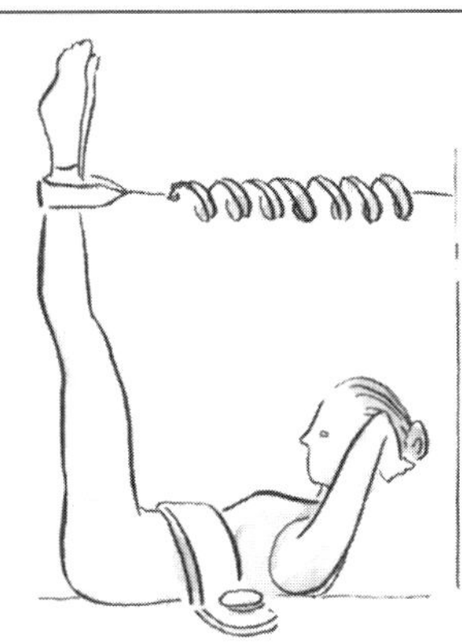

포커스 & 키포인트

- 다리를 내릴 때 등은 매트에 평평하게 붙어 있어야 하며, 몸통은 움직이지 않도록 고정시킨다.
- 팔꿈치는 어깨와 일직선을 이루도록 몸 바깥쪽으로 굽히고, 어깨는 목 근육을 이완시키기 위해 귀와 되도록 멀리 떨어뜨린다.
- 이 동작을 컨트롤 할 수 있는 키포인트는, 다리를 들어올리거나 내릴 때 필라테스 자세에서 최대한 타이트하게 조인 상태를 유지하는 것이다. 동작을 하는 동안 가슴이 살짝 압박되는 것을 느껴라.
- 동작을 하는 동안 배꼽이 척추뼈에 가깝도록 배를 움푹하게 넣은 상태를 유지하라! 배꼽으로 다리를 조절한다는 느낌을 가져라.
- 위로 들어올린 다리나 발끝이 허리선을 넘어서는 안 된다. 다리가 매트와 직각이 되면, 다리 올리기를 멈춘다.
- 초보자일 경우, 두 손을 V자 형태로 만들어 손바닥이 아래로 가게 하여 꼬리뼈 부분을 받치는 것도 좋다. 이 자세는 허리를 지탱하는 데 도움이 된다.
- 좀더 높은 운동수준을 원한다면, 다리를 올리고 내릴 때의 힘과 속도에 변화를 주면 된다. 이때 호흡도 맞춰야 한다.

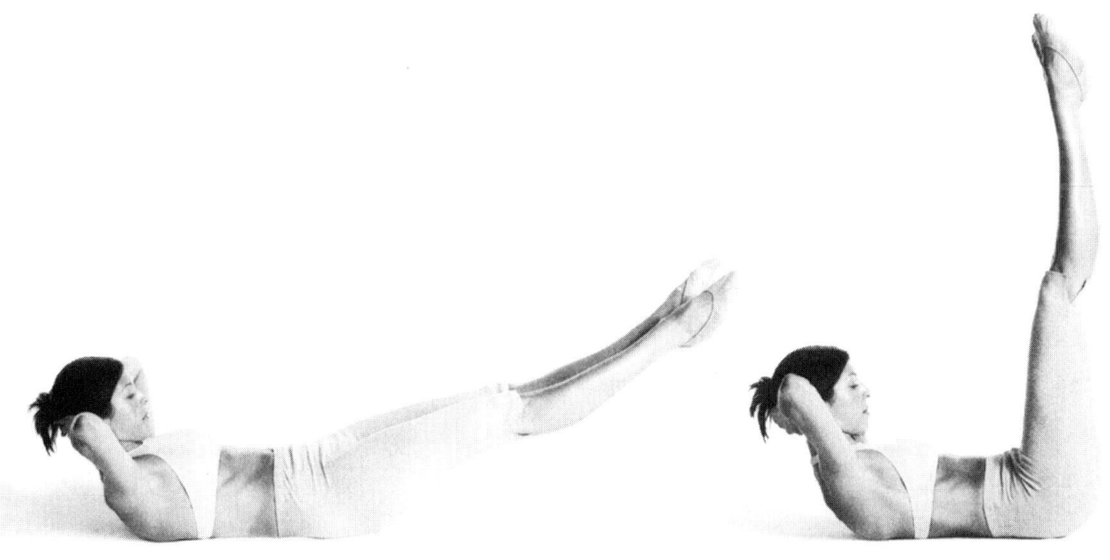

CRISSCROSS
10. 상반신 교차운동(중급자용)

1. 매트에 누워 두 손을 겹쳐 머리 뒤에 놓고, 머리와 무릎을 각각 가슴쪽으로 든다.

2. 오른쪽 다리를 매트와 45°가 되도록 곧게 뻗고, 오른쪽 팔꿈치가 왼쪽 무릎에 닿을 때까지 상체를 비튼다. 비틀기 위해 상체를 들었을 때 숨을 들이마신다. 이때 단순히 팔만 틀어서는 안 되고 어깨 전체를 틀어야 한다.

3. 왼쪽 팔꿈치를 눈으로 보면서 하면 효과가 더 크다. 상체를 비튼 상태에서 숨을 내쉰다. 몸을 틀었을 때 상체의 윗부분과 어깨가 매트에 닿아서는 안 된다.

4. 숨을 들이마시면서, 자세를 바꾼다. 왼쪽 다리를 매트와 45°가 되도록 곧게 뻗고, 왼쪽 팔꿈치가 오른쪽 무릎에 닿을 때까지 상체를 비튼다. 숨을 다 내쉴 때까지 이 자세를 유지한다.

5. 상체를 비틀 때 엉덩이가 흔들리지 않도록 고정시켜라.

6. 5~10세트를 반복한 다음, 무릎을 가슴쪽으로 바짝 당기고 몸을 굴려 일어나 앉아 다음 동작을 위해 다리를 쭉 편다.

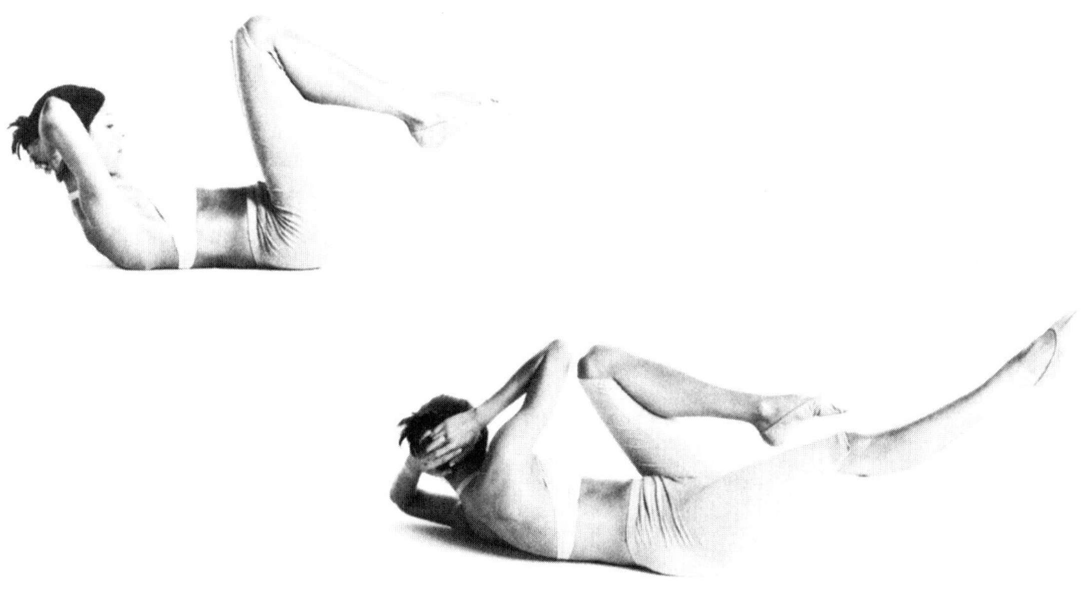

복부 강화 시리즈의 마지막인 상반신 교차운동은
외부 사근, 허리선, 파워 하우스에 효과가 있다.

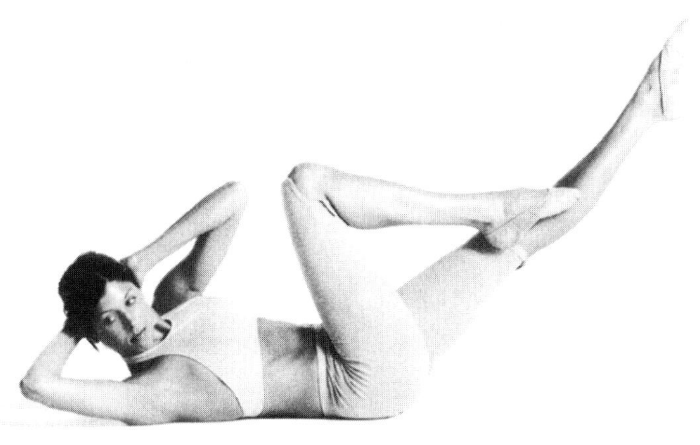

포커스 & 키포인트

- 목과 어깨만 비트는 것이 아니라, 옆구리부터 들어올려 비틀
  어야 한다는 것을 명심하라.
- 동작을 하는 동안 두 팔꿈치를 최대한 넓게 벌려라. 무릎에 쉽게 닿을 수 있도록 팔꿈치를 구부리거나 매트에
  닿아서는 안 된다.
- 몸을 비틀 때 팔꿈치를 쳐다보면서 해야 몸의 곡선이 좀더 아름답게 만들어진다. 또한 안구 근육에도 운동효
  과가 있다.
- 너무 급하게 하지 마라. 몸을 정확하게 비틀며, 숨을 다 내쉴 때까지 비튼 상태를 유지하라.
- 곧게 뻗은 다리가 매트쪽으로 너무 내려오지 않도록 주의하며, 엉덩이를 타이트하게 조여 균형을 유지하라.
- 동작을 할 때 몸이 좌우로 흔들리지 않도록 주의한다. 안정된 자세를 유지하면서 하면 효과가 더 크다.

SPINE STRETCH FORWARD
11. 척추 교정운동

1. 상체를 곧게 세우고 앉아 다리를 쭉 뻗어 엉덩이 넓이보다 조금 넓게 벌린다.

2. 팔은 곧게 펴 들고, 발뒤꿈치로 벽을 미는 것처럼 발을 세운다.

3. 숨을 들이마시면서, 정수리를 위로 밀어올릴 것처럼 허리를 더 꼿꼿하게 세운다.

4. 몸으로 알파벳 'C'를 만든다고 상상하고, 폐에 있던 공기를 전부 밀어 내보내듯이 턱을 가슴쪽으로 당기면서 상체를 둥글게 구부리기 시작한다.

5. 상체를 앞으로 뻗으면서 복부를 척추쪽으로 깊게 집어넣는다. 이때 숨을 내쉰다. 두 다리 사이에 커다란 비치볼이 있어, 그 위로 몸을 뻗는다고 상상하면서 하라. 상체를 들어올릴 때에는 허벅지로 그 상상의 비치볼을 조인다.

6. 숨을 들이마시고 위의 순서를 거꾸로 한다. 마치 바로 뒤에 벽이 있는 것처럼 몸을 곧게 펴 준다.

7. 등이 벽에 기대여 쭉 펴지는 것처럼, 처음 자세를 취한다. 이때 어깨는 내리고 팔은 곧게 펴 든다.

8. 반복할 때마다 척추를 앞으로 조금씩 더 숙여주면서 3회 반복한다. 다음 동작을 위해 무릎을 가슴쪽으로 모으고, 허리를 펴서 앉는다.

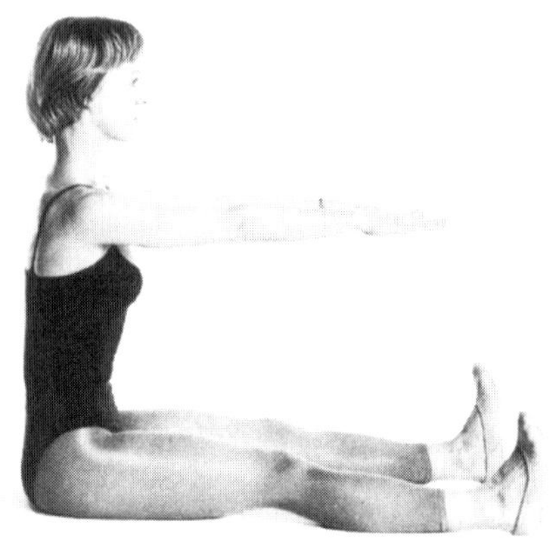
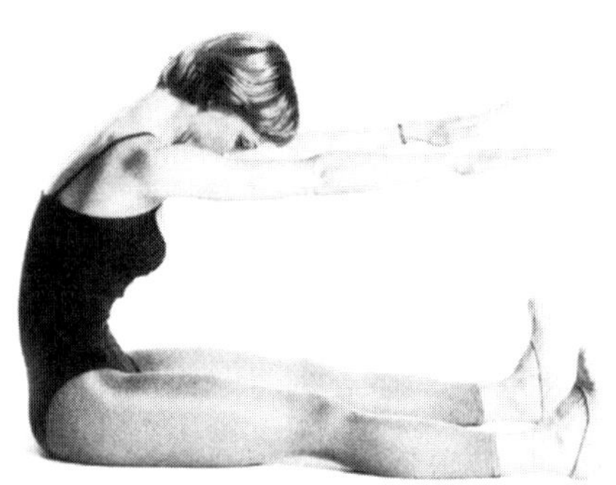

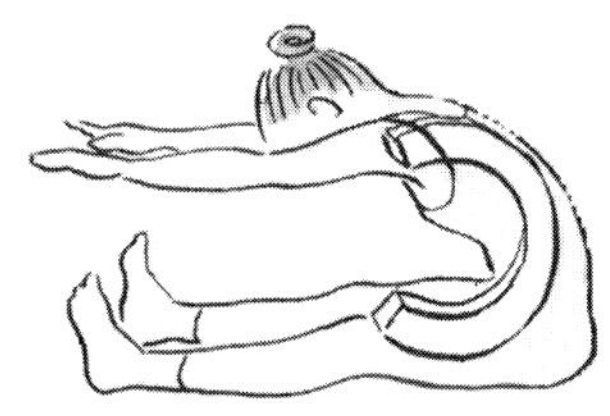

> 이것은 척추뼈 마디 하나하나를 강화시키고,
> 자세를 바르게 교정시키는 동작이다. 더불어 오금을 이완시켜주며,
> 폐에 머물러 있던 묵은 공기를 배출시킨다.

포커스 & 키포인트

- 상체를 앞으로 뻗는 동안 엉덩이를 매트에 고정시키고, 배꼽이 척추뼈에 가깝도록 배를 움푹하게 넣은 상태를 유지하라!
- 처음 자세로 돌아올 때 머리부터 올리지 말고 파워 하우스부터 펴도록 한다(머리는 마지막에 든다).
- 뒷목의 근육을 풀어주기 위해서는 상체를 말아올릴 때 어깨를 아래로 내린다. 정수리를 위로 곧게 뻗은 상태를 유지하라.
- 상체를 앞으로 뻗을 때 새끼발가락을 몸통쪽으로 당겨 주는 느낌을 가지고 하라.
- 동작을 조절할 수 있도록 동작내내 호흡을 멈추지 말고 계속 한다.
- 각 척추뼈 사이마다 공간을 만들어 주는 듯한 느낌으로 상체를 펴라.
- 상체를 앞으로 스트레칭 하는 동안 무릎이 구부러지지 않도록 주의하라.
- 처음 자세로 돌아올 때, 등이 휘어지지 않도록 곧게 뻗은 상태를 유지하며 상체를 일으킨다.
- 호흡을 멈추지 마라. 동작을 하는 도중에 호흡을 멈추면 몸에 긴장을 줄뿐만 아니라, 동작의 흐름을 방해한다.
- 운동능력이 향상되면, 반복할 때마다 상체를 좀더 깊이 숙인다.

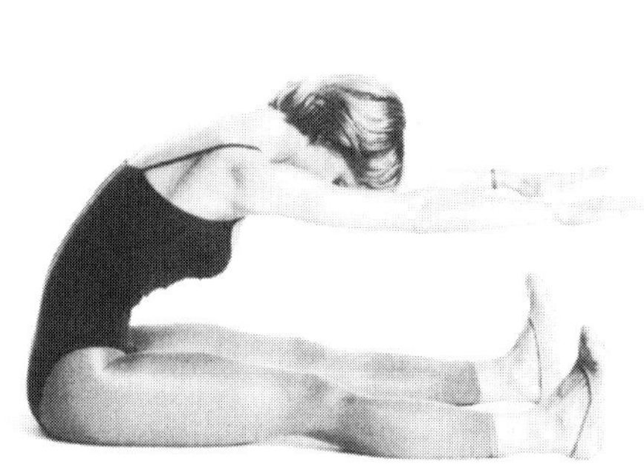

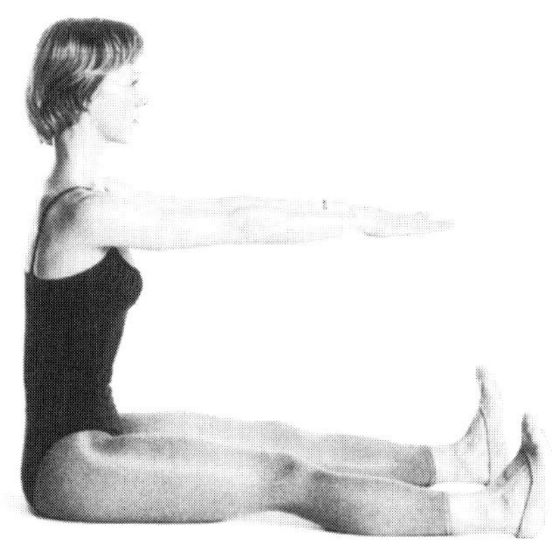

OPEN-LEG ROCKER
12. 두 다리 잡고 몸 흔들기(중급자용)

1. 매트 끝에 앉아, 세운 무릎을 어깨 넓이만큼 벌리고 손으로 발목을 잡는다.
2. 배꼽이 척추뼈에 가깝도록 배를 움푹하게 넣은 상태를 유지하고, 꼬리뼈로 균형을 잡을 수 있도록 발을 바닥에서 들어 몸을 약간 뒤로 젖힌다.
3. 두 다리를 곧게 펴 위로 들면서 V자로 벌리고 몸의 균형을 잡는다. 이때 다리를 잡은 두 팔은 곧게 편다.
4. 몸을 앞뒤로 흔들기 전에, 배꼽이 척추뼈에 가깝도록 좀더 배를 움푹하게 넣는다. 턱은 가슴쪽으로 당긴다. 몸을 흔들기 위해 일부러 머리를 뒤로 젖혀서는 안 된다.
5. 턱을 가슴쪽으로 당기고, 다리로 V자를 유지하면서 몸을 뒤로 기울여 어깨선이 매트에 닿을 때까지 구른다. 그리고 몸을 다시 올리면서 숨을 내쉰다.
6. 등받이가 높은 흔들의자에 앉아 있다고 상상하고, 재빨리 균형을 잡는다.
7. 6회 반복한다. 다리를 모아 든 상태에서 매트에 누워 다음 동작을 준비한다.

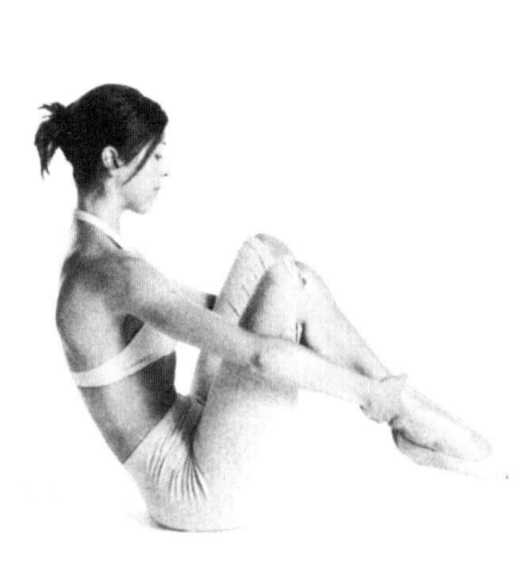
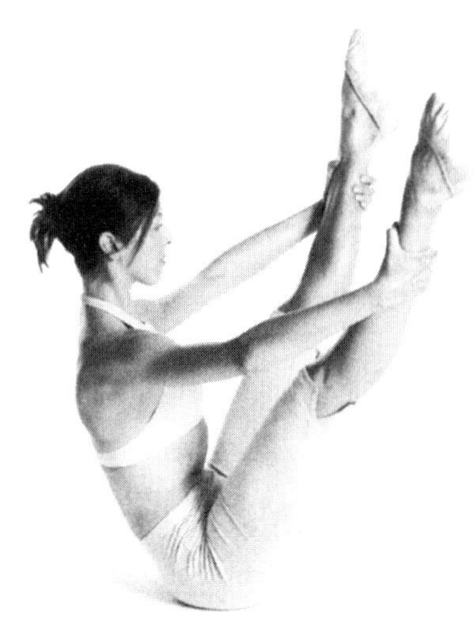

이 동작은 척추를 마사지해 주고, 등 근육을 이완시키며,
파워 하우스에 활력을 준다. 무엇보다 지루하지 않다는 것이 장점이다.

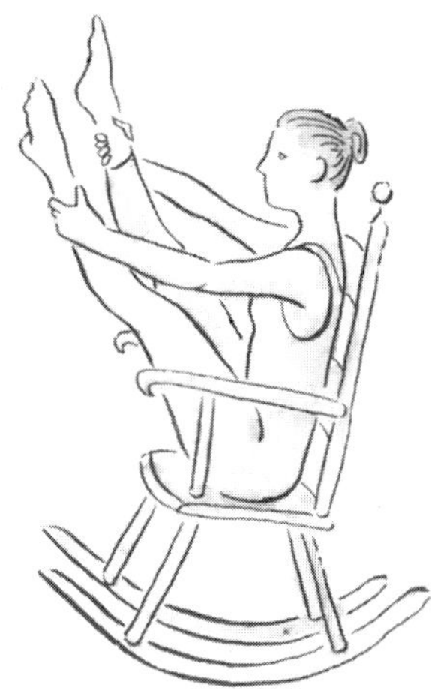

포커스 & 키포인트

- 팔과 다리를 쭉 뻗은 상태에서 발목을 잡는다. 이때 파워 하우스를 이용하라.
- 다리를 올릴 때 팔로 잡아당기지 말고 복부 근육을 이용해야 한다.
- 몸을 굴릴 때 복부를 안으로 집어넣어라.
- 몸을 굴리기 위해 머리를 앞뒤로 흔들어서는 안 된다.
- 목 뒤로 몸이 넘어갈 때까지 굴려서는 안 된다.
- 처음에는 몸을 흔들지 말고 다리를 쭉 편 상태에서 균형을 잡도록 노력해 보고, 그 다음 발목을 잡고 몸을 앞뒤로 굴려본다.
- 운동능력이 향상되면, 발목을 잡지 말고 발목(혹은 정강이)과 손을 나란히 놓은 상태에서 앞뒤로 몸을 굴린다. 이때 손은 움직이지 않아야 한다.

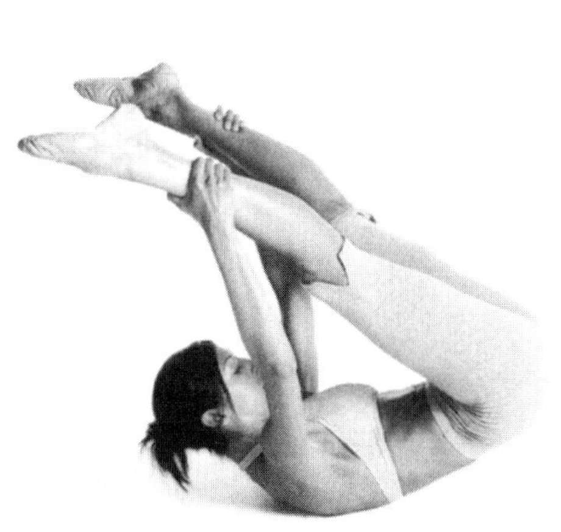

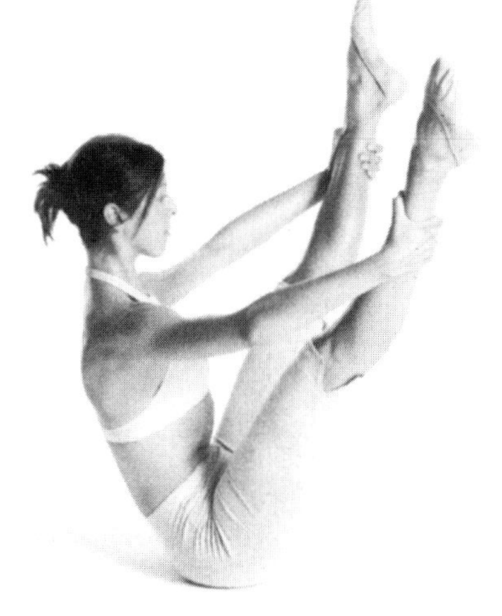

THE CORKSCREW
13. 두 다리 돌리기(중급자용)

1. 매트에 누워 필라테스 자세로 다리를 곧게 위로 뻗는다. 팔은 몸통 옆에 놓는다.

2. 숨을 들이마시고 배꼽이 척추뼈에 가깝도록 배를 움푹하게 넣는다. 다리를 왼쪽, 아래쪽으로 원을 그리면서 돌린다. 그리고 숨을 내쉬면서 다리를 처음 위치로 이동시킨다. 다리를 돌리는 동안 엉덩이가 매트에서 떨어져 흔들리지 않도록 주의한다. 상체가 매트에 고정되어 있다고 상상하고, 오직 다리만 움직이도록 한다.

3. 다리를 전과 반대 방향으로 돌린다. 다리를 돌리기 시작하면서 숨을 들이마시고, 처음 위치에 왔을 때 내쉰다. 이때 등은 매트에 밀착해 있어야 한다.

4. 엉덩이와 샅을 함께 힘껏 조여, 두 다리가 서로 붙어 있도록 한다.

5. 3~5회 반복한 후, 무릎을 굽혀 가슴쪽으로 모은다.

6. 몸을 굴려 앉아, 다음 동작을 위해 다리를 엉덩이 넓이보다 조금 넓게 벌린다.

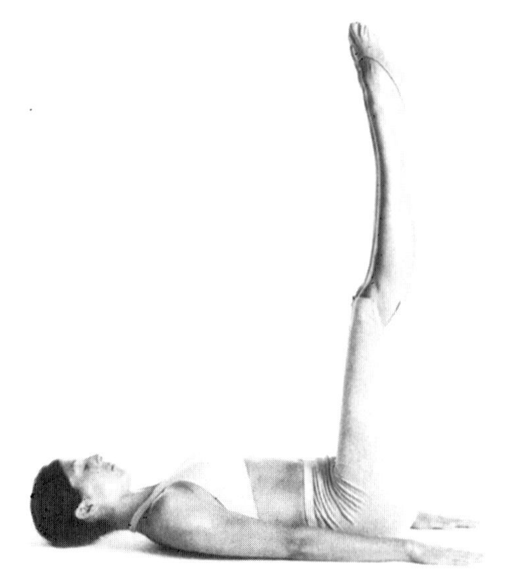
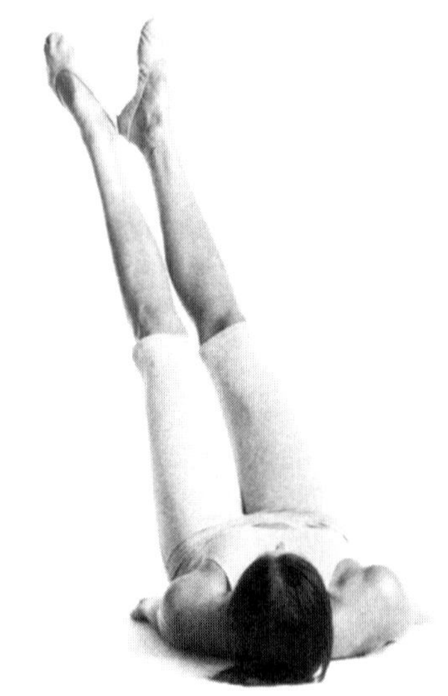

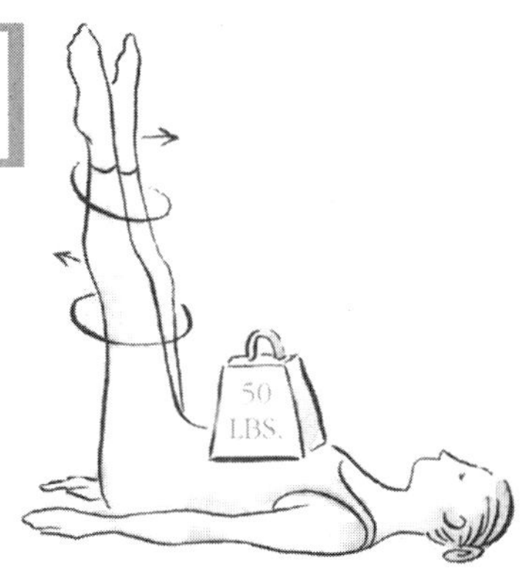

두 다리 돌리기는 파워 하우스 근육을 운동시키는 것을 목표로 한다.
아울러 등을 이완시키고 균형감각을 향상시키는 동작이다.

포커스 & 키포인트

- 목, 등 그리고 어깨에 힘을 빼고 움직이지 않도록 한다.
- 원은 작게 그린다. 두 팔을 'A'자 형으로 만들어 놓고(또는 엄지와 검지손가락으로 삼각형을 만들어 꼬리뼈 바로 밑에 놓아), 엉덩이를 살짝 들리게 하여 복부와 엉덩이가 무게중심이 되도록 한다. 다리를 돌릴 수 있는 힘이 늘고 균형을 잘 잡게 되면, 원을 좀더 크게 그린다.
- 동작을 하는 동안 등 윗부분과 어깨가 매트를 계속 누르고 있어야 한다.
- 손바닥으로 매트를 눌러 상체를 고정시켜라.
- 배꼽이 척추뼈에 가깝도록 배를 움푹하게 넣은 상태를 유지하라!
- 등허리를 지지하기 위해 엉덩이를 샅과 함께 힘껏 조여라.
- 두 다리가 하나로 붙어 있다고 상상하면서 하라.
- 목이 뒤로 젖혀지지 않도록 하라.
- 등이 매트에서 떨어지지 않도록 하라.
- 운동능력이 향상되면, 엉덩이를 들어 다리를 머리 위까지 들어올린 상태에서 발끝을 이용하여 원을 그린다.

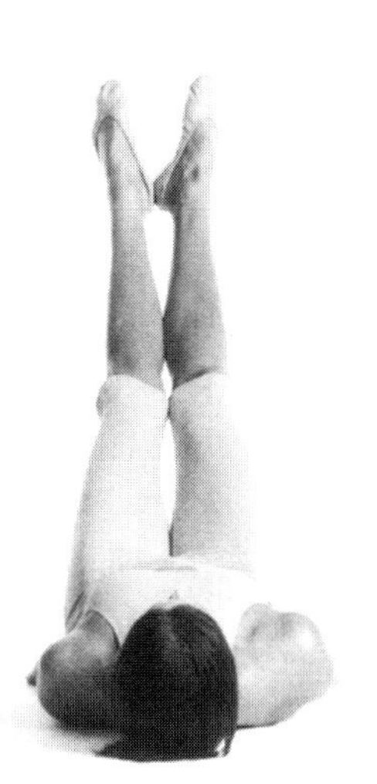

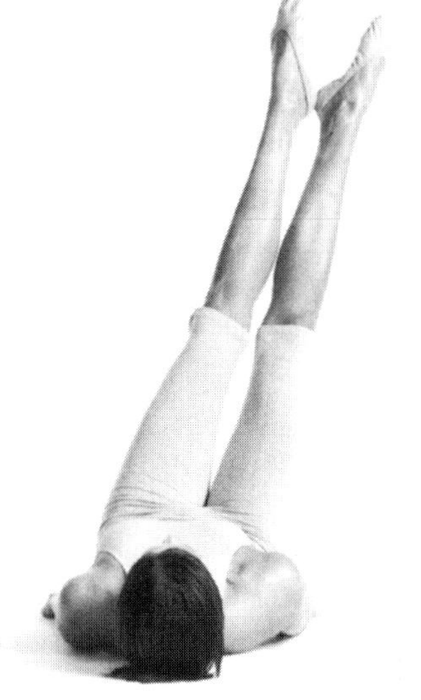

THE SAW
14. 상체 비틀기(중급자용)

1. 허리를 최대한 곧게 펴고 앉아 다리를 앞으로 뻗어 엉덩이 넓이보다 조금 넓게 벌린다. 발끝은 몸통 쪽으로 당기고 발뒤꿈치는 내밀어, 발과 다리가 직각이 되도록 한다.

2. 두 팔은 옆으로 나란히 뻗어 어깨와 일직선이 되게 한다.

3. 정수리를 위로 뻗으면서 숨을 들이마신다. 배꼽이 척추뼈에 가깝도록 배를 움푹하게 넣는다.

4. 허리를 왼쪽으로 비트는데, 이때 오른쪽 엉덩이가 바닥에서 떨어져서는 안 된다. 하체가 시멘트 블록에 고정되어 있어 오직 상체만 움직일 수 있다고 상상하라.

5. 오른쪽 새끼손가락이 왼쪽 새끼발가락을 톱질하듯 스치면서 머리와 가슴을 왼쪽 다리 위로 쭉 뻗는다.

6. 숨을 깊게 내쉬면서 가슴을 허벅지쪽으로 계속 이완시킨다. 반대쪽 엉덩이는 시멘트에 깊게 묻혀 있어 움직일 수 없다고 생각하라. 정수리를 새끼발가락쪽으로 가져가고 왼팔은 몸 뒤로 쳐든다.

7. 숨을 들이마시고 복부부터 들어 몸을 세운다.

8. 반대 방향으로 위의 순서대로 상체 비틀기를 반복한다. 머리와 가슴을 오른쪽 다리를 향해 이완시킬 때 숨을 깊게 내쉰다.

9. 4세트를 끝내고 나서, 배를 깔고 엎드려 다음 동작을 준비한다.

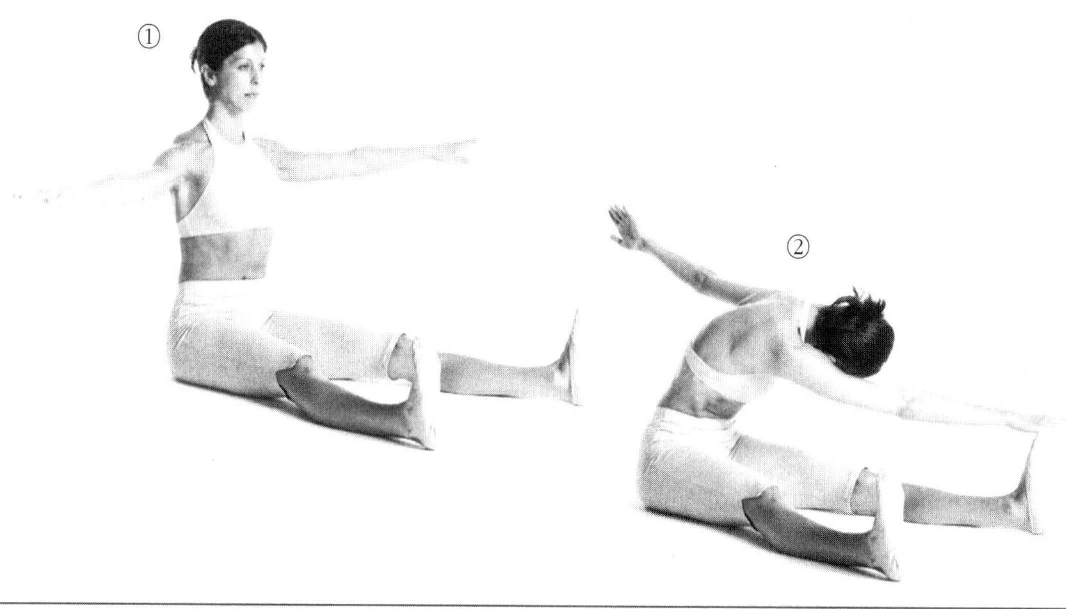

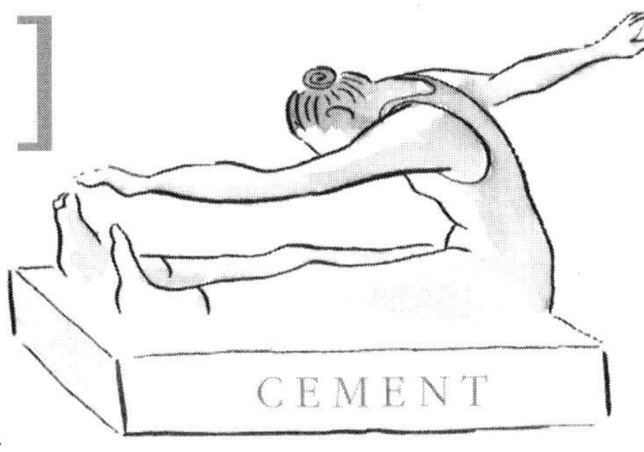

> 이 동작은 폐 밑바닥에 남아 있는 신선하지 않은 공기를 내보내는 호흡운동으로, 오금과 허리선을 이완시켜 준다.

포커스 & 키포인트

- 다리와 등을 곧게 편 상태에서 상체를 앞으로 이완시킨다. 엉덩이는 절대로 움직이지 않도록 고정시켜야 하며, 반대쪽 팔은 뒤로 힘껏 펴 든다.
- 동작을 하는 동안 엉덩이를 안정시켜라. 상체를 앞으로 이완시킬 때 손끝이 향하는 쪽 다리의 반대 엉덩이로 앉고, 다리와 직각이 되도록 반대쪽 발뒤꿈치를 앞으로 밀어준다고 생각하라.
- 반대쪽으로 상체를 비틀기 전에 폐에 공기를 가득 채우듯이 숨을 들이마신다. 비틀면서 내쉴 때에는 그 공기를 전부 짜낸다고 생각하라.
- 처음 자세로 돌아올 때에는 파워 하우스를 먼저 들어올리고, 머리는 가장 나중에 들어올린다. 절대 기대지 말고 허리를 꼿꼿하게 펴 앉아라.
- 새끼발가락을 스칠 때까지 상체를 앞으로 이완시킬 때, 고개를 들지 말고 정수리를 그대로 가져 가야 하며, 무릎을 굽혀서는 안 된다.
- 동작이 너무 어려우면, 반대쪽 무릎을 약간 굽혀 주거나 양쪽 무릎을 약간 굽혀줄 수도 있다. 몸의 유연성이 증대된 다음에는 두 다리를 모아 곧게 편 상태에서 실시한다.

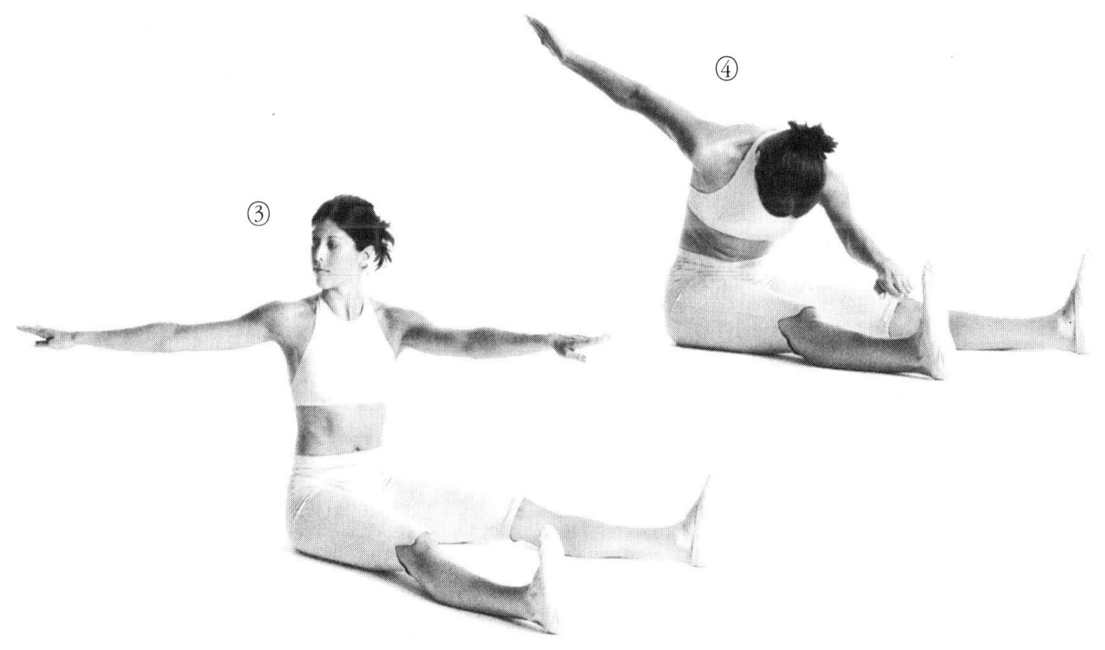

SWAN DIVE
15. 다이빙하기(고급자용)

1. 배를 깔고 엎드려 손바닥으로 어깨 바로 밑 매트를 누르고, 두 다리를 함께 타이트하게 조인 상태에서 발끝으로 매트를 누른다.

2. 숨을 들이마시면서 배꼽이 척추뼈에 가깝도록 배를 움푹하게 넣고 팔을 곧게 펴기 시작한다. 가슴은 들고 목은 길게 편 상태를 유지해야 하며, 머리는 뒤로 젖히지 말아야 한다.

3. 숨을 내쉬면서 팔꿈치를 굽힌다. 이때 등허리를 지지하기 위해 엉덩이와 함께 샅을 타이트하게 조인다.

4. 등 근육을 따뜻하게 하기 위해 동작에 앞서 위의 순서대로 2~3회 반복한다.
   (노트 : 당신의 운동수준이 중급일 경우, 이 동작은 건너뛰고 '중급자용, 한쪽 다리로 발차기' 동작을 하시오)

5. 2번에서 가슴을 든 상태에서 두 팔을 앞으로 재빨리 쭉 펴면서 숨을 들이마신다. 그리고 몸을 가슴뼈로 지탱하면서 앞으로 몸을 흔들어 상체가 매트에 닿도록 한다. 이때 팔은 앞으로 쭉 뻗고, 다리는 뒤로 쭉 뻗어 든다. 비치볼을 잡기 위해 다이빙한다고 상상하라.

6. 숨을 내쉬고 위와 같은 세기로 뒤로 흔들어 가슴을 들어올린다. 비치볼을 머리 위쪽으로 높이 던진다고 상상하라. 몸을 흔들어 움직이는 동안 팔과 다리는 곧게 편 상태를 유지해야 한다.

7. 앞뒤로 흔들기를 반복한다. 앞으로 올 땐 숨을 들이마시고 뒤로 갈 땐 내쉰다.

8. 흔들기는 최대 5회로 한다. 그리고 나서 등허리의 근육을 풀어주기 위해 이마를 매트에 대고 발뒤꿈치 위에 앉는다. 숨을 2회 쉬면서 이 자세를 취하고, 다음 동작을 위해 팔꿈치로 상체를 지지한다.

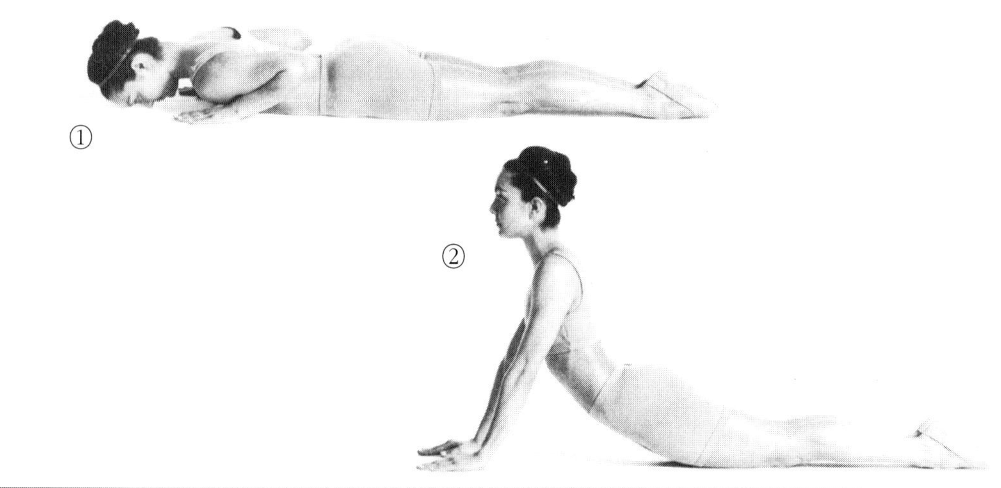

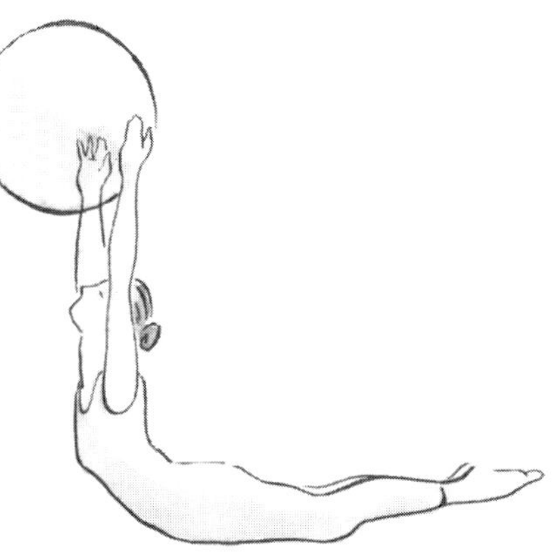

> 다이빙하기는 등, 목 그리고 어깨의 모든 근육을
> 이완시키는 동시에 강화시키는 동작이다.

포커스 & 키포인트

등의 상태가 좋지 않으면 이 동작은 건너뛰시오. 일단 운동순서 4번까지 하고, 하나씩 늘려가면서 이 동작을 완성하시오.

- 몸을 앞뒤로 흔들 때, 두 다리는 서로 붙이고, 팔은 곧게 펴야 한다. 이때 몸이 휘어지지 않도록 단단하게 유지하라.
- 호흡과 힘이 이 동작의 키포인트이다. 시종일관 운동량의 흐름을 일정하게 유지하고 호흡에 집중하라.
- 척추를 따라 존재하는 민감한 근육들을 보호하려면 파워 하우스의 근육을 이용해야 한다. 이 근육들은 상하기 쉬운데다가 일단 통증이 시작되면 견디기 힘들다. 당신의 몸 상태에 주의를 기울이고, 아프면 당장 그만둬라.
- 발꿈치는 동작을 마칠 때까지 모으고 있어야 한다. 모으고 있기가 어려우면 조금 떨어뜨려도 좋지만, 엉덩이 근육은 절대 풀지 말고 긴장을 유지해라.
- 머리를 앞이나 뒤로 젖히지 마라. 가슴을 들고 뒷목을 길게 뻗어 머리의 무게를 지탱하라.

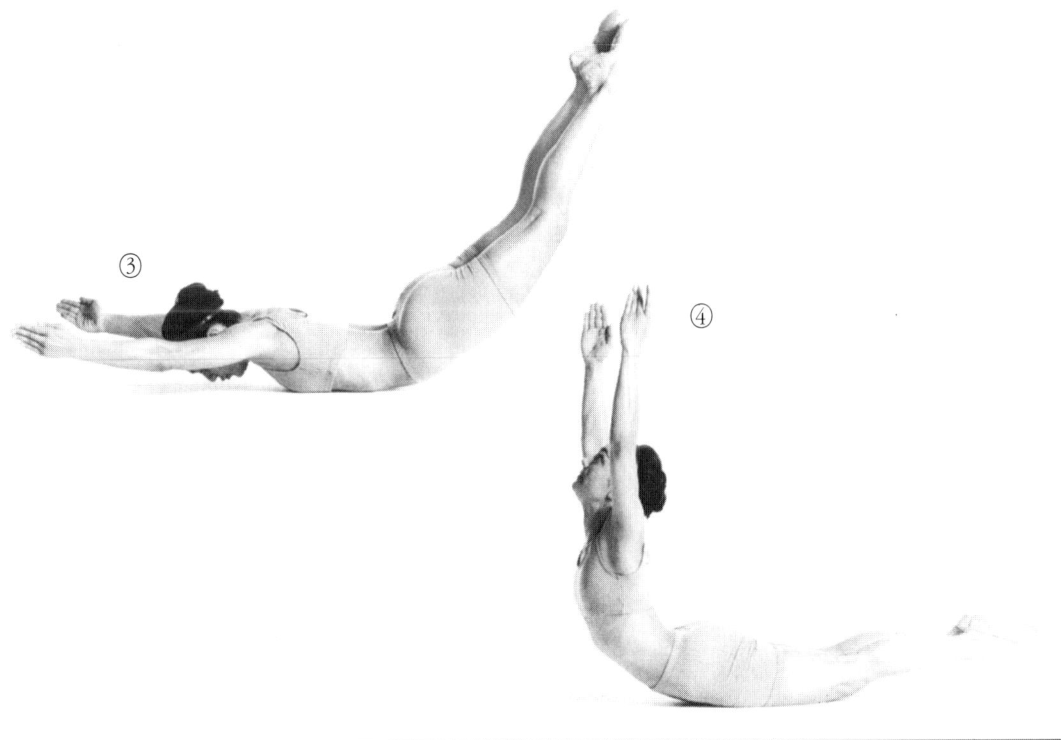

③

④

SINGLE LEG KICKS
16. 한쪽 다리로 발차기(중급자용)

1. 매트에 엎드려 팔꿈치로 몸을 지지한다. 배꼽이 척추뼈에 가깝도록 배를 움푹하게 넣은 상태를 유지하고 치골로 바닥을 단단히 누른다.

2. 등허리를 지지하기 위해 엉덩이와 함께 샅 부위를 타이트하게 조인다. 팔꿈치는 어깨 바로 아래에 위치시키고, 가슴을 들어 몸이 기울어지지 않도록 한다.

3. 손은 주먹을 쥘 수도 있고 손바닥을 매트에 올려놓아도 좋다. 두 팔은 나란히 내려놓고 팔꿈치로 매트를 눌러서 상체를 들어올린다고 생각하라.

4. 복부에 밧줄이 매여져 몸이 공중에 떠있어, 균형을 잡기 위해 팔꿈치와 골반으로 바닥을 디뎌야 한다고 상상하라.

5. 척추를 곧게 늘인 상태에서 왼쪽 엉덩이를 왼쪽 발꿈치로 2회 차고, 다리를 바꿔 오른쪽 엉덩이를 오른쪽 발꿈치로 2회 찬다. 차지 않는 다리는 곧게 펴주며, 차는 다리는 2회 차는 동안 매트에 닿지 않도록 한다.

6. 동작을 하는 동안 팔꿈치로 상체를 지탱해 복부가 항상 들려 있어야 한다.

7. 5세트를 마치고 나서, 등허리의 근육을 풀어주기 위해 발뒤꿈치 위에 앉는다. 다음 동작을 위해 매트에 엎드려 얼굴 한쪽을 대고, 손은 깍지를 껴서 등 위에 올려놓는다.

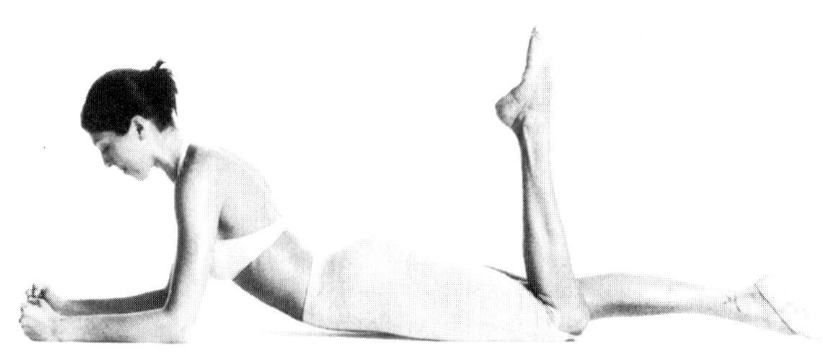

이 동작은 허벅지, 무릎, 복부의 근육을 이완시키며 오금, 이두근 그리고 삼두근에 효과가 있다.

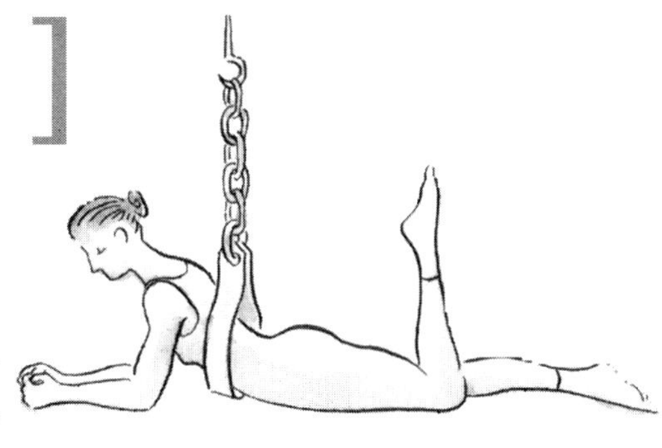

포커스 & 키포인트

무릎 상태가 좋지 않다면, 이 동작을 건너뛰거나 발꿈치를 엉덩이에 천천히 갖다 대는 것으로 대신하라. 그래도 통증이 느껴지면 당장 그만둬라.

- 발뒤꿈치로 엉덩이를 찰 때 상체는 움직임 없이 들어올려져 있어야 한다.
- 발뒤꿈치로 엉덩이를 차는 동안 상체를 들어올린 상태를 계속 유지해야 한다. 이 자세는 팔꿈치와 치골로 가슴을 들어올렸을 때 가능하다.
- 동작을 하는 동안 목을 길게 빼고, 정수리를 뻗어 머리 무게를 지탱하라.
- 발뒤꿈치로 엉덩이를 찰 때 오금과 엉덩이 근육을 사용할 수 있도록 두 허벅지 위쪽과 두 무릎을 서로 타이트하게 붙인 상태를 유지하라.
- 어깨나 등허리를 내리지 마라.
- 등허리가 아프면 동작을 멈춘다. 그리고 발뒤꿈치에 앉아 등 근육을 풀어준다.

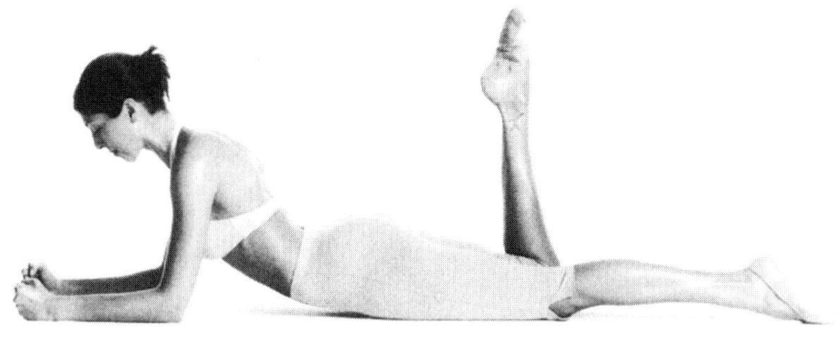

DOUBLE LEG KICKS
17. 두 다리로 발차기(중급자용)

1. 얼굴 한쪽을 매트에 대고 엎드린다. 두 손은 등뒤에 놓고 깍지를 껴서 불편하지 않은 한도 내에서 최대한 높은 위치에 놓되, 어깨와 팔꿈치 앞쪽이 매트에 닿아야 한다.

2. 엉덩이와 함께 샅 부위를 조인다. 숨을 들이마시면서, 마치 물고기 꼬리가 헤엄치는 것처럼 두 발뒤꿈치로 엉덩이를 3회 찬다.

3. 다리를 바닥으로 다시 내릴 때, 숨을 내쉬면서 다리를 따라 두 팔을 쭉 뻗는다. 이와 동시에 상체를 뒤로 든다. 이때 어깨를 꽉 조이면서 깍지 낀 손을 뒤로 쭉 뻗으며, 두 다리와 발끝은 매트를 누르고 있어야 한다.

4. 상체를 바닥에 내려놓으면서 숨을 내쉰다. 이때 전과 반대쪽으로 얼굴을 놓고, 손과 발꿈치는 처음 자세로 돌아간다.

5. 두 손과 두 발이 끈으로 연결되어 함께 잡아당겨진다고 상상하라.

6. 3세트를 끝낸 후, 등허리의 근육을 풀어주기 위해 발뒤꿈치 위에 앉는다. 다음 동작을 위해 몸을 뒤집어 눕는다. 두 손은 깍지를 껴 머리 뒤에 놓고 다리는 곧게 편다.

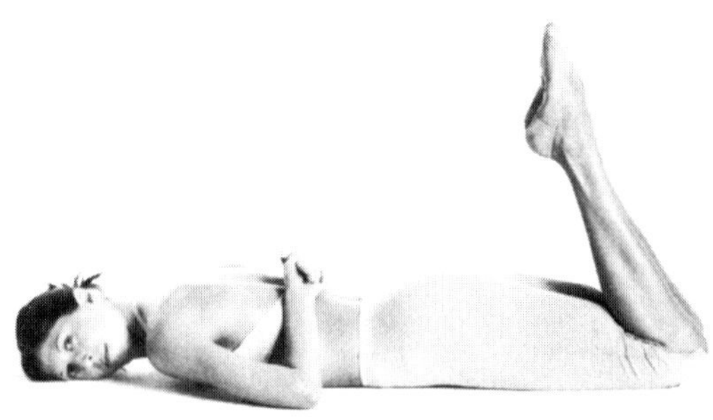

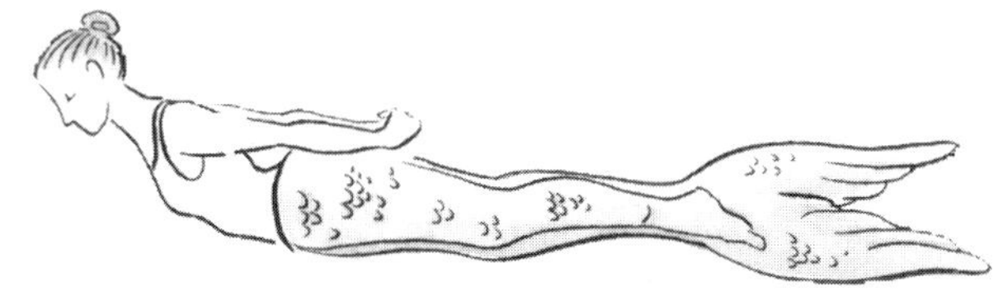

포커스 & 키포인트

등이나 어깨의 상태가 좋지 않으면 이 동작은 건너뛰도록 한다.

- 발을 차는 동안 뒤꿈치가 엉덩이에 닿게 하라. 두 손은 등뒤에 올리고 팔꿈치로 매트를 누른다. 다리는 모으고, 발은 곧게 쭉 편 상태를 유지하라.
- 깍지 낀 손이 엉덩이 아래까지 내려갈 수 있도록 쭉 뻗어 본다.
- 동작을 하는 동안 엉덩이와 허벅지 근육이 꽉 조여질 수 있도록 발끝으로 바닥을 누른다.
- 등허리를 지지하기 위해 동작을 하는 동안 배꼽이 척추뼈에 가깝도록 배를 움푹하게 넣은 상태를 유지하라!
- 등에 통증이 느껴진다면, 당장 멈추어라! 그리고 발뒤꿈치에 앉아 팔을 앞으로 뻗어 등허리를 풀어 주어라.
- 머리를 어깨쪽으로 떨구지 마라. 목 뒷부분을 이완시키고, 정수리를 위로 뻗으며 가슴을 들어올린 상태를 유지하라.
- 엉덩이를 발뒤꿈치로 찰 때 엉덩이가 들리지 않도록 주의하라.

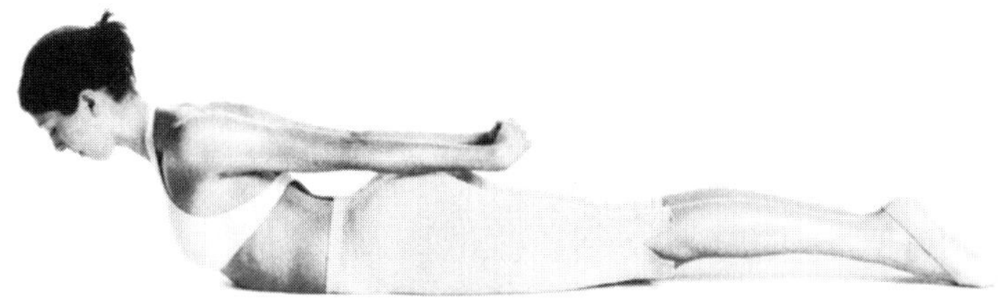

NECK PULL
18. 척추 이완시키기(중급자용)

1. 매트에 누워 두 손을 겹쳐(깍지를 껴서는 안 된다) 뒤통수에 댄다.

2. 다리를 곧게 편 상태에서 엉덩이 넓이만큼 벌린다. 발은 몸통쪽으로 구부려 발뒤꿈치가 매트에 닿도록 한다. 등은 평평한 상태를, 배는 배꼽이 척추뼈에 가깝도록 움푹하게 넣은 상태를 유지한다.

3. 숨을 들이마시고 상체를 일으켜 앞으로 뻗기 시작한다. 이때 엉덩이를 타이트하게 조이고 다음 순서대로 따라 하라. ① 턱을 가슴쪽으로 올린다. ② 가슴을 갈비뼈 위로 올린다. ③ 갈비뼈를 배 위로 올린다. ④ 배를 엉덩이 위로 올린다. 다리가 매트에 고정되어 있다고 상상하면서 하라.

4. 인사를 하듯, 등을 허벅지 위로 구부리며 숨을 내쉰다. 팔꿈치는 되도록 넓게 벌리고, 두 다리는 매트에 완전히 고정되어 있어야 한다.

5. 숨을 들이마시고 뒤에 벽이 있는 것처럼 상체를 천천히 일으켜 세워 꼿꼿이 앉는다. 몸을 벽에 기대는 것이 아니라 들어올리는 것임을 기억하라.

6. 숨을 내쉬면서 꼬리뼈를 매트 밑으로 당겨 넣고, 척추뼈를 하나씩 떼어놓듯이 천천히 등을 바닥에 내려놓는다. 척추뼈가 하나씩 바닥에 펴지는 것을 느껴보라. 각 뼈 사이에 공간을 두는 듯한 느낌을 말이다.

7. 5회 반복한다. 무릎을 가슴쪽으로 구부리고 누워 다음 동작을 준비한다.

노트 : 당신의 운동능력이 고급단계가 아니거나 등이 아플 것 같은 조짐이 보일 때에는 다음에 소개될 다섯 가지 동작은 건너뛰는 것이 좋으며, '24. 사이드 킥 시리즈'로 넘어간다.

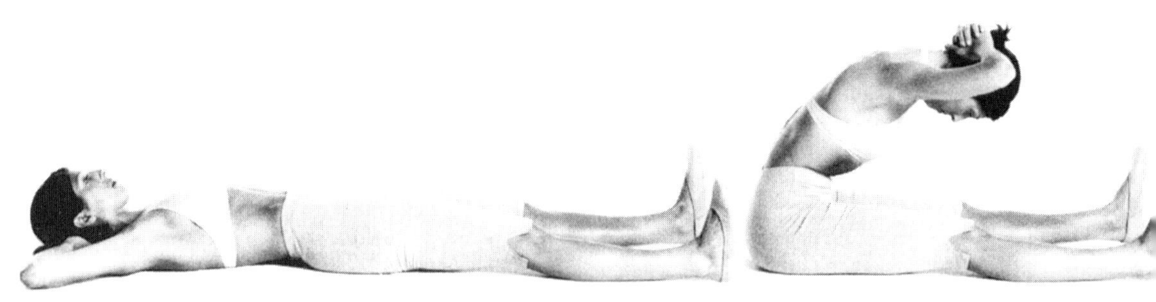

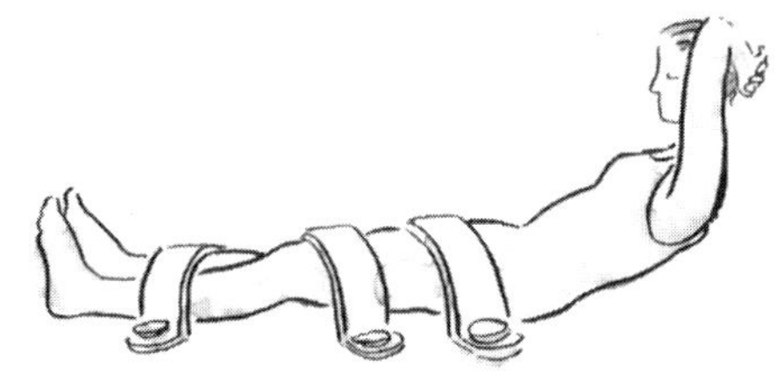

> 이 동작은 파워 하우스를 강화시키고 오금을
> 이완시키는 운동으로, 무엇보다 척추를 교정시켜
> 올바른 자세를 갖도록 해준다.

포커스 & 키포인트

- 두 다리가 이리저리 움직이지 못하도록 매트에 완전히 고정시켜라.

- 이 동작은 하체를 계속 매트에 고정시켜야 한다. 두 발은 도저히 운반할 수 없는 두 개의 납덩어리이고, 두 다리는 그것들을 고정시키는 막대기라고 상상하라.

- 동작을 하는 동안 두 팔꿈치를 최대한 몸 바깥쪽으로 쫙 펴라.

- 복부 깊은 곳에서부터 운동을 시작하고, 동작을 하는 동안 파워 하우스를 사용하라.

- 상체를 뒤로 내리는 동안 뱀이 허물을 벗듯 척추뼈를 하나씩 바닥에 누른다.

- 목 뒷근육이 상할 수도 있으므로 상체를 일으킬 때 너무 격하게 해서는 안 된다.

- 다리를 곧게 편 상태에서 상체를 일으킬 수 없으면, 무릎을 약간 구부리고 허벅지 아래를 손으로 잡아 실시한다. 상체를 일으켰으면 겹친 두 손을 다시 머리 뒤에 놓고 다리를 곧게 편 상태에서 상체를 앞으로 서서히 굽힌다. 그리고 등이 꼿꼿이 세워 앉은 자세가 될 때까지 상체를 다시 일으킨다. 그 다음, 무릎을 구부리고 손으로 허벅지 아래를 잡고 척추의 뼈마디 하나하나를 매트에 누르면서 상체를 뒤로 젖힌다.

- 운동능력이 향상되면, 상체를 더욱 견고하게 유지하면서 뒤로 젖힌다. 이때에도 척추뼈를 하나씩 바닥에 닿도록 한다.

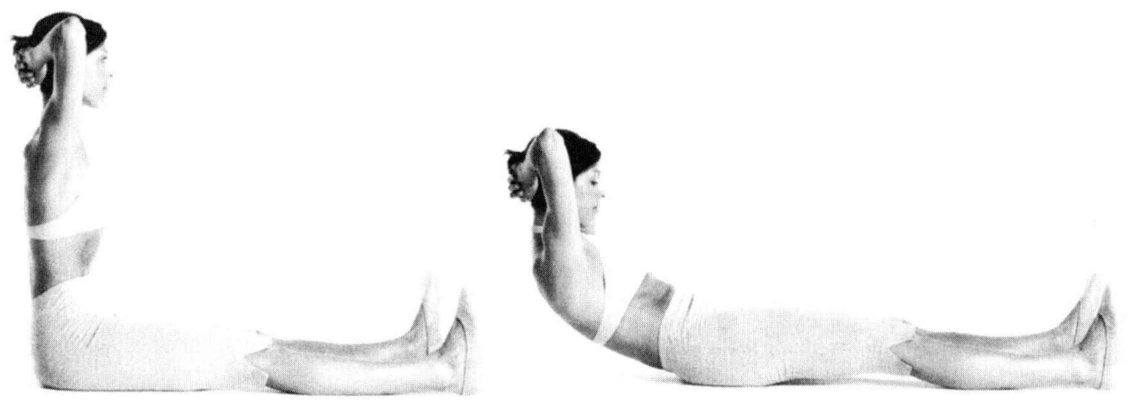

THE SCISSORS
19. 두 다리 교차하기(최고급자용)

1. 매트에 누워 다리와 발을 곧게 편다.
2. 곧게 편 두 다리를 매트와 직각이 되도록 들어올린다. 그리고 엉덩이와 다리를 함께 들어올린 상태를 유지한다.
3. 이 자세를 안정적으로 유지하기 위해, 엉덩이 바로 윗부분을 두 손으로 받친다.
4. 자세를 안정적으로 고정시키기 위해 배꼽이 척추뼈에 가깝도록 배를 움푹하게 넣은 상태를 유지하고, 엉덩이를 타이트하게 조인다.
5. 숨을 들이마시면서 눈 깜짝할 사이에 한쪽 다리는 매트쪽으로, 다른쪽 다리는 머리쪽으로 재빨리 내린다.
6. 몸통이 비틀거리지 않도록 다리를 움직일 때 가볍게 흔들도록 한다.
7. 마치 가위질을 하듯 두 다리를 교차시키면서 흔든다. 반대쪽 다리가 머리쪽을 지날 때 숨을 내쉰다.
8. 3세트를 마치고, 다리를 든 자세를 유지하면서 다음 동작을 준비한다.

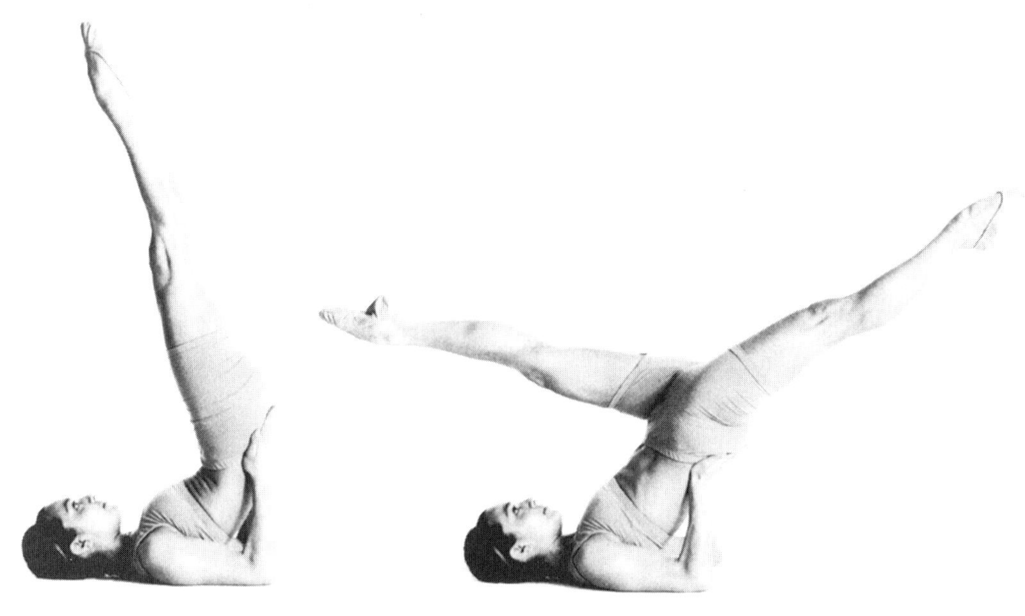

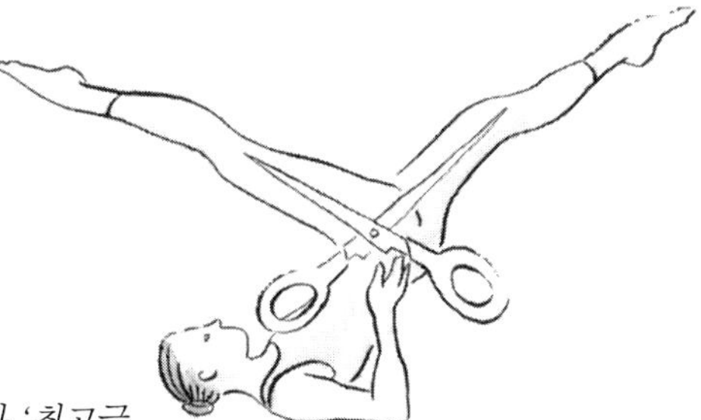

이 동작은 파워 하우스를 강화시키고 척추의 유연성을 높여주며, 오금과 엉덩이 근육을 이완시키는 운동이다.

포커스 & 키포인트

목, 어깨나 손목이 좋지 않다면, '최고급자용, 두 다리 교차하기'와 '최고급 자용, 누워서 자전거 타기' 동작은 건너뛰는 것이 좋다.

- 두 다리를 교차하는 동안 엉덩이를 안정한 상태로 유지하면서 조절해야 한다.
- 동작을 하는 동안 엉덩이는 계속 들어올린 상태를 유지해야 한다.
- 다리를 움직일 때 엉덩이와 복부를 이용하여 힘을 실어 주어라.
- 운동효과를 증대시키기 위해, 두 다리를 최대한 넓게 벌린다.
- 목이나 어깨쪽으로 몸이 쏠리지 않도록 머리쪽에 있는 다리에 집중하라.
- 호흡하라!
- 체중이 목이나 손에 쏠리지 않도록 주의하라.
- 동작을 하는 동안 무릎을 구부리지 마라. 다리는 곧게 펴고 가능한 한 넓게 벌린다.

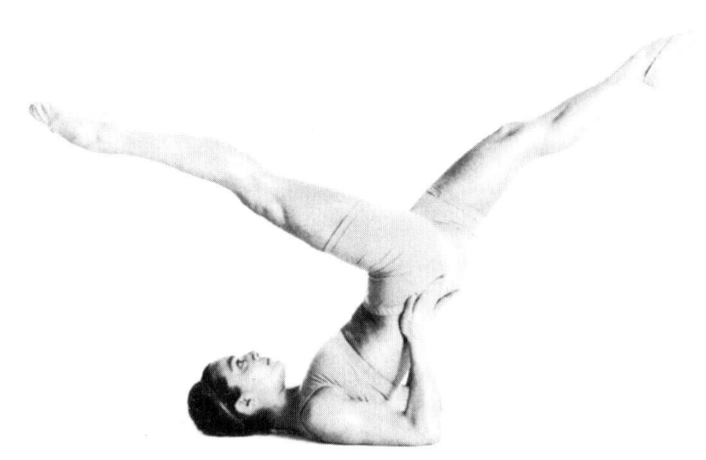

THE BICYCLE

20. 누워서 자전거 타기(최고급자용)

1. '두 다리 교차하기' 동작 처음 자세를 그대로 유지한 상태에서 엉덩이를 안정감 있게 고정시키기 위해 손을 고쳐 잡는다.

2. 왼쪽 다리는 머리쪽으로, 오른쪽 다리는 매트쪽으로 곧게 뻗어내린다.

3. 오른쪽 무릎을 굽히고 발뒤꿈치는 아래로 내린다.

4. 오른쪽 무릎을 펴 가슴쪽으로 들어올리고, 왼쪽 다리는 매트쪽으로 곧게 뻗어내린다.

5. 왼쪽 다리도 위의 순서를 따른다. 두 다리를 한 세트로 3회 실시한다. 커다란 자전거의 페달을 밟아 돌리고 있다고 상상하라.

6. 앞으로 3세트를 한 후, 거꾸로 페달을 밟는 동작을 3세트를 실시한다.

7. 등을 굴리듯 매트에 내려놓는다. 발바닥을 매트에 평평하게 놓고 다음 동작을 준비한다.

노트 : '어깨를 이용한 허벅지운동' 동작으로 전환하기 위해 손으로 등을 지지한 채 발바닥을 천천히 매트에 내려놓는다. 손가락이 몸 바깥으로 나오도록 돌려 엉덩이뼈 아랫부분을 잡아, 지지 자세를 바꿔 준다.

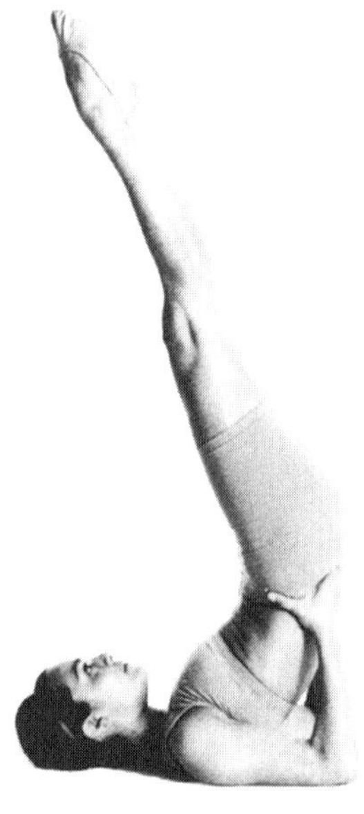

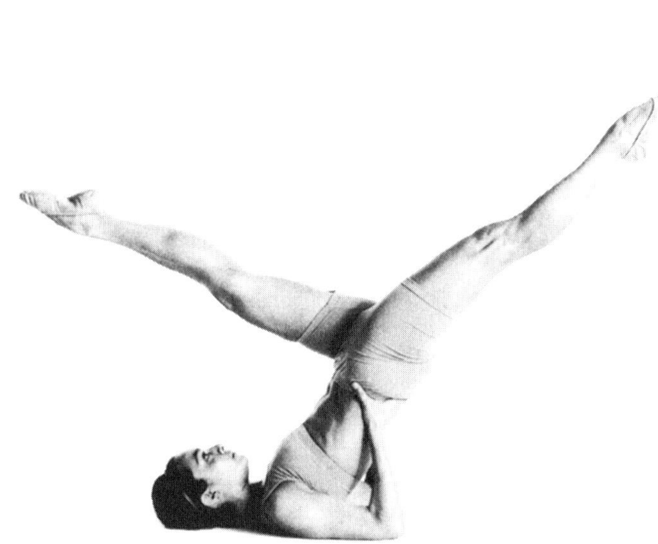

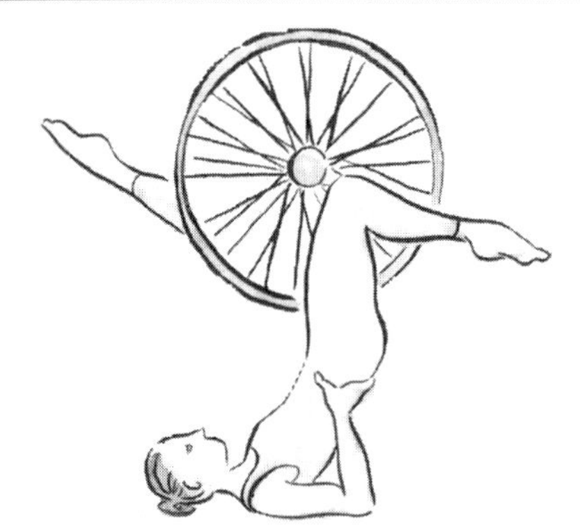

> 이 동작은 다리 뒤쪽의 근육을 이용하여
> 엉덩이와 허벅지를 이완시키는 운동이다.

포커스 & 키포인트

등, 목, 손목이나 어깨 상태가 좋지 않으면 이 동작은 건너뛰시오.

- 동작을 하는 동안 들어올린 엉덩이의 자세를 단단하게 유지하라.
- 각 다리를 앞으로 내밀고 페달 밟을 때 발끝이 바닥에 닿도록 노력해야 한다.
- 동작을 하는 동안 배꼽이 척추뼈에 가깝도록 배를 움푹하게 넣은 상태를 유지하라!
- 접착제로 두 손을 몸에 단단히 붙였다고 상상하면서 하라.
- 파워 하우스를 이용하여 동작을 조절하라.
- 손목쪽으로 몸이 쏠려서는 안 된다.
- 등을 아치형으로 구부려서는 안 된다.

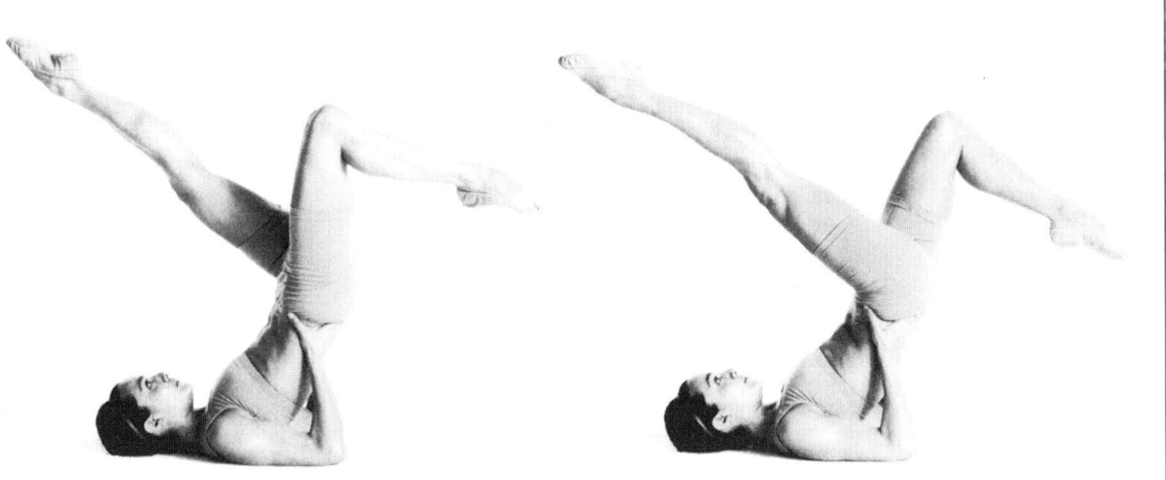

SHOULDER BRIDGE
21. 어깨를 이용한 허벅지운동(최고급자용)

1. 만약 당신이 앞의 '누워서 자전거 타기'처럼 수준 높은 동작을 하기 어렵다면, 매트에 누워 무릎을 굽히고 엉덩이 넓이만큼 다리를 벌린다. 발바닥은 매트에 붙인다.

2. 힘을 주어 타이트하게 조인 엉덩이를 두 손으로 받칠 수 있는 높이까지 들어올린다. 마치 공중으로 떠오르는 것처럼 엉덩이를 들어올려라. 팔꿈치를 세워 팔을 직각으로 하여 엉덩이를 받친다. 손가락 은 바깥쪽으로 향한다.

3. 배꼽이 척추뼈에 가깝도록 배를 움푹하게 넣고, 파워 하우스의 근육을 단단하게 긴장시킨다.

4. 숨을 들이마시면서 한쪽 다리를 위로 쭉 뻗는데, 이때 차듯이 다리를 번쩍 들어올려야 한다.

5. 최고점에서 발목을 몸통쪽으로 굽히고 숨을 내쉰다. 다리를 내리는 도중에도 다리는 쭉 펴야 한다.

6. 3~5회 발차기를 한 다음, 처음 자세를 취한다.

7. 다른쪽 다리로 위의 순서대로 반복한다. 그리고 몸통을 받치고 있던 손을 치우고 등을 천천히 매트 로 내린다. 무릎을 가슴쪽으로 끌어당겨 등허리의 근육을 풀고 다리를 펴고 앉아 다음 동작을 준비 한다.

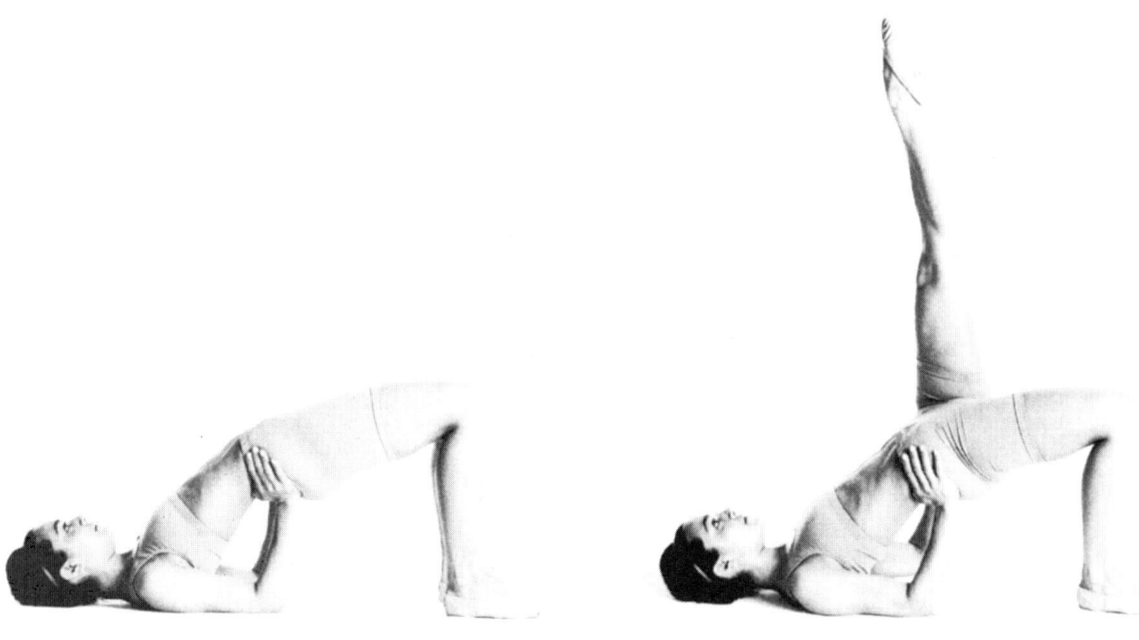

[
이 동작은 파워 하우스,
허벅지 그리고 다리 뒷부분에 효과가 있다.
]

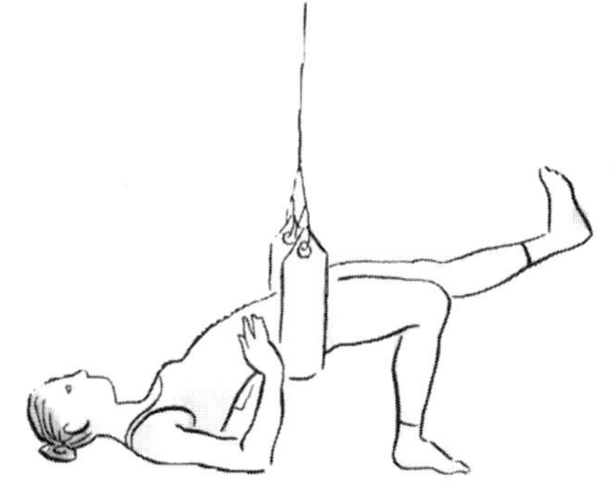

포커스 & 키포인트

*만약 등, 손목, 무릎 또는 팔꿈치의 상태가 좋지 않다면 이 동작은
건너뛰시오.*

- 발차기를 할 때 엉덩이는 완전히 들어야 하며 흔들려서는 안 된다.
- 동작을 하는 동안 배꼽이 척추뼈에 가깝도록 배를 움푹하게 넣은 상태를 유지하고, 엉덩이를 타이트하게 조여라.
- 당신이 할 수 있는 최고 높이까지 발차기를 한다. 이 때 등이 밑으로 내려가서는 안 된다.
- 들어올리거나 내리는 동작을 하는 다리는 휘어지거나 등쪽으로 젖혀지는 일 없이 곧게 펴 있어야 한다.
- 몸을 받치고 있는 다리로 균형을 유지하고 조절해야 하며, 엉덩이는 항상 공중에 들려 있어야 한다.
- 발차기 자세일 때에는 다리와 엉덩이가 일직선이 되도록 한다.
- 체중을 손이나 목에 싣지 마라.
- 다리를 내릴 때 떨어뜨리듯이 해서는 안 된다.
- 차올린 다리를 천천히 내리기 전, 발차기를 두 번 해도 좋다.

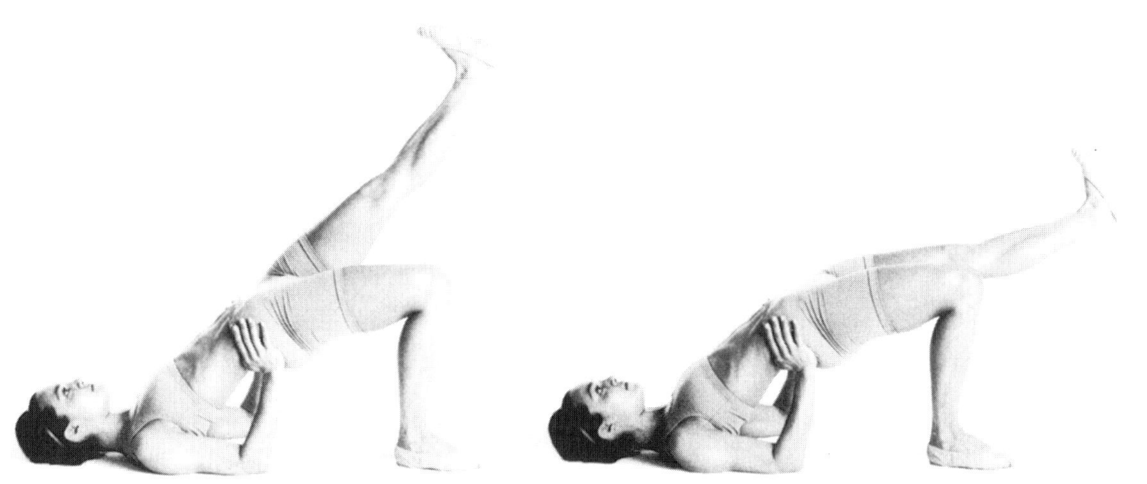

SPINE TWIST
22. 척추 비틀기(고급자용)

1. 허리를 곧게 세우고 앉아 두 팔을 옆으로 나란히 곧게 편다. 머리는 천장에 닿을 것처럼 위로 곧게 쭉 빼든다.

2. 필라테스 자세에서 두 다리를 앞으로 곧게 펴서 붙이고, 발목은 수직으로 꺾어 발끝을 몸통쪽으로 당긴다.

3. 마치 허리에 꼭 맞는 벨트를 한 것처럼 숨을 들이마시면서 배꼽이 척추뼈에 가깝도록 배를 움푹하게 넣는다.

4. 숨을 내쉬면서 몸통을 오른쪽으로 비튼다. 이때 몸통이 비틀어져 위로 살짝 올라간 왼쪽 엉덩이를 올린 상태를 유지하고 엉덩이와 함께 두 다리를 타이트하게 조인다. 마치 새가 나뭇가지에 중심을 잡고 매달리듯이 몸의 중심점이 엉덩이 전체에 걸리도록 하라!

5. 당신의 몸이 뿌리 부분을 기준으로 꼬이면서 자라는 덩굴이라고 상상하라.

6. 숨쉬는 횟수가 증가하면 할수록 그만큼 가슴도 들어올려 상체를 더 곧게 편다.

7. 숨을 깊게 들이마시면서 처음 자세로 돌아온다. 어깨는 아래로 내리고 팔은 밖으로 쭉 편다.

8. 물에 젖은 타월을 비틀어 짤 때처럼 당신의 몸을 비튼다고 상상하면서, 위의 순서대로 이번에는 몸통을 왼쪽으로 비튼다.

9. 3회 반복하고, 다음 동작을 위해 매트에 누워 팔을 몸통 옆에 놓는다.

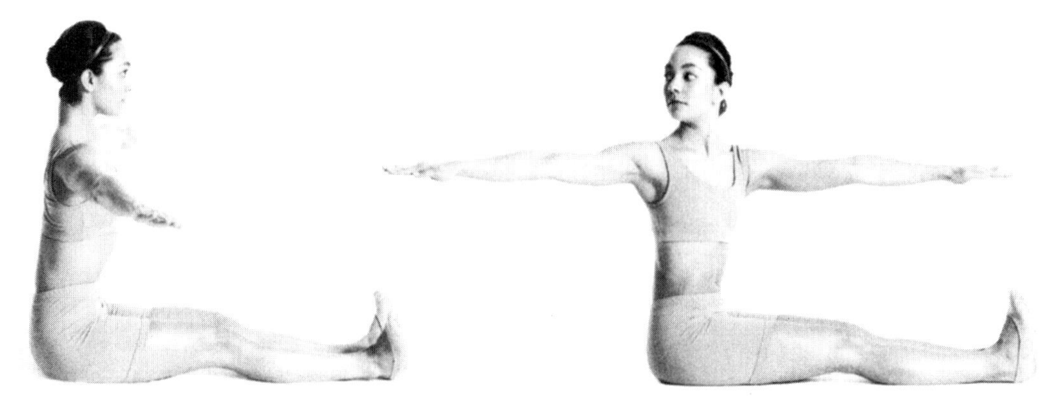

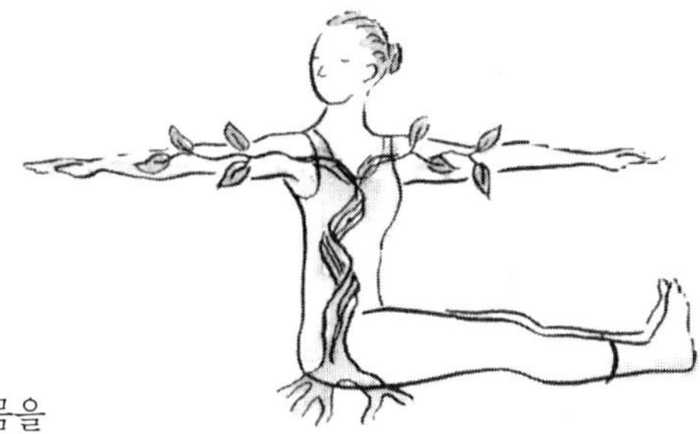

이 동작은 몸을 비틀어 폐 깊숙이 들어 있던 오염된
공기를 배출시키고, 등 근육을 이완시키는 운동이다.

포커스 & 키포인트

- 폐에 들어 있는 신선하지 않은 공기를 모두 짜내기 위해서는 몸을
비틀 때 엉덩이나 발뒤꿈치의 위치가 변하지 않아야 한다.
- 동작을 하는 동안 발목은 직각으로 하고 발끝은 몸통쪽으로 당겨야 하며, 다리는 곧게 뻗어야 한다.
- 호흡을 이용하여 몸통의 스트레칭을 증가시킨다. 이것은 몸통을 비틀 때 똑바로 앉아 있도록 해준다.
- 어깨가 아니라 허리를 비틀어야 한다. 손이 머리 뒤쪽에 위치하도록 힘껏 비틀고 이 동작을 반복한다. 동작을
하는 동안 가슴을 올려야 한다는 것을 명심하라.
- 동작을 하는 동안 엉덩이와 함께 살 부위를 타이트하게 조여라.
- 비틀어졌던 몸이 제자리에 돌아오게 되면, 신선한 공기가 폐를 다시 채우게 된다.
- 정수리를 위로 끌어올려 척추와 목을 곧게 펴라.
- 몸통을 비트는 동안 등을 굽히지 마라. 동작을 할 때에는 항상 허리와 가슴을 최대한 높이 들어올려라.
- 머리는 척추가 비틀려지는 정도에 따라 자연스럽게 움직이도록 하며, 억지로 돌려서는 안 된다.
- 왼쪽 · 오른쪽 양 방향으로 다 돌린 후, 잠시 시간을 가져 폐에서 공기가 나갈 수 있도록 한다. 아니면 동작 중
간에 숨을 내쉴 때 평소보다 조금 길게 내쉰다.

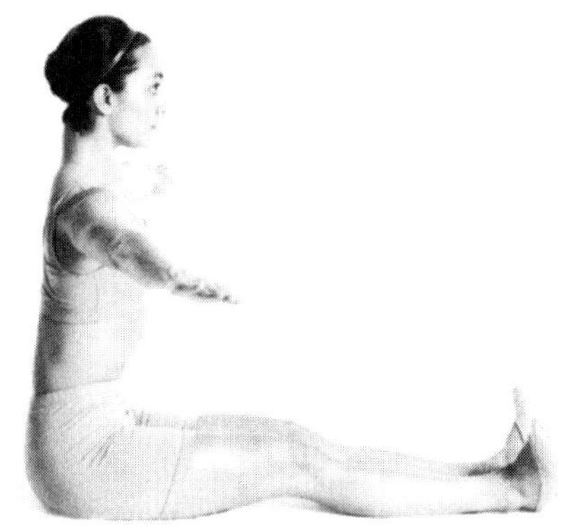

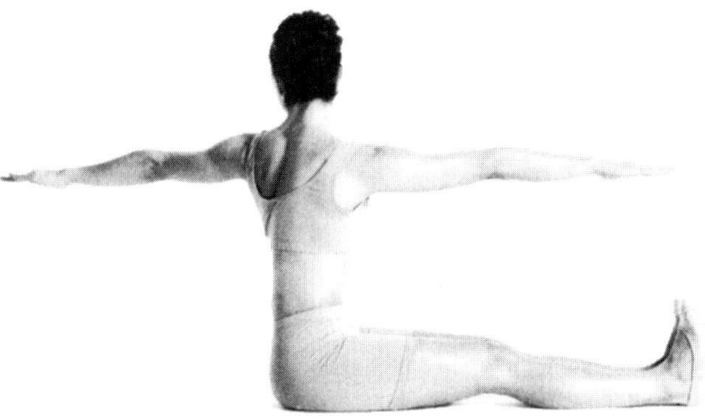

THE JACKKNIFE
23. 잭나이프 펴기(고급자용)

1. 매트에 누워 손바닥을 밑으로 하여 팔을 몸통 옆에 놓고 필라테스 자세를 취한다.

2. 숨을 들이마시고 배꼽이 척추뼈에 가깝도록 배를 움푹하게 넣는다.

3. 엉덩이와 함께 샅 부위를 타이트하게 조인 상태에서 재빨리 엉덩이와 파워 하우스를 힘껏 들어올려, 다리를 머리 바로 위까지 올린다. 어깨 견갑골이 매트와 맞닿으면 들어올리기를 멈추며, 이때 목을 돌려서는 안 된다.

4. 이 자세를 유지하기 위해 팔로 매트를 단단히 누른다. 마치 스위스 아미 나이프를 펴듯, 엉덩이를 타이트하게 조이면서 재빠르게 공중으로 들어올린다. 동시에 다리도 위로 곧게 들어올린다.

5. 체중을 어깨 견갑골에 싣고 들어올린 다리와 코가 일직선이 되도록 한다.

6. 숨을 내쉬면서 척추뼈를 하나씩 매트에 내려놓듯 서서히 내린다. 이때 다리와 엉덩이가 공중에 가능한 오래 떠있어야 한다.

7. 등허리가 매트에 완전히 닿았을 때, 다리를 머리쪽으로 들어올리고 위의 순서대로 반복한다. 다리를 번쩍 쳐들면서 엉덩이를 함께 들어올릴 때 숨을 들이마시고, 다리와 엉덩이를 내릴 때 숨을 내쉰다.

8. 3회 반복하고 무릎을 가슴쪽으로 끌어당긴다. 몸을 쭉 펴고 다음 동작을 위해 몸을 옆으로 세워 눕는다.

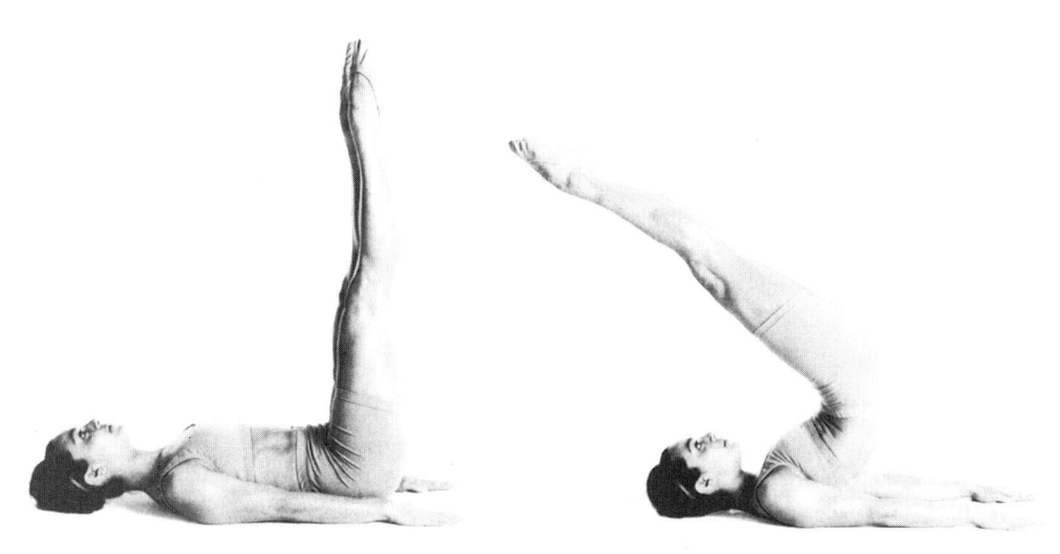

이 동작은 등, 목 그리고 어깨 근육을 스트레칭 하여
파워 하우스와 팔의 근력을 길러주는 운동이다.

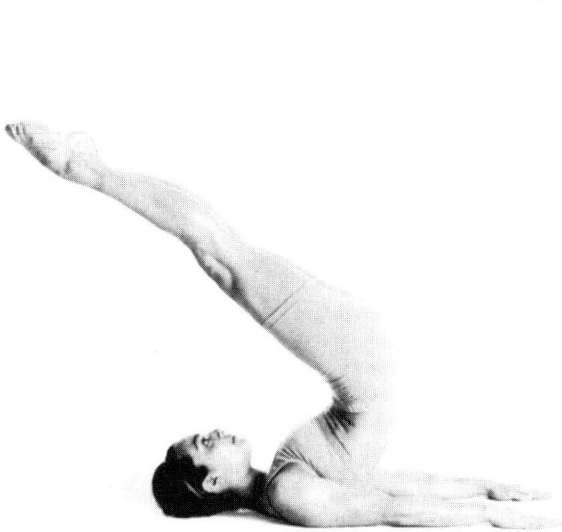

포커스 & 키포인트

목, 어깨 또는 등의 상태가 좋지 않다면 이 동작은 건너뛰시오.

- 몸통을 내릴 때 다리를 코 바로 위까지 내린 상태를 유지하면,
  파워 하우스 근육을 제대로 사용할 수 있다.
- 엉덩이를 들어올렸을 때 손바닥과 팔로 매트를 단단히 눌러 몸을 지탱해야 한다.
- 엉덩이와 다리를 내릴 때 손바닥으로 매트를 밀면, 몸통이 안정적으로 내려올 수 있을뿐더러 목과 어깨의 근
  육이 이완된다.
- 배꼽이 척추뼈에 가깝도록 배를 움푹하게 넣고, 매트 속으로 몸이 깊이 빠져들어 가는 것처럼 숨을 내쉬어라.
- 동작을 하는 동안 엉덩이를 십분 사용하고, 샅 부위에서 발뒤꿈치까지 붙인 상태에서 필라테스 자세를 취하라.
- 목을 돌리지 마라. 체중을 어깨 견갑골에 실어 균형을 잡는다.
- 두 다리가 따로 움직여서는 안 된다. 들어올린 등허리를 단단히 지지하기 위해 엉덩이와 함께 샅 부위를 타이
  트하게 조여라.
- 다리와 매트가 거의 직각으로 되도록 다리와 엉덩이를 공중으로 번쩍 들어올리기 전의 다리 위치가 꼭 머리
  위일 필요는 없다. 마치 물이 흐르듯 다리를 부드럽게 공중으로 들었다가 내려놓을 정도의 각도면 충분하다.

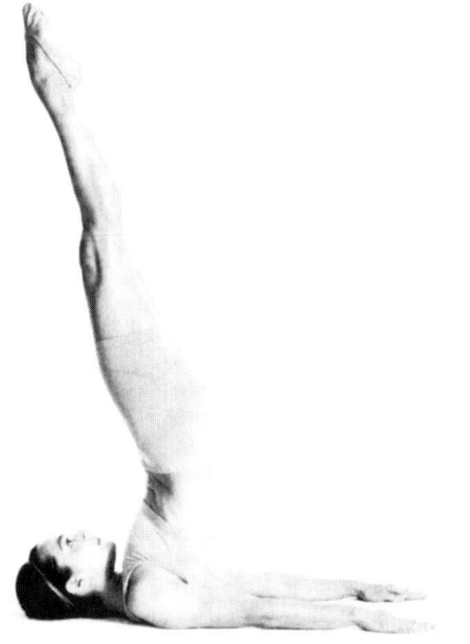

THE SIDE KICK SERIES
24. 사이드 킥 시리즈

1. 초급자용, 위/아래(Up/Down)

2. 초급자용, 작은 원 그리기(Small Circles)

3. 중급자용, 앞/뒤(Front/Back)

4. 중급자용, 옆으로 누워 다리 들어올리기(Side Passé)

5. 중급자용, 허벅지 안쪽 단련하기(Inner-Thigh Lifts)

6. 중급자용, 발목 부딪치기(Transition : Heel Beats)

7. 고급자용, 누워서 페달 밟기(Bicycle)

8. 고급자용, 종아리를 위한 큰 원 그리기(Grande Ronde de Jambe)

사이드 킥 시리즈 동작들의 기본 자세는 '허벅지 안쪽 단련하기' 동작을 제외하고는 동일하며, 운동수준에 따라 오른쪽 그림의 두 자세 중 하나를 택해 취한다.

1. 그림과 같이 팔꿈치, 어깨, 옆구리, 엉덩이 옆부분이 매트와 맞닿도록 옆으로 눕는다.

2. 두 다리는 몸통보다 45° 정도 앞에 위치시킨다. 초급자인 경우 안정감을 느끼고 유지할 수 있는 각도를 취한다. 어깨와 어깨가 겹쳐지고 엉덩이와 엉덩이가 겹쳐진다고 생각하라.

3. 몸통 앞으로 내민 손바닥으로 매트를 눌러 체중을 지지한다. 사이드 킥 시리즈를 하는 동안에는 어깨에 뜨거운 커피잔이 올려 있어 그것이 떨어지지 않도록 균형을 잡아야 한다고 상상하면서 하라. 만약 중급자 이상용 자세를 취하고 있다면 팔꿈치로 천장을 찌른다는 느낌을 가지고 하라.

4. 어깨와 정수리를 최대한 멀리 떨어뜨려 목 뒷근육을 이완시킨다.

5. 엉덩이와 허벅지를 마치 턴아웃(발레리나가 발레를 할 때 두 발꿈치를 등맞춤한 자세 : 여기에서는 엉덩이와 허벅지를 약간 등맞춤하라는 뜻)하듯 모으고, 발은 필라테스 자세로 유지한다. 이 자세는 허벅지 근육의 긴장을 풀어 주고, 엉덩이를 좀더 효과적으로 움직일 수 있도록 한다.

6. 발은 곧게 뻗은 상태에서 엉덩이와 일직선이 되도록 한다. 운동을 좀더 다양하게 하려면 발을 앞으로 굽히거나 다리와 일직선이 되도록 쭉 펴서 동작을 한다. 동작은 항상 엉덩이와 파워 하우스에서부터 시작하고, 종아리에 너무 많은 비중을 두지 않도록 한다.

포커스 & 키포인트

- 사이드 킥 시리즈의 목적은 움직이는 범위를 '점진적으로' 늘리는 데 있다. 그러므로 갑자기 한꺼번에 많이 움직이려고 하지 말라. 만약 발차기를 갑자기 크게 한다면, 그것이 지향하고 있는 효율과 완전성을 감소시킬 뿐 아니라, 오히려 역효과를 내게 된다.
- 사이드 킥 시리즈의 키포인트는 동작을 하는 동안 상체의 위치와 자세를 고정시켜 그대로 유지하는 것이다.
- 파워 하우스를 이용하여 몸통을 안정시켜라.
- 초급자의 경우 몸통 앞으로 내민 손으로 매트를 눌러 균형을 유지하도록 한다.
- 체중은 엉덩이 아랫부분에 두어, 동작을 할 때 엉덩이가 앞뒤로 흔들리지 않도록 한다.
- 동작을 하는 도중에 엉덩이가 갑자기 움직여졌다면, 다리 위치를 재조정하고 엉덩이에 힘을 주어 다시 단단하게 조인다.
- 사이드 킥 시리즈를 할 때 어깨가 쳐져서는 안 되며, 도중에 목이 피곤하거나 아프면 잠시 머리를 팔 위에 내려놓아라. 척추가 일직선을 유지하도록 팔과 목 사이에 둥글게 만 타월이나 작은 베개를 넣어도 좋다.

초급자용

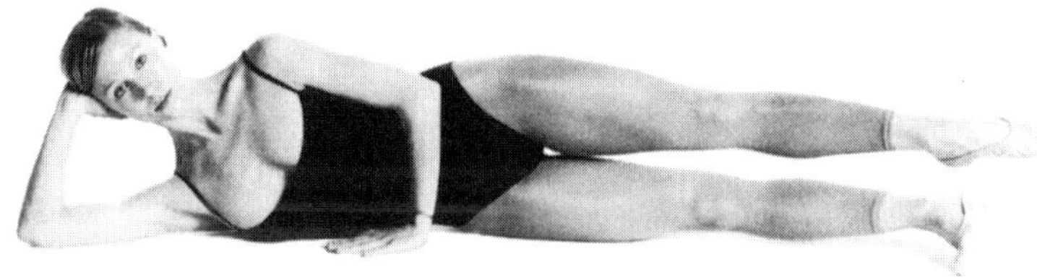

중급자 이상용

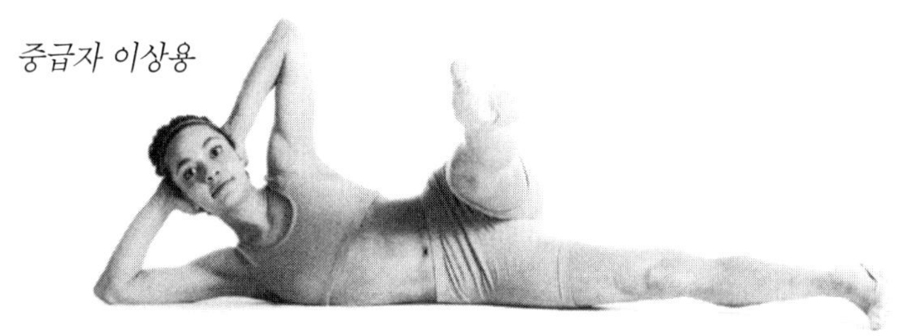

UP/DOWN
① 초급자용, 위/아래

1. 당신의 운동능력에 맞는 사이드 킥 자세를 취한다. 그리고 허벅지가 서로 닿지 않도록 위쪽 다리를 살짝 든다.
2. 숨을 들이마시면서 위쪽 다리를 곧게 뻗은 채로 천장을 향해 들어올린다.
3. 숨을 내쉬면서 중력에 저항하듯 다리를 천천히 내린다. 동작을 하는 동안 엉덩이부터 다리까지 곧게 편 상태를 유지한다.
4. 발목이 머리 위에 있는 스프링에 묶여 있다고 상상하고 파워 하우스를 사용하여 움직임을 조절하라.
5. 5세트를 완벽하게 끝낸 다음, 두 발뒤꿈치를 풀어주면서 다음 동작을 준비한다.

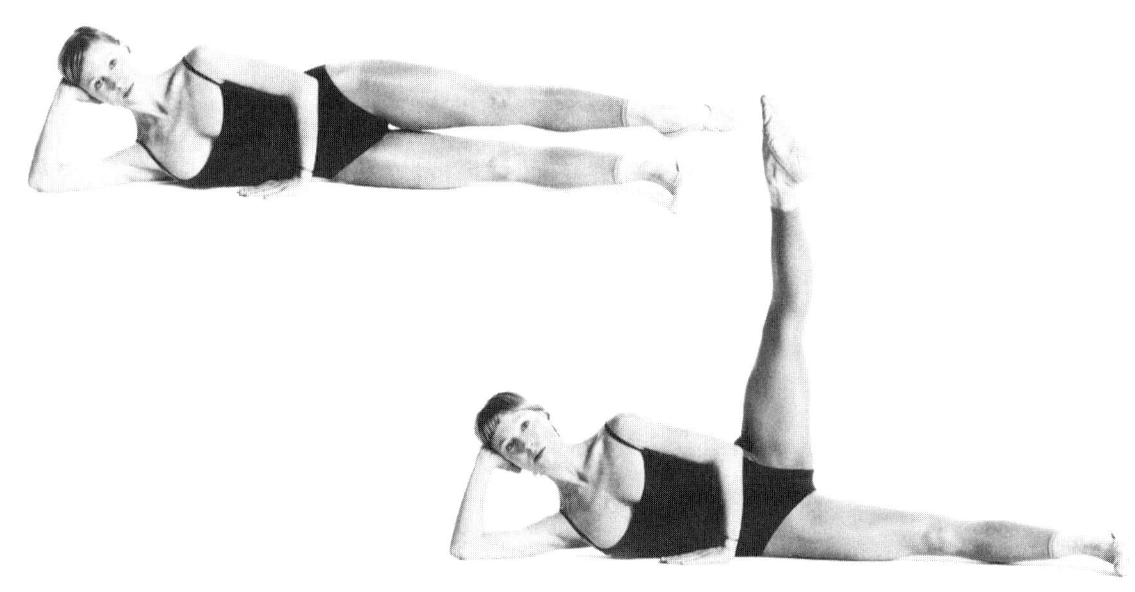

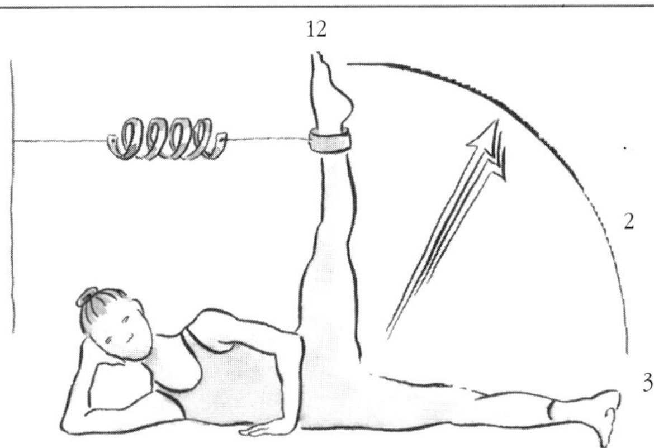

> 이 동작은 엉덩이와 허벅지 바깥쪽을
> 이용하여 허벅지 안쪽 근육을
> 이완시키는 운동이다.

포커스 & 키포인트

- 동작을 하는 동안 몸통을 곧게 펴고 들어올린 자세를 취하라.
- 다리가 자꾸 몸 안쪽으로 말릴 것이다. 이것을 방지하기 위해 엉덩이와 허벅지로 가볍게 턴 아웃(발레 동작 중 두 발꿈치를 등맞춤한 자세로, 엉덩이와 허벅지를 등맞춤하라는 뜻) 자세를 취하라.
- 다리를 곧게 편 상태를 유지할 수 있는 최대 높이까지 위로 올려라.
- 마치 몸통에서 다리를 떼어낼 듯 엉덩이에서부터 발가락 끝까지 길게 쭉 뻗은 상태를 유지하면서 다리를 내려라.
- 발가락 끝으로 발밑의 벽에 있는 동전을 올리고 내린다고 상상을 하면서 하라.
- 정수리와 엉덩이의 간격을 되도록 멀리 떨어뜨려 놓으면, 상체를 옆으로 세운 자세를 유지하는 데 도움이 된다.
- 다리를 들어올릴 때 허리와 어깨가 매트쪽으로 가라앉아서는 안 된다.

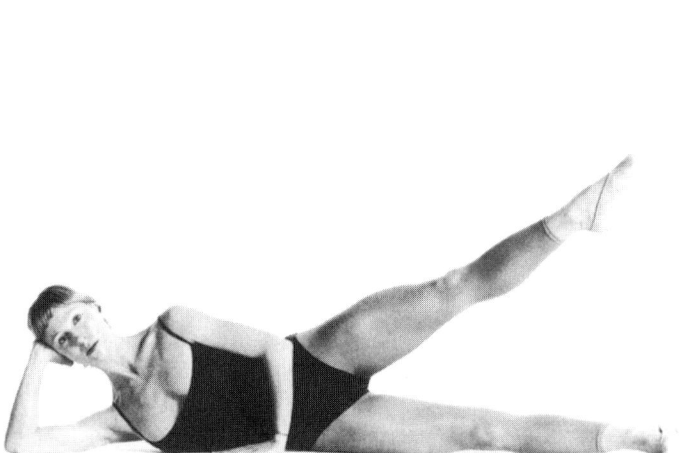

SMALL CIRCLES
② 초급자용, 작은 원 그리기

1. 당신의 능력에 맞는 사이드 킥 자세를 취한다.

2. 위쪽 발꿈치를 아래쪽 발꿈치 위로 살짝 들고, 위쪽 다리로 작은 원을 그리듯 돌리기 시작한다. 이때 너무 격렬하게 움직이지 않아야 한다.

3. 위쪽 다리로 작은 홀라후프를 돌린다고 상상하라.

4. 다리를 5회 원을 그리듯 돌린다. 반대 방향으로도 5회 실시한다. 두 발뒤꿈치를 함께 풀어 주면서 동작을 마무리한다.

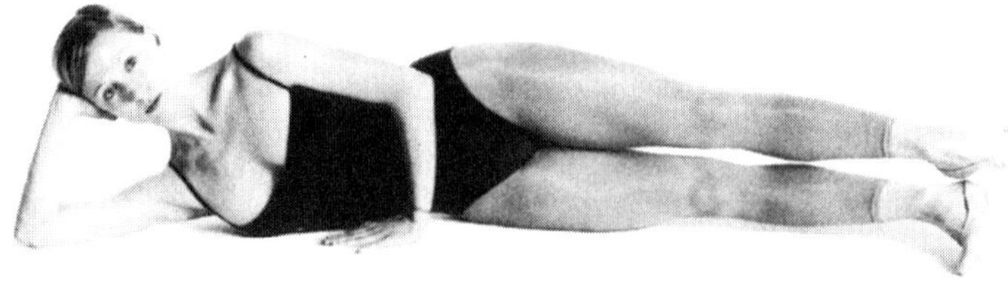

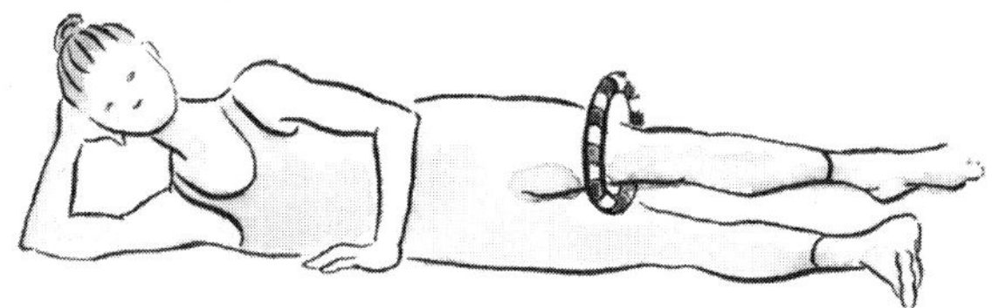

이 동작은 허벅지와 엉덩이 부분을
풀어주는 데 효과가 있다.

포커스 & 키포인트

- 동작을 하는 동안 몸통을 곧게 펴고 들어올린 자세를 취하라.
- 다리와 엉덩이가 만나는 부분을 주축으로 원을 그린다. 되도록 다리를 곧게 편 상태를 유지하라.
- 벽에 있는 동전을 떨어뜨리지 않기 위해 발가락으로 누르는 것처럼, 엉덩이부터 다리를 길게 쭉 뻗어라.
- 몸을 지지할 수 있도록 엉덩이를 타이트하게 조여라.
- 몸이 앞뒤로 흔들리지 않도록 파워 하우스를 이용하여 몸통을 안정시켜라.
- 동작을 하는 동안 무릎, 허벅지 또는 발이 몸 안쪽으로 돌아가서는 안 된다.
- 무릎을 구부리지 마라. 종아리만이 아니라, 엉덩이 아랫부분 전체를 돌려야 한다.

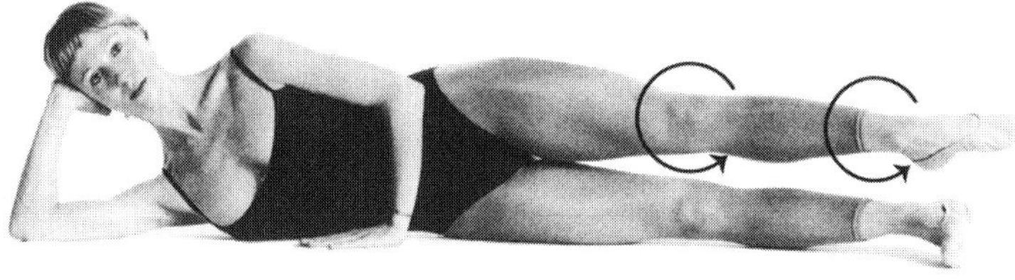

FRONT/BACK
③ 중급자용, 앞/뒤

1. 당신의 운동능력에 따라 초보자용과 중급자 이상용 중에서 택일하여 사이드 킥 자세를 취한다.

2. 위쪽 다리를 엉덩이 높이까지 들어올리고 살짝 몸 바깥쪽으로 비튼다.

3. 숨을 들이마시며 배꼽이 척추뼈에 가깝도록 배를 움푹하게 넣는다.

4. 위쪽 다리를 앞으로 뻗어, 두 번 살짝 찬다. 이때 가능한 앞으로 멀리 차야 한다. 다리를 차는 동안 엉 덩이가 앞으로 쏠리거나 허리가 뒤틀려서는 안 된다.

5. 앞으로 뻗었던 다리를 뒤로 차면서 숨을 내쉰다.

6. 뜨거운 커피잔이 어깨 위에 올려 있다고 상상하고, 그것을 쏟아서는 안 된다고 생각하면서 하라.

7. 10회 반복하고 다음 동작을 위해 발뒤꿈치를 다시 모은다.

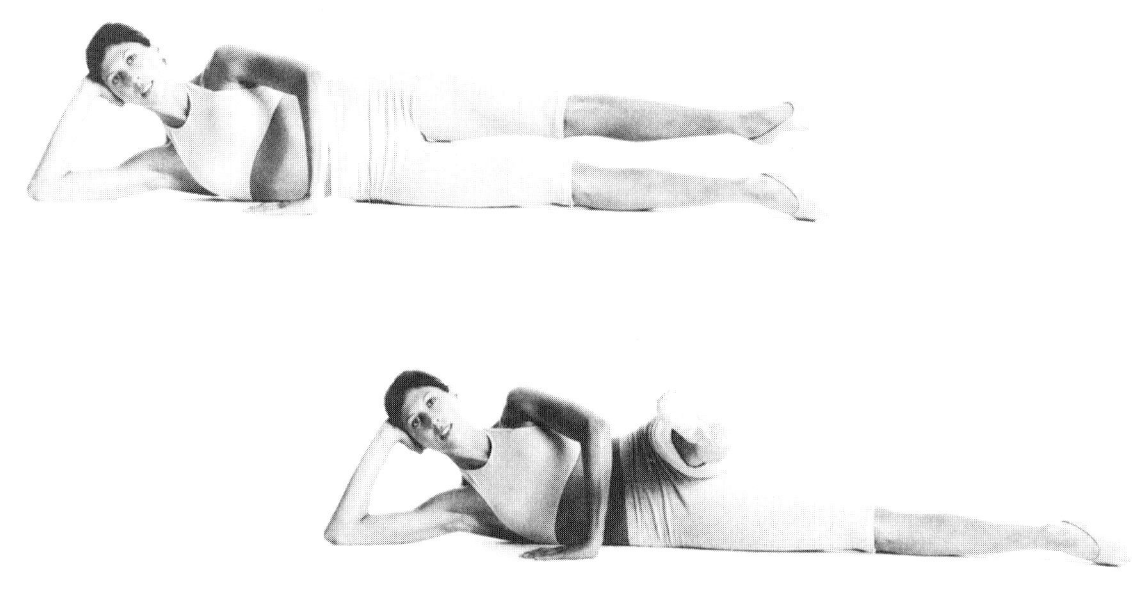

포커스 & 키포인트

- 다리를 앞뒤로 찰 때, 몸통을 완벽하게 안정
  시켜 그 상태를 유지한다.
- 다리를 곧게 뻗은 채 차야 한다.
- 파워 하우스를 이용하여 몸통을 안정시켜라.
- 동작을 하는 동안 어깨와 엉덩이가 앞뒤로 흔들려서는 안 된다.
- 다리가 구부려지거나 엉덩이 부분이 불안정해서는 안 된다.
- 동작을 하는 동안 다리와 발이 엉덩이 높이보다 내려와서는 안 된다.
- 처음에는 다리를 앞뒤로 작게 차다가 점차 움직임의 범위를 증가시킨다. 이때 다리가 흔들려서는 안 된다.

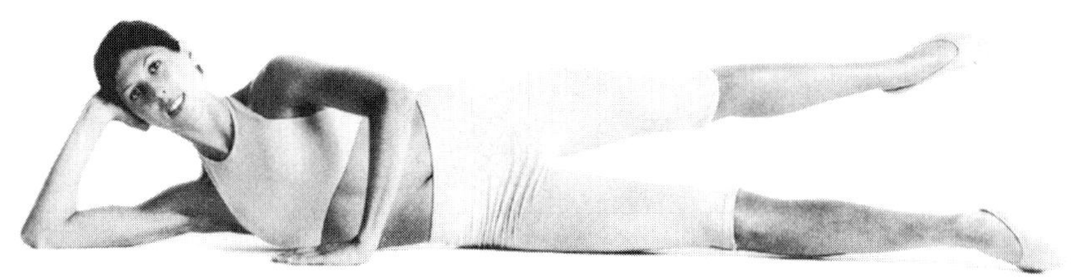

SIDE PASSÉ

④ 중급자용, 옆으로 누워 다리 들어올리기

1. 당신의 능력에 맞는 사이드 킥 자세를 취한다.
2. 왼쪽 다리를 천장쪽으로 들어올려 곧게 편다. 그리고 무릎을 굽혀 오른쪽 다리의 허벅지 안 또는 앞으로 발끝을 내린다. 그 다음, 왼쪽 다리가 완전히 펴질 때까지 오른쪽 다리선을 따라 발끝을 미끄러뜨려 내린다. 다시 천장쪽으로 왼쪽 다리를 들어올리며, 이때 다리와 발은 곧게 편 상태를 유지해야 한다.
3. 이 동작을 3~5회 반복하고, 순서를 거꾸로 실시한다.
4. 머리 위에 고정된 스프링이 있어, 그 스프링이 다리를 힘껏 당긴다고 상상하고, 그 스프링의 힘에 대항해 다리를 잡아당긴다고 생각하면서 하라.
5. 위의 순서대로 3~5회 반복한다.

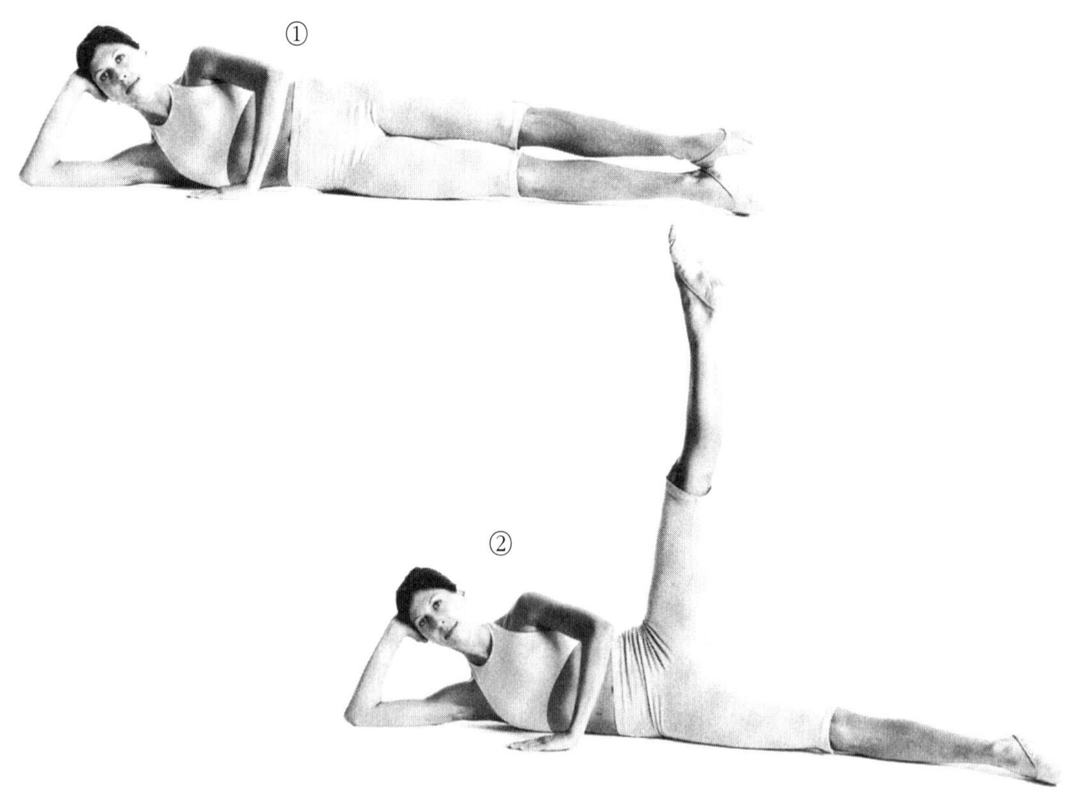

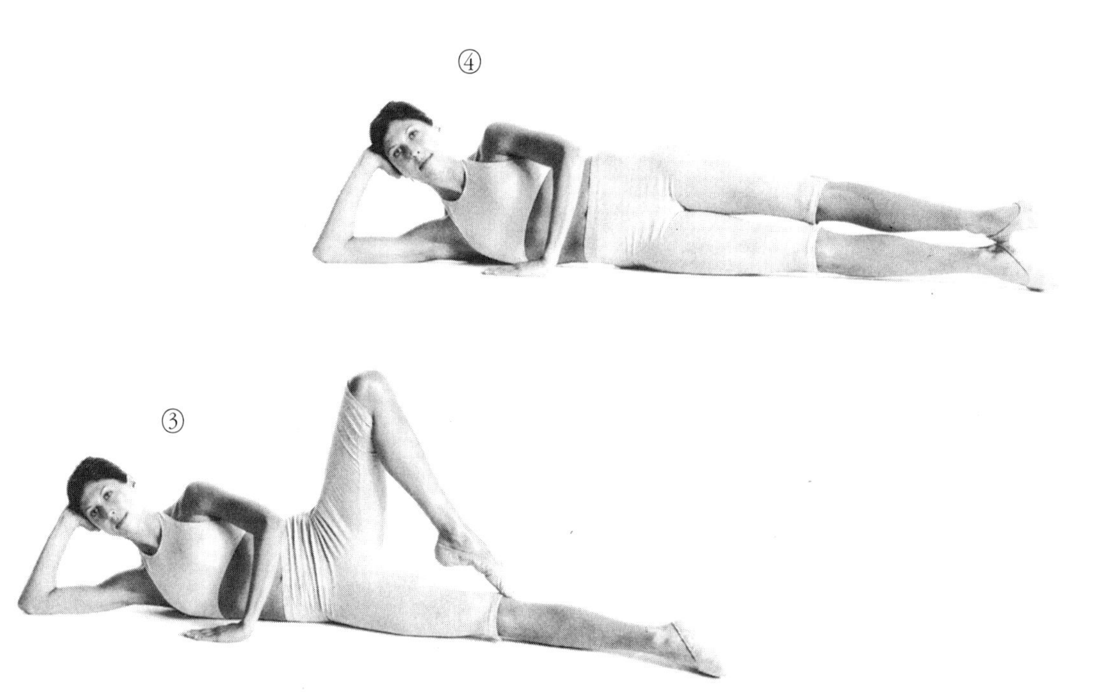

이 동작은 스프링 장치가 된 기계를 응용한 운동으로, 엉덩이와 허벅지에 효과가 있다.

포커스 & 키포인트

- 동작을 하는 동안 곧게 편 몸통을 안정감 있게 유지하라.

- 이 동작의 키포인트는 리듬이다!

- 동작을 하는 동안 몸통을 고정시켜 그대로 유지하면 할수록, 효과적이다.

- 동작을 하는 동안 허리선을 길게 쭉 뻗어 유지하라.

- 벽에 있는 동전을 떨어뜨리지 않도록 발가락으로 누르는 것처럼, 엉덩이부터 발끝까지 길게 쭉 뻗어라.

- 천장을 향해 다리를 뻗었을 때, 어깨나 허리가 매트쪽으로 가라앉아서는 안 된다.

- 동작을 하는 동안 무릎, 허벅지 또는 발이 몸 안쪽으로 돌아가서는 안 된다.

④

③

INNER-THIGH LIFTS
⑤ 중급자용, 허벅지 안쪽 단련하기

1. 오른쪽 옆구리가 매트에 닿도록 옆으로 눕는다. 왼쪽 다리를 오른쪽 다리 앞으로 교차시켜 발을 매트에 붙이고, 무릎뼈가 천장을 향하도록 무릎을 세운다.

2. 머리는 오른팔 위에 올려놓는다. 왼손으로 왼쪽 발목을 잡아 매트에 발을 고정시키거나, 손바닥으로 몸통 앞쪽 매트를 누른다.

3. 곧게 뻗은 오른쪽 다리를 곧게 뻗으면서 위로 들어올린다. 동시에 발뒤꿈치를 천장쪽으로 천천히 돌린다.

4. 동작을 하는 동안 균형을 잡기 위해 오른쪽 다리의 무릎 위에 여러 권의 책을 올려놓았다고 상상하면서 하라.

5. 다리를 들어올리고 내릴 때, 다리가 매트에 닿지 않도록 주의한다. 특히 들어올릴 때에는 절대 닿으면 안 된다.

6. 5~10회 반복한 후, 다리를 든 상태에서 10회 정도 앞으로 약간 흔들어 준다. 이때 상상의 책을 떨어뜨리지 마라! 다리를 든 상태에서 앞으로 5회, 뒤로 5회 원을 그릴 수도 있다. 그리고 구부렸던 왼쪽 다리를 오른쪽 다리선을 따라 서서히 미끄러뜨려 내린다.

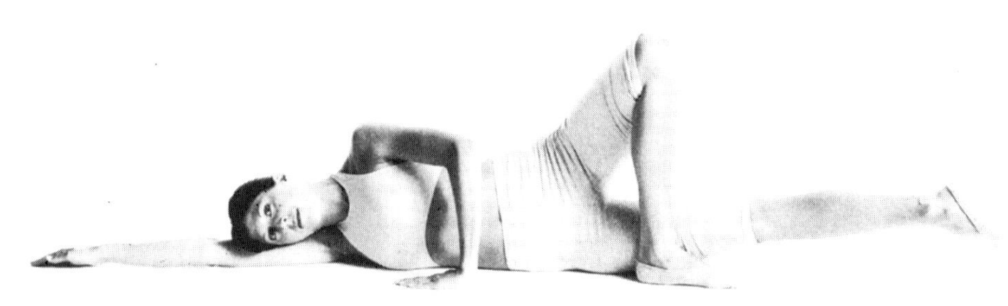

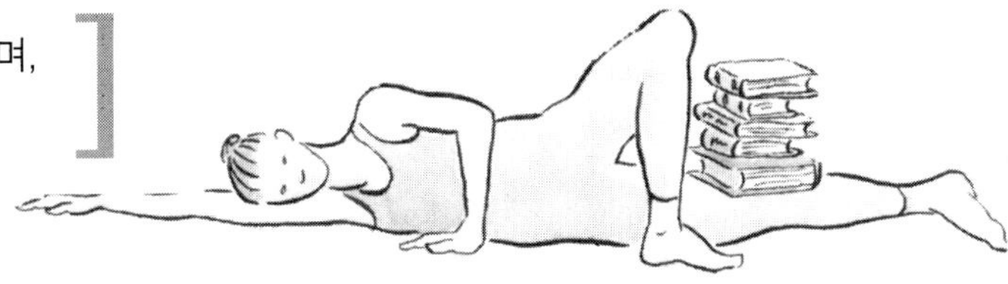

포커스 & 키포인트

- 다리를 들어올릴 때 몸을 곧게 편 상태를 유지하라.
- 허벅지 앞에 위치시킨 다리의 종아리가 매트와 수직이 되도록 무릎을 세우기가 어렵다면, 무릎을 약간 풀어준다.
- 허벅지는 가능한 높이 들어주며, 이때 다리는 약간 몸 바깥쪽으로 향하도록 돌려준다.
- 매트 위로 뻗은 팔을 곧게 뻗으면, 곧게 편 상체를 안정감 있게 고정시킬 수 있다.
- 동작을 하는 동안 쭉 뻗은 다리를 구부려서는 안 된다.
- 허벅지를 손으로 잡지 마라.

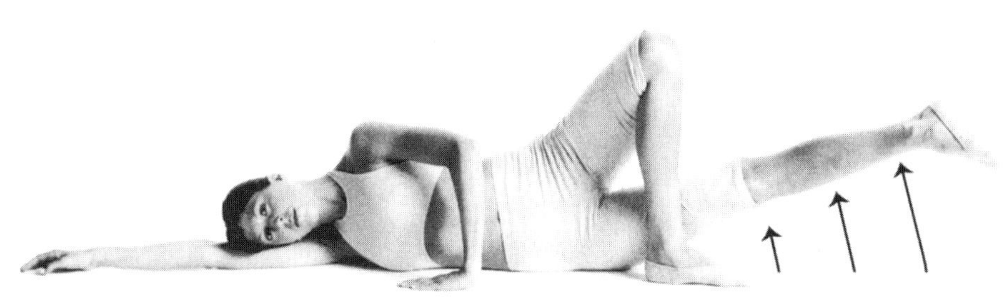

Transition : HEEL BEATS
⑥ 중급자용, 발목 부딪치기

1. 배를 깔고 엎드린 다음, 두 다리 뒷부분을 서로 타이트하게 조인다. 그리고 두 손을 머리쪽으로 가져가 겹치게 놓고 그 위에 이마를 댄다.

2. 숨을 들이마시면서 엉덩이를 타이트하게 조인다. 그리고 두 허벅지를 들어올리는데, 이때 다리는 곧게 펴고 두 발뒤꿈치는 모아야 한다.

3. 다리를 들어올린 상태를 유지하면서 두 발뒤꿈치를 공중에서 서로 가볍게 맞부딪친다. 상체는 매트에 고   정되어 있어 움직일 수 없고, 두 다리는 공중에 매달려 있다고 상상하면서 하라.

4. 두 발뒤꿈치를 5회 맞부딪치면서 숨을 들이마시고, 다시 5회 맞부딪치면서 숨을 내쉰다.

5. 등허리의 긴장을 풀기 위해 발꿈치 위에 앉고, 긴장이 다 풀어졌으면 옆으로 누워 사이드 킥 자세를 취한다.

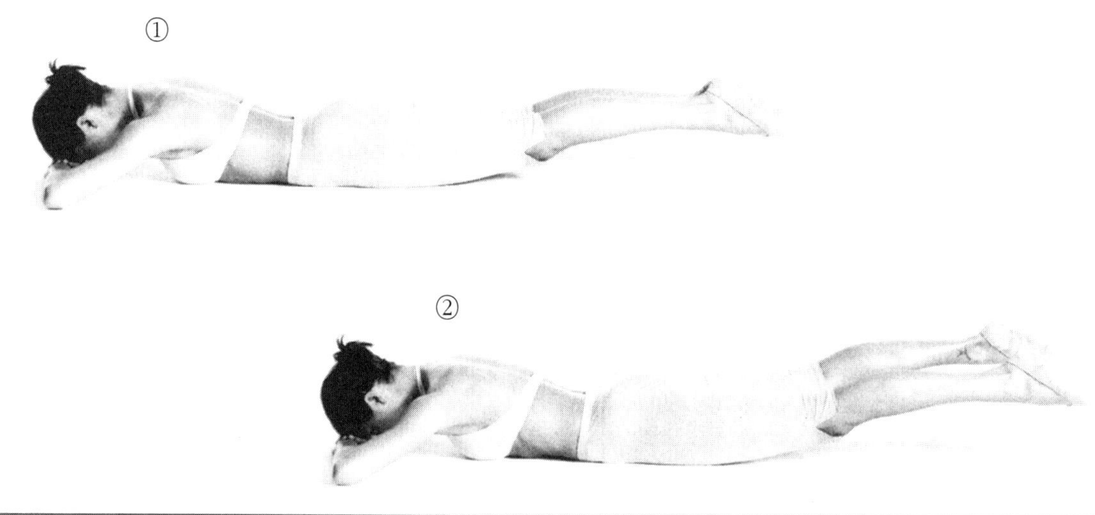

> 이 동작은 파워 하우스와 다리 뒷부분에
> 효과가 있다.

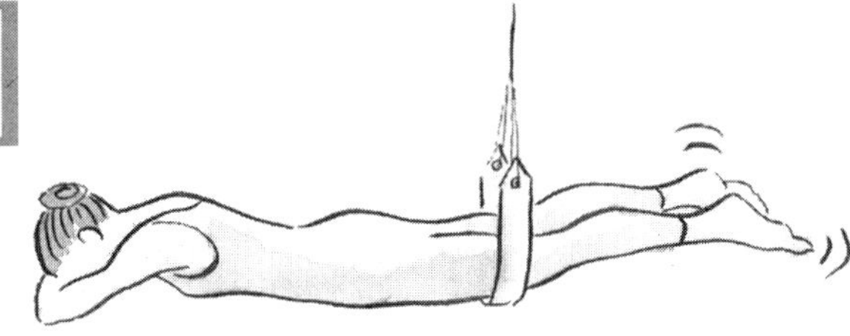

포커스 & 키포인트

- 동작을 하는 동안 몸통은 완벽하게 고정되어야 한다.
- 등허리가 다치지 않도록 배꼽이 척추뼈에 가깝도록 배를 움푹하게 넣은 상태를 유지하라.
- 발꿈치를 서로 맞부딪치는 동안, 허리와 등 윗부분은 긴장을 푼다. 이마를 받치고 있는 두 손을 앞으로 쭉 뻗어도 좋다.
- 몸통을 안정시키고, 등허리가 다치지 않도록 엉덩이를 타이트하게 조여라.
- 발뒤꿈치를 서로 맞부딪치는 동안 다리는 곧게 편 상태를 유지하라.
- 두 발뒤꿈치를 서로 맞부딪칠 때 상처가 나거나 타박상이 날 정도로 심하게 하지 마라. 이때 다리 전체를 이용하여 맞부딪쳐라.
- 동작을 하는 동안 허벅지가 매트에 닿지 않도록 주의하라.

  노트 : '고급자용, 발목 부딪치기' 를 하고 싶다면 엎드린 자세에서 발뒤꿈치를 엉덩이쪽으로 들어올려 실시한다. 이때 두 허벅지를 약간 들어올리고, 두 다리는 쭉 뻗어야 한다. 3회 반복한다.
- '고급자용, 발목 부딪치기'를 할 때에는 두 무릎을 최대한 높이 들어올린다.

고급자용, 발목 부딪치기

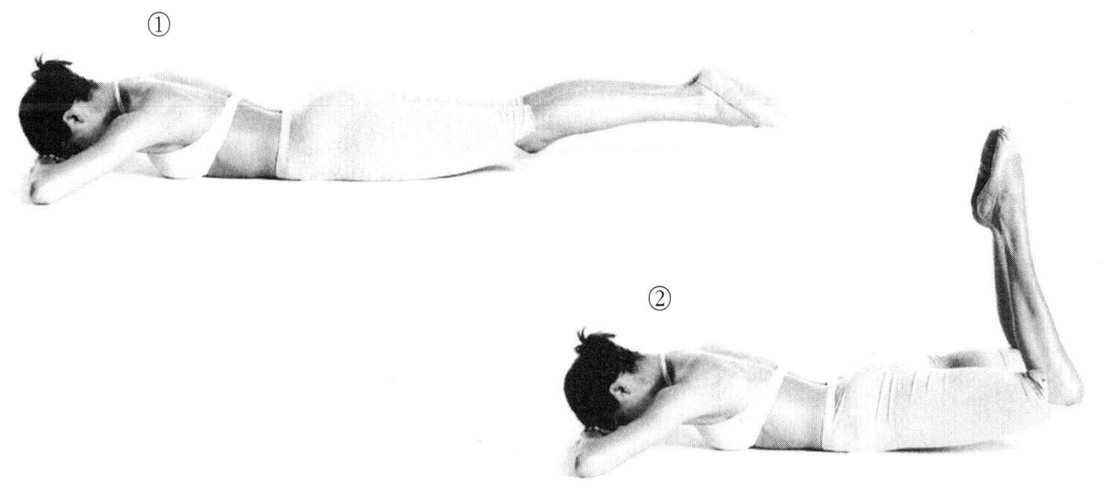

BICYCLE
⑦ 고급자용, 누워서 페달 밟기

1. 중급자 이상용 사이드 킥 자세를 취한다.

2. 바퀴가 매우 큰 자전거의 페달을 밟는 것처럼, 위쪽 다리를 뒤로 회전시킨다. 엉덩이와 무릎을 이완시키기 위해 뒤로 회전시킨 다리의 무릎을 굽혀 발뒤꿈치를 엉덩이쪽으로 끌어당긴다. 무릎을 굽힌 채, 매트에 닿아 있는 다리의 무릎을 지나 앞으로 들어올린다. 이때 다리가 매트에 닿아서는 안 된다. 페달을 앞으로 밀 듯이 다리를 앞으로 쭉 편다. 그리고 동작을 반복하기 위해 쭉 뻗은 다리를 뒤로 회전시킨다.

3. 페달을 밟기가 어려울 정도로 바퀴가 큰 자전거를 타고 있다고 상상하라.

4. 앞으로 페달 밟기를 3회 한 후, 위의 순서를 거꾸로 하여 뒤로 페달 밟기를 3회 실시한다. 두 발뒤꿈치를 모아 필라테스 자세를 취하여 다음 동작을 준비한다.

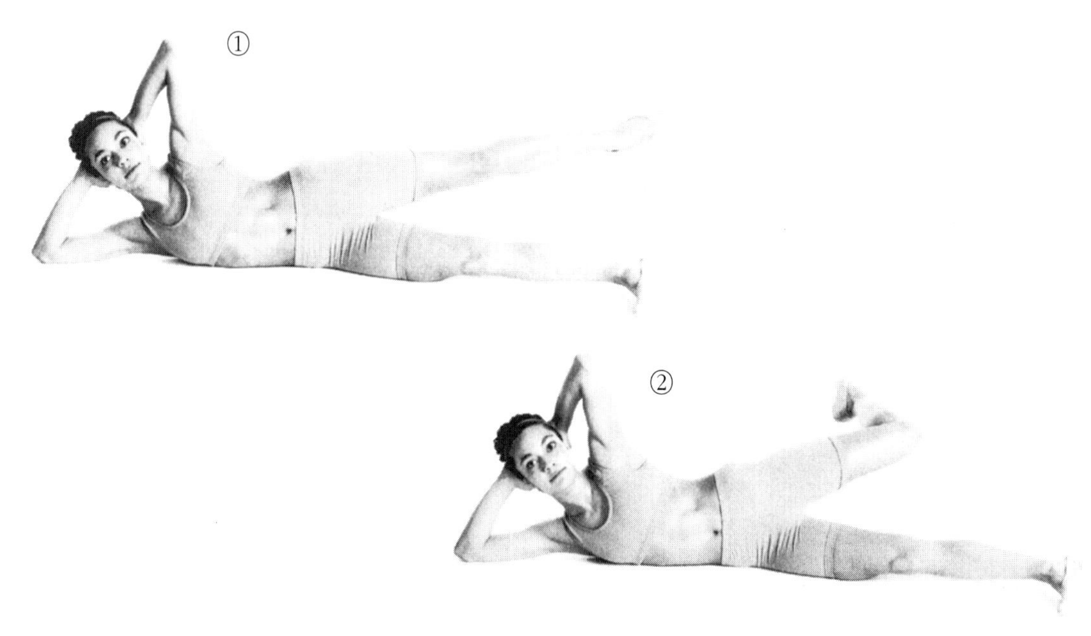

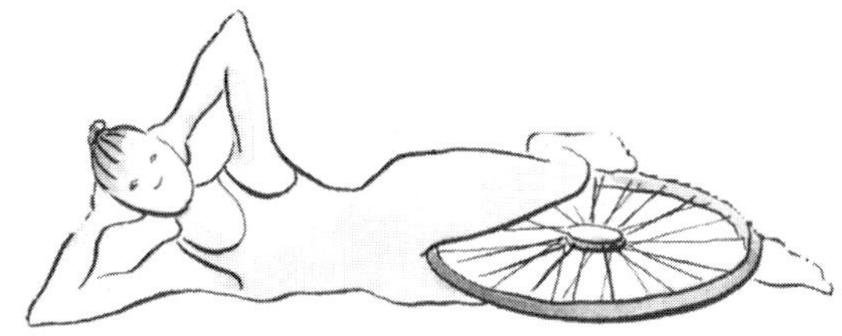

[이 동작은 엉덩이와 오금을 이완시키고
강화시키는 운동이다.]

포커스 & 키포인트

- 다리를 앞뒤로 회전시킬 때, 곧게 편 몸통을 안정감 있게 유지하라.

- 동작을 하는 동안 허리선을 길게 쭉 뻗어 유지하라. 다리를 앞으로 뻗었을 때 특히 유의해야 한다.

- 동작을 하는 동안 무릎, 허벅지 또는 발이 몸 안쪽으로 돌아가서는 안 된다.

- 다리를 앞으로 회전시킬 때 엉덩이도 앞으로 나가서는 안 된다.

- 다리를 엉덩이 높이 아래로 낮춰서는 안 된다.

— 다리를 뒤로 회전시킬 때

(다리를 앞으로 찬다. 무릎을 구부린다. 무릎을 뒤로 회전시킨다. 다리를 곧게 뻗는다)

- 다리를 뒤로 뻗기 전에 무릎을 몸통에서 가능한 멀리 뻗는다.

- 다리를 곧게 뻗을 때, 등도 최대한 길게 펴야 한다.

— 다리를 앞으로 회전시킬 때

(다리를 뒤로 찬다. 무릎을 구부린다. 무릎을 앞으로 회전시킨다. 다리를 곧게 뻗는다)

- 무릎을 앞으로 가져가기 전 동작에서 발뒤꿈치를 엉덩이쪽으로 당긴다.

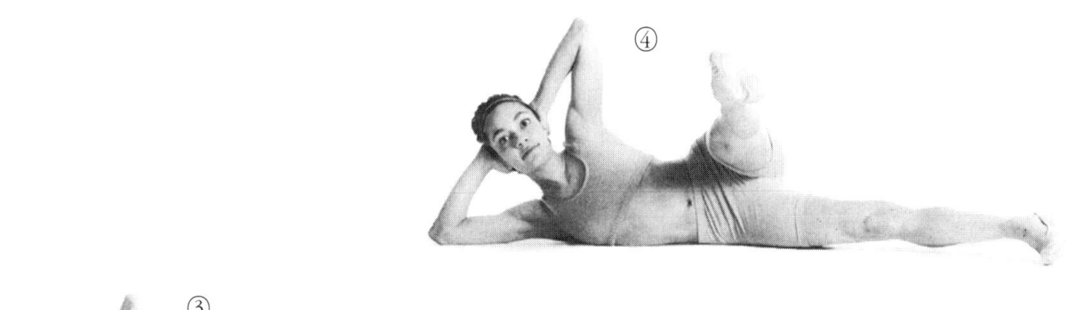

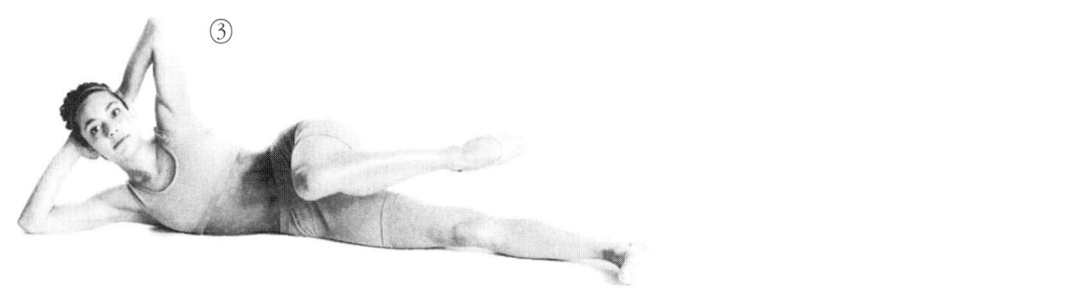

GRANDE RONDE DE JAMBE
⑧ 고급자용, 종아리를 위한 큰 원 그리기

1. 중급자 이상용 사이드 킥 자세를 취한다.

2. 위쪽 다리를 엉덩이 높이만큼 들어올려, 몸 바깥쪽으로 살짝 비튼다.

3. 숨을 들이마시면서 다리를 앞으로 재빠르게 들어올렸다가, 몸 옆면과 일직선이 되도록 위로 들어올린다. 이때 벽이 당신을 둘러싸고 있다고 상상하고, 이 벽의 표면을 발끝이 스치도록, 미끄러지듯 서서히 들어 올린다. 그리고 다리를 엉덩이 관절로 회전시켜 몸 뒤쪽까지 다리를 위치시킨다(다리를 뒤로 위치시킬 때 균형을 잡기 위해서는 위쪽 엉덩이를 앞으로 약간 기울여 힘을 주면서 등 윗부분을 곧게 뻗어라).

4. 다리를 앞으로 재빠르게 들어올린다. 커다란 솥 안을 다리로 휘젓고 있다고 상상하면서 위의 순서대로 2~3회 반복하여 실시한다.

5. 위의 순서를 거꾸로 실시한다. 순서를 마친 후, 다시 동작을 반복하기 전에 다리를 천천히 엉덩이 높이까지 내려 잠시 이 상태를 유지한다. 동작을 하는 동안 몸통은 곧게 펴 안정을 유지한다.

6. 2~3회 반복하여 실시한다. 사이드 킥 시리즈를 반복하여 실시하고, 등을 대고 누워 무릎을 가슴쪽으로 끌어당겨 다음 동작을 준비한다.

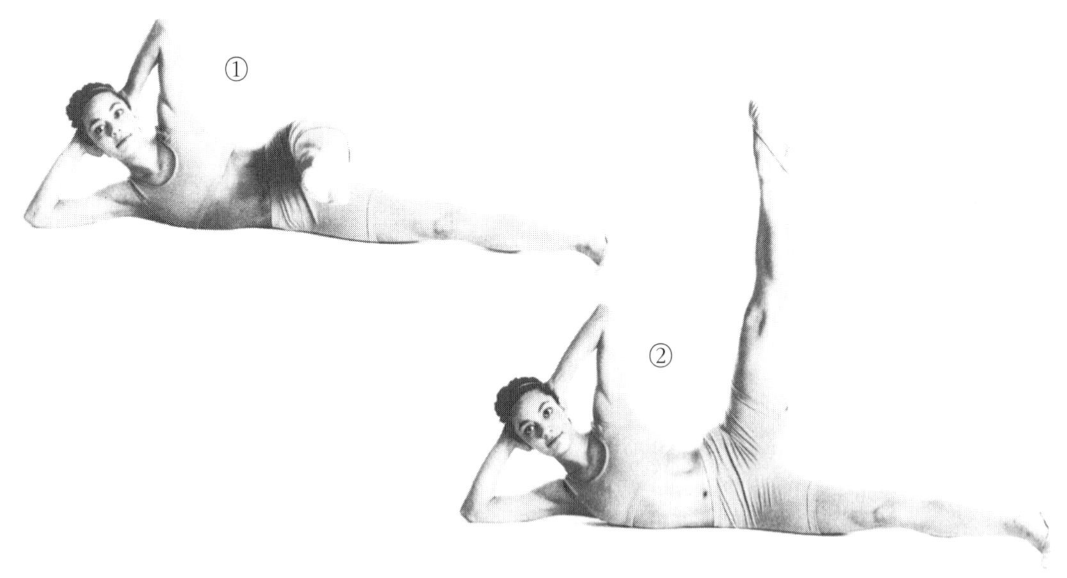

이 동작은 다리의 각선미를 아름답게 해줄 뿐만 아니라,
오금과 엉덩이 굴근을 이완시켜주며 파워 하우스에 효과가 있다.

포커스 & 키포인트

- 다리를 회전시킬 때, 곧게 편 몸통을
  안정감 있게 유지하라.
- 아래로 누르는 위쪽 엉덩이의 힘과 위쪽
  다리를 들고 있는 힘을 모두 느껴야 한다.
- 정수리에서 기가 발산하는 느낌을 가지고, 어깨와 귀 사이에 거리를 두어 그 상태를 유지하라.
- 동작을 하는 동안 허리나 어깨가 가라앉지 않도록 주의하라.
- 엉덩이가 좌우로 흔들리지 않도록 주의한다.

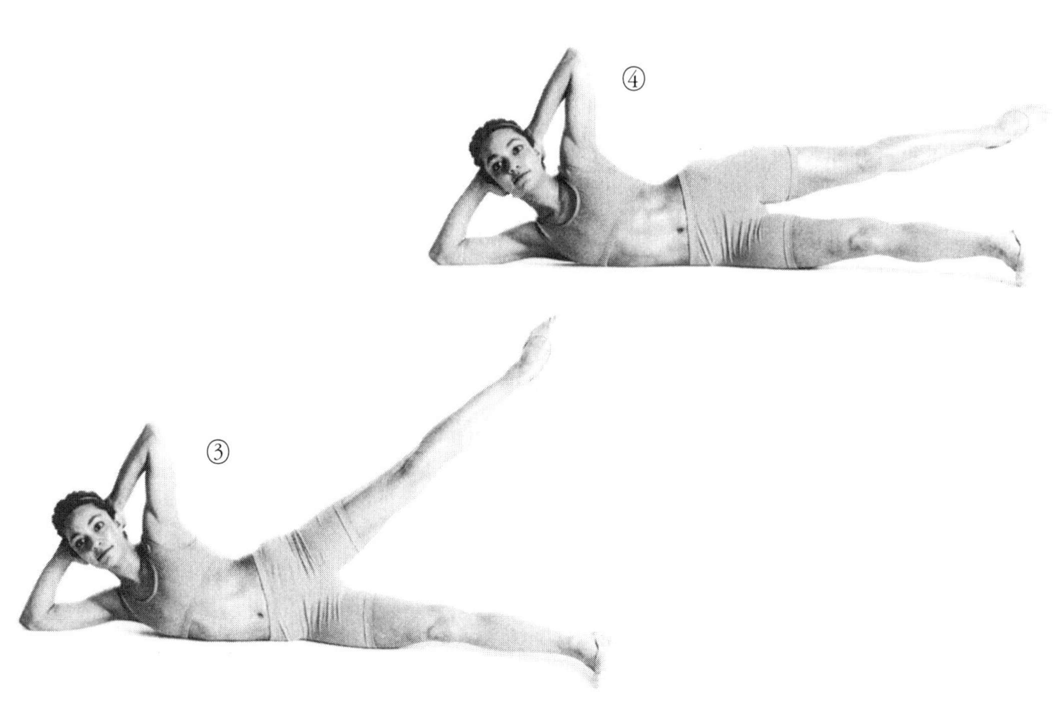

TEASER
25. 초급자용, 티저 I

1. 매트에 누워 두 무릎과 허벅지를 타이트하게 조인다. 무릎을 굽혀 발바닥 전체를 바닥에 닿게 한다. 이때 매트와 종아리는 50°를 이루는 것이 좋다.

2. 두 팔을 머리 위로 뻗어, 손가락 끝을 머리 위쪽 벽에 닿을 것처럼 곧게 편다. 이때 파워 하우스를 이용하여 등을 평평하게 유지하라.

3. '앞으로 나란히' 동작을 하듯, 두 팔을 앞으로 들면서 머리와 상체를 함께 들어올린다. 가슴에 풍선이 매달려 있어, 이 풍선에 의해 몸이 들어올려지는 것처럼 움직여라.

4. 숨을 들이마시면서 복부가 상체를 지탱할 수 있는 최고점까지 상체를 들어올리고, 셋을 셀 동안 그 상태를 유지한다.

5. 숨을 내쉬면서 척추뼈 하나하나가 매트에 닿도록 상체를 천천히 뒤로 젖힌다.

6. 뒤통수가 매트에 닿았을 때, 두 팔이 귀와 닿을 정도로 머리 위로 올리고 머리 위쪽 벽에 닿을 것처럼 손가락 끝을 뻗는다. 이때 가능한 한 목을 길게 뻗는다.

7. 3회 연속 반복하고 다음 동작으로 넘어간다.

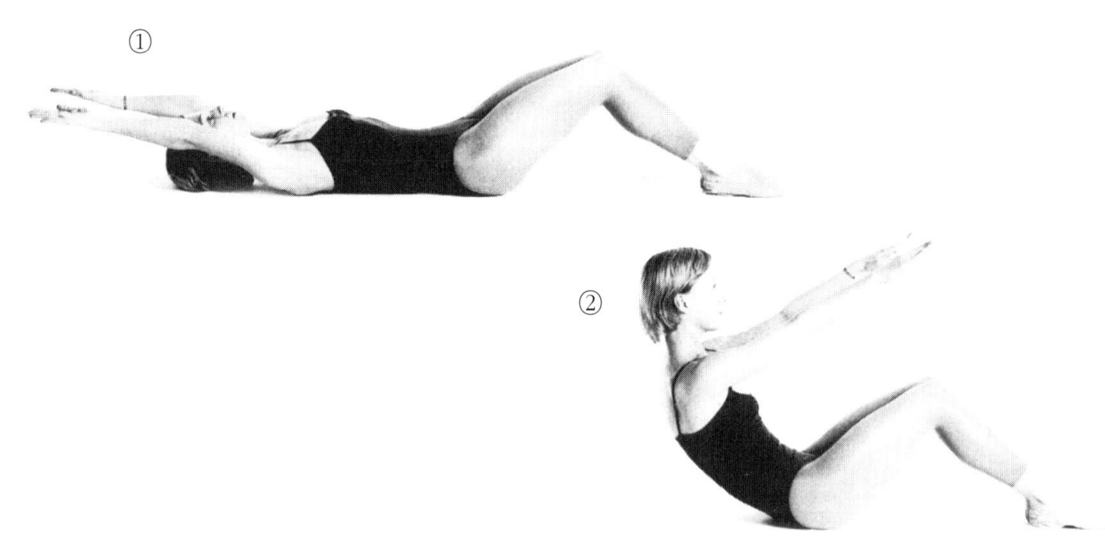

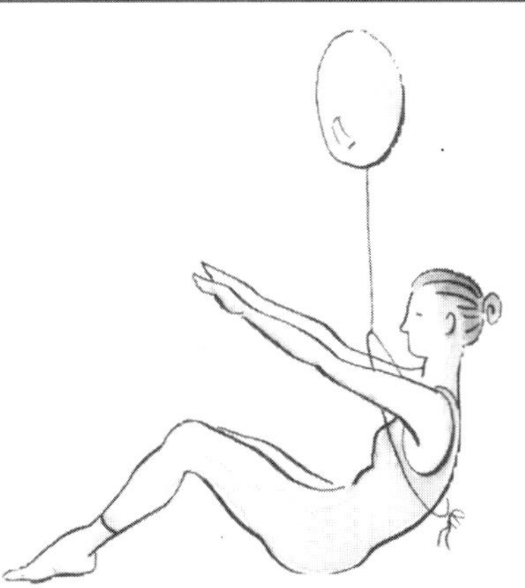

포커스 & 키포인트

- 동작을 하는 동안 하체를 완벽하게 고정시켜 유지하라.
- 파워 하우스로 들어올릴 수 있는 높이 이상으로 상체를 끌어 올리는데
  초점을 맞추어 실시하라.
- 동작을 하는 동안 엉덩이, 허벅지 안쪽 그리고 무릎을 함께 힘껏
  조인 상태를 유지하라.
- 일으켜 세운 상체를 뒤로 젖힐 때, 엉덩이뼈를 매트에 평평하게 고정시킨 상태에서 상체를 천천히 내리면서
  뻗어 준다.
- 상체를 들어올릴 때 발이 움직여서는 안 된다.
- 꼬리뼈가 들어올려질 정도로 상체를 들어올리지 마라.

④

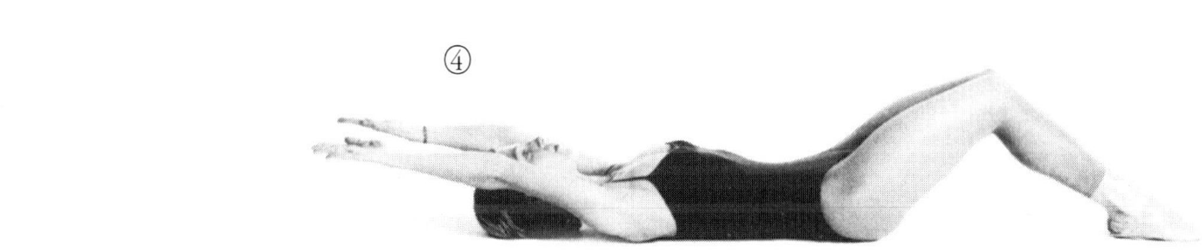

③

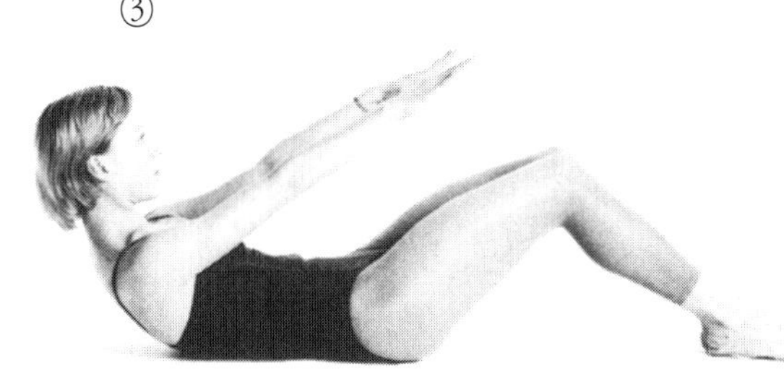

131

TEASER
초급자용, 티저 Ⅱ

1. 매트에 누워 앞에서 행한 '티저 준비운동 Ⅰ' 자세를 취한다.
2. 구부린 두 다리 중 한 다리를 매트와 45° 각이 지도록 공중으로 곧게 뻗는다. 이때 허벅지는 허벅지끼리, 무릎은 무릎끼리 서로 붙여 타이트하게 조여야 한다. 그리고 엉덩이와 허벅지를 몸 바깥쪽으로 살짝 비틀어 필라테스 자세를 취한 후, 엉덩이와 허벅지를 함께 타이트하게 조인다.
3. 두 무릎이 떨어지지 않도록 주의하면서 앞서 행한 '티저 준비운동 Ⅰ' 동작을 반복한다.
4. 자석이 상체를 끌어당기고 있다고 상상하면서, 공중으로 곧게 뻗은 발에 닿을 것처럼 가슴을 들어올리고 이 상태를 유지하라. 숨을 들이마시면서 허리를 꼿꼿하게 세워라.
5. 숨을 내쉬면서 상체를 천천히 내리고 두 팔은 머리 위로 뻗는다.
6. 다리를 바꿔 위의 순서대로 실시한다. 2~3회 동작을 반복한다. 무릎을 가슴쪽으로 당겨 등 근육을 이완시킨 후 동작을 마무리한다.

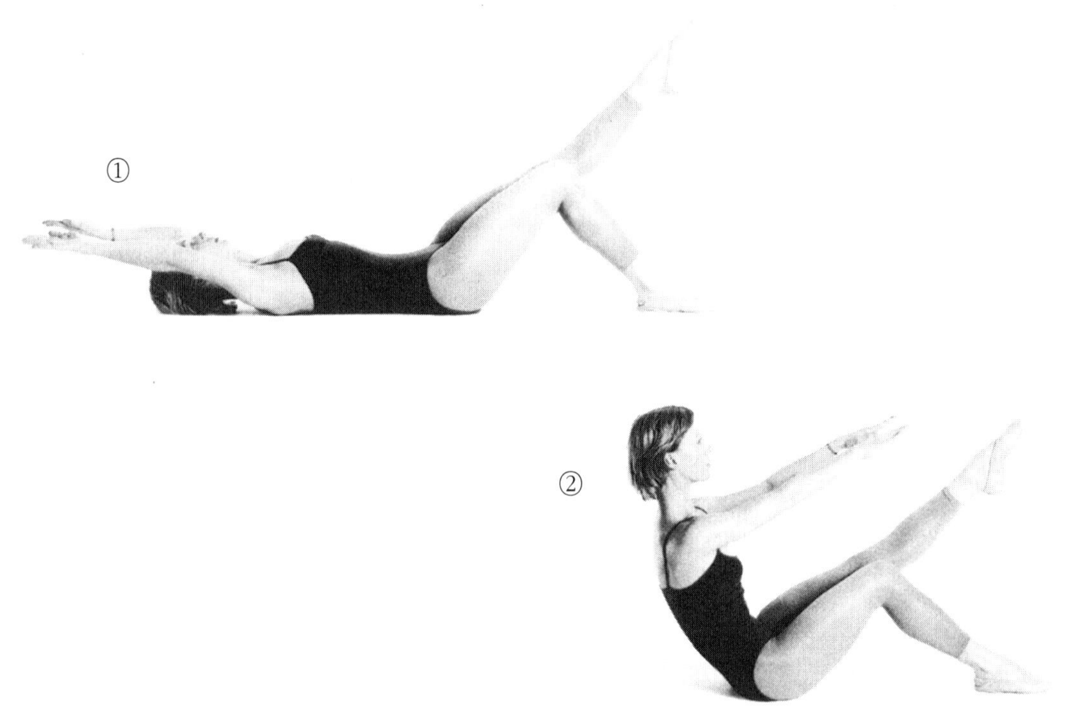

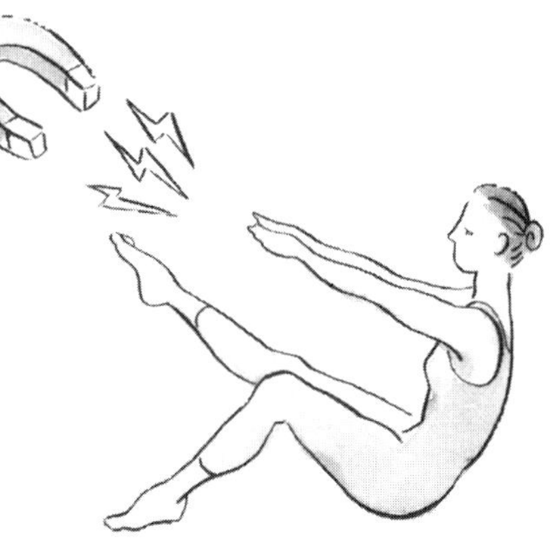

이 동작은 본격적인 티저 동작을 하기 전에 하체를
안정시키는 운동으로, 파워 하우스에 효과가 있다.

포커스 & 키포인트

- 동작을 하는 동안 두 무릎은 서로 붙이고 다리는 쭉 뻗어야 한다.

- 파워 하우스로 동작을 조절하라.

- 천천히 상체를 들어올리면서 공중에 '떠있는 듯한' 느낌을 가져야만
  최고점까지 상체를 들어올릴 수 있다.

- 가슴이 상체를 끌어올린다고 생각하라. 이때 어깨와 귀는 가능한 멀리 떨어져 있도록 하며, 어깨에 힘을 뺀다.

- 상체를 들어올리고 내릴 때, 척추뼈 하나하나를 느낄 수 있도록 척추를 매트에 깊이 눌러야 한다.

- 동작을 하는 동안 두 무릎이 떨어져서는 안 되고, 한 무릎을 다른 무릎 위에 올려놓아서도 안 된다.

- 어깨에 힘을 주어 상체를 들어올려서는 안 된다. 숨을 참거나 체중을 상체에 실어서도 안 된다.

노트 : 복부운동을 하고 싶다면, 상체를 들어올리는 최고점에 도달했을 때 다음과 같이 비튼다. 숨을 내쉬면서
상체를 오른쪽으로 비틀고, 숨을 들이마시면서 상체를 원위치로 돌린다. 숨을 내쉬면서 왼쪽으로 상체
를 비틀고, 숨을 들이마시면서 다시 원위치로 상체를 돌린다. 그리고 숨을 내쉬면서 상체를 천천히 뒤
로 젖힌다.

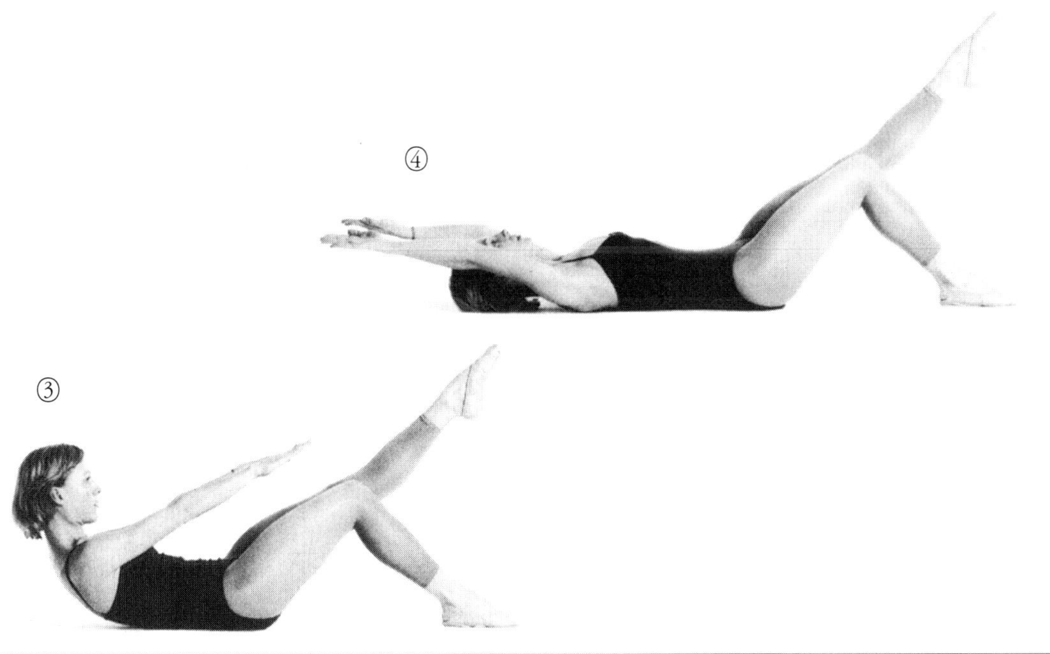

TEASER
중급자용, 티저 Ⅰ

1. 매트에 누워 등을 평평하게 펴고, 천장을 향해 두 다리를 곧게 뻗어 필라테스 자세를 취한다. 두 팔은 머리 위로 쭉 뻗는다.

2. 배꼽이 척추뼈에 가깝도록 배를 깊이 움푹하게 넣고, 두 다리를 붙여 매트와 45°를 이루도록 내린다.

3. 숨을 들이마시면서 두 팔을 발끝에 닿을 듯이 곧게 뻗는다. 이때 턱을 가슴쪽으로 끌어당기고 마치 과일 껍질을 벗기듯 상체를 매트에서 떼어낸다.

4. 발목과 가슴 사이에 스프링이 부착되어 있어, 그 스프링의 힘으로 공중에 떠있는 다리를 향해 퉁기듯 상체가 일으켜 세워진다고 상상하라.

5. 꼬리뼈로 균형을 유지하면서 상체와 다리로 V자를 이룬다. 용수철의 힘에 저항하여 상체를 뒤로 당긴다고 상상하고, 숨을 내쉬면서 상체를 천천히 뒤로 젖힌다.

6. 머리가 매트에 닿으면 두 팔을 다시 머리 위로 곧게 뻗는다. 위의 순서에 따라 3회 반복한다. 상체를 일으킬 때에는 숨을 들이마시고, 척추뼈 하나하나가 매트에 닿도록 누르면서 상체를 내릴 때에는 숨을 내쉰다.

7. '33. 몸 감싸 굴리기' 동작을 위해 매트에 두 발바닥을 올려놓고 앉으면서 마무리한다.

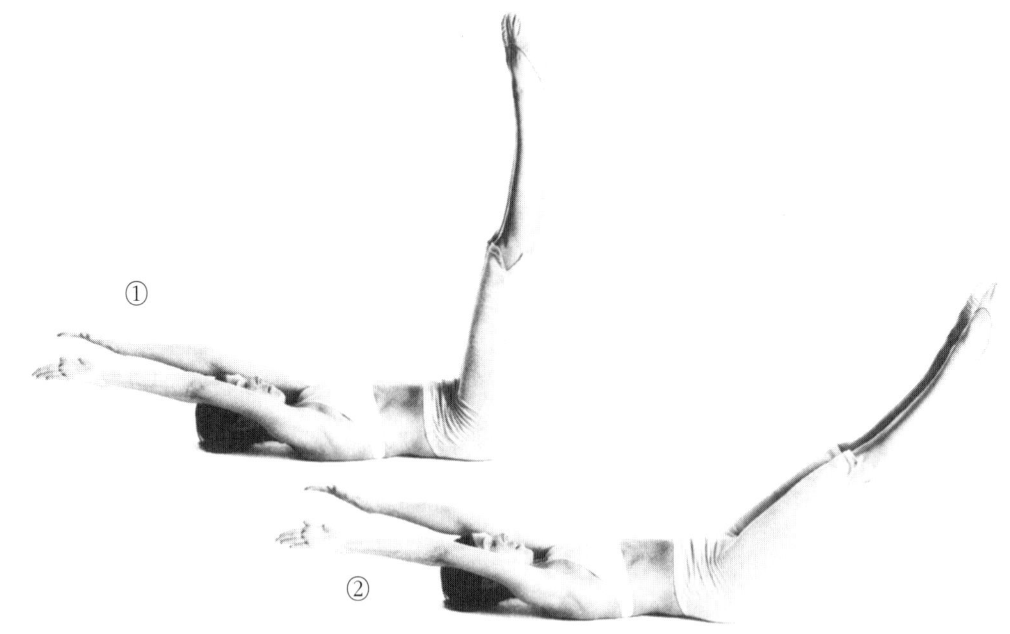

이 동작은 필라테스 중에서 많이 선호되는 것 중 하나로,
파워 하우스가 최대의 운동효과를 얻을 수 있도록 조절해 주며,
당신의 운동실력을 알아 볼 수 있는 가장 좋은 운동이다.

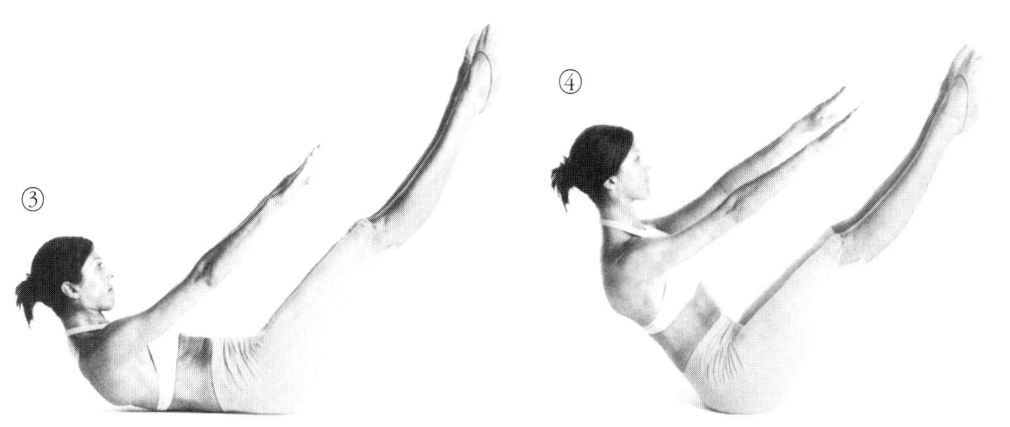

포커스 & 키포인트

등에 통증을 느끼면 중단하고, 매트에 누워 두 무릎을 가슴쪽으로 당겨
등허리의 근육을 풀어 준다.

- 동작을 하는 동안 하체를 완벽하게 고정시켜 유지하라.
- 티저 시리즈를 할 때 중요한 점은 마음을 편하게 가지고, 내면에 숨어 있는 리듬감을 찾는 것이다.
- 동작을 하는 동안 호흡을 계속 하라. 숨을 멈춘 채 동작을 하면, 근육을 효과적으로 이용할 수 없다.
- 배꼽이 척추뼈에 가깝도록 배를 움푹하게 넣고, 파워 하우스를 이용하기 위해 엉덩이와 살 부위를 타이트하게 조인다.
- 균형을 잡을 수 있는 한계점 이하로 다리를 내리지 마라. 등이 아치형으로 굽어지면, 천장을 향해 두 다리를 다시 들어올려라.
- 몸을 위아래로 던지듯이 움직여서는 안 된다.
- 상체를 뒤로 젖힐 때에는 두 팔이 귀와 나란하도록 하여 천장을 향해 곧게 뻗으며, 다리는 쭉 뻗은 상태를 유지하라.

노트 : 좀더 강도 높은 운동수준을 원한다면, 공중에서 V자 자세를 유지한 채 '고급자용, 티저 II' 동작으로 넘어간다.

TEASER
고급자용, 티저 Ⅱ

1. 꼬리뼈로 균형을 유지하여 '티저 Ⅰ'의 V자형 자세를 취한 채, 배꼽이 척추뼈에 가깝도록 배를 움푹하게 넣는다.
2. 상체를 고정시켜 움직이지 않도록 하고, 두 다리를 내린다. 이때 두 다리가 매트에 닿아서는 안 된다.
3. 두 다리를 올렸다 내렸다 3회 실시한다. 배꼽이 척추뼈에 가깝도록 배를 움푹하게 넣고 엉덩이와 함께 허벅지 안쪽을 타이트하게 조이면 파워 하우스에 효과가 있다.
4. 두 다리가 엉덩이에 꽂혀 있는 화살이라고 상상하라. 발목에 스프링이 달려 있어 다리를 내릴 때에는 그 스프링 때문에 아래로 잘 내리지 못하고, 다리를 올릴 때에는 그 스프링에 의해 퉁겨지듯 움직여진다고 상상하라.
5. 다리를 아래로 내릴 때 숨을 들이마시고, V자형 자세로 돌아올 때 숨을 내쉰다.
6. V자형 자세를 유지한 상태에서 티저 Ⅲ 동작으로 넘어간다.

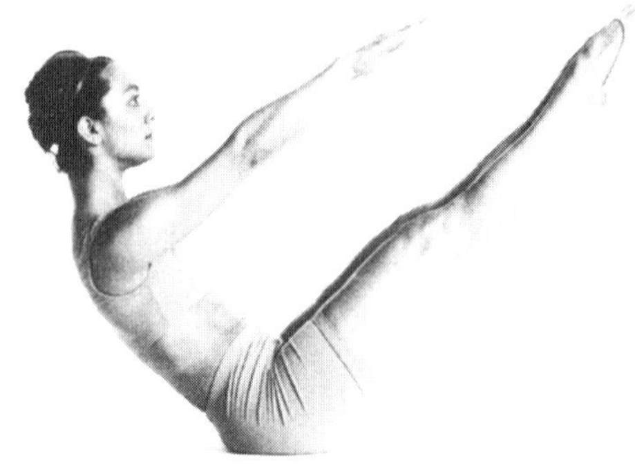

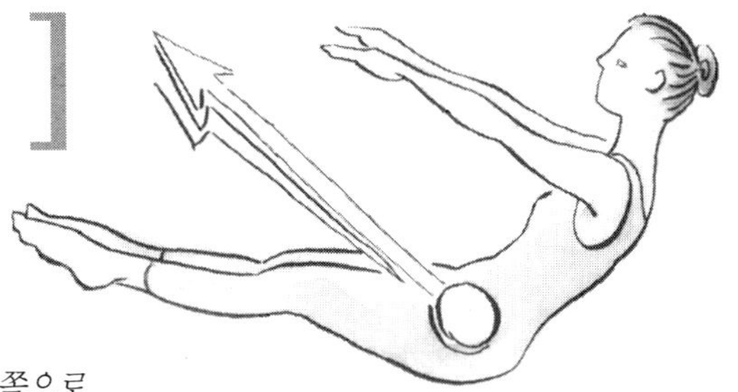

포커스 & 키포인트

*등에 통증을 느끼면 중단하고, 매트에 누워 두 무릎을 가슴쪽으로
당겨 등허리의 근육을 풀어 준다.*

- 동작을 하는 동안 균형을 잃지 않도록 조심하면서 상체를 들어올린 채 그 상태를 유지하라.
- 허벅지 안쪽과 엉덩이의 근육을 이용할 수 있도록 필라테스 자세를 취하라.
- 천장에 매달려 있는 것처럼 가슴을 든 자세를 유지해야 한다. 다리를 들어올릴 때마다 다리를 가슴쪽으로 가져간다고 생각하라.
- 목과 어깨 근육에 긴장을 주지 않도록 어깨에 힘을 빼고 자연스럽게 아래로 내려, 귀와 거리를 둔다.
- 동작을 완전히 숙달할 때까지 천천히 그리고 신중하게 동작을 반복하는 것이 중요하다.
- 꼬리뼈를 바닥에 고정시켜 몸이 앞뒤로 흔들리지 않도록 한다.
- 다리를 내릴 때 등이 아치형으로 굽어지거나 아래로 가라앉으면 안 된다. 두 다리의 뒷부분을 타이트하게 조여, 다리가 몸의 균형을 잡을 수 있는 한계점 아래로 내려가지 않도록 주의한다.

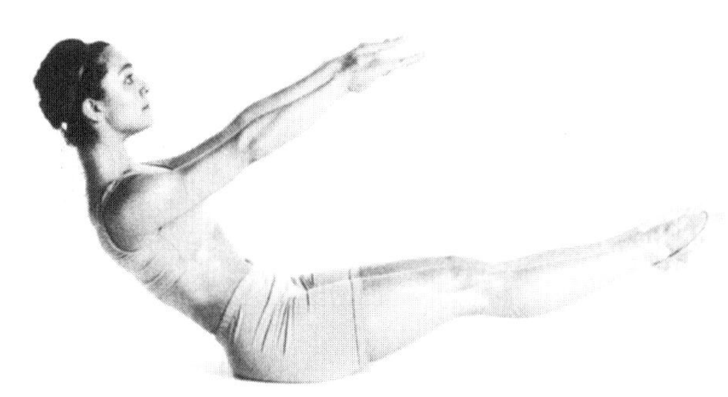

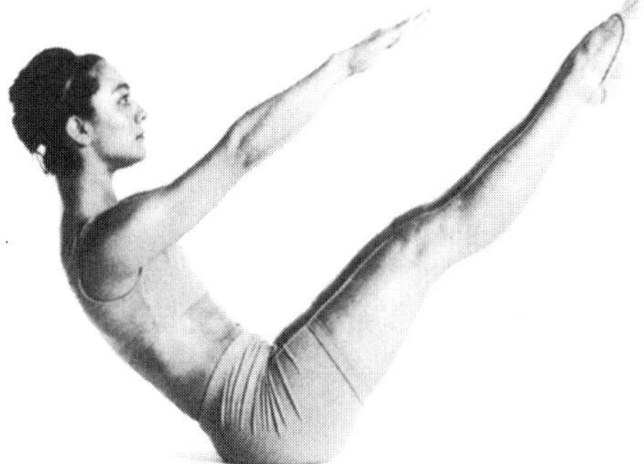

TEASER III
고급자용, 티저 III

1. 균형을 유지하여 '티저 II'의 V자형 자세를 취한 채, 배꼽이 척추뼈에 가깝도록 배를 움푹하게 넣는다.

2. 두 팔을 각각 귀에 나란히 붙이고 상체를 천천히 젖힌다. 즉, 배꼽이 척추뼈에 가깝도록 배를 움푹하게 집어넣는 동작을 기점으로 상체를 뒤로 젖히기 시작한다. 그리고 이때 팔과 다리는 서로 반대 방향으로 곧게 스트레칭 한다. 긴장감을 가지고 천천히 발목부터 등 윗부분까지 천천히 바닥에 내려라. 척추뼈 하나하나를 느껴야 한다. 뒤에 벽이 있다고 상상하고, 손가락 끝을 그 벽에 닿을 것처럼 쭉 뻗는다.

3. V자형 자세로 다시 돌아올 때에는 '티저 I, II' 동작을 혼합하여 사용한다. 즉, 손가락 끝이 발끝에 닿을 듯 상체와 발목을 동시에 들어올린다. 가슴뼈와 발목이 스프링으로 연결되어 있다고 상상하고, 그 힘에 저항하듯 몸을 움직여라. 두 다리가 엉덩이에 꽂혀 있는 화살이라고 상상하면서 하라.

4. 두 팔을 위로 뻗어 귀와 나란히 붙인 자세를 유지한 채 숨을 내쉬면서 가슴뼈와 발목 사이에 부착되어 있는 스프링을 늘리는 것처럼 상체와 두 다리를 내리기 시작한다. 이때 척추뼈가 하나씩 매트에 눌려지는 것을 느껴라.

5. 배꼽이 척추뼈에 가깝도록 복부를 넣고 등허리를 지탱하기 위해 엉덩이와 함께 샅 부위를 타이트하게 조인 상태에서 상체를 바닥으로 내리기 시작한다.

6. 3회 반복하고, V자형 자세를 유지하면서 동작을 마무리한다. '26. 원 그리기'를 위해 두 팔을 등뒤로 가져가 손바닥을 매트에 고정시킨다. 이때 손가락은 몸 바깥쪽으로 뻗는다.

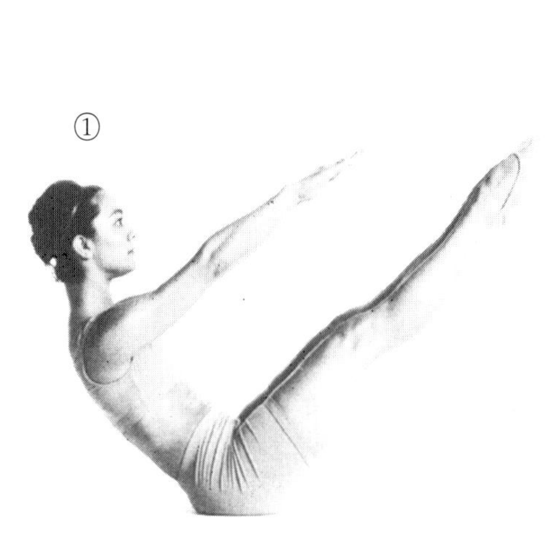

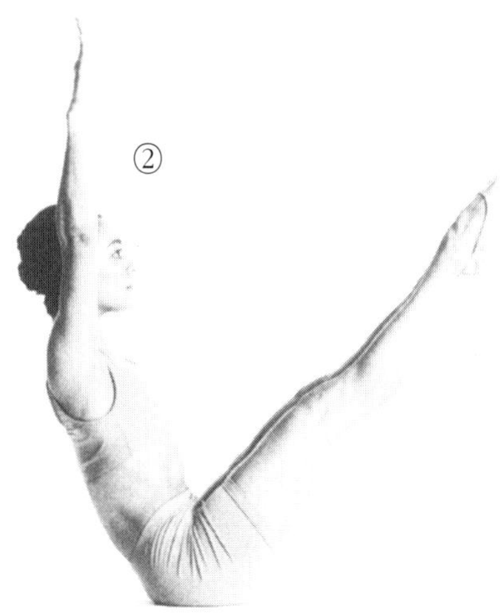

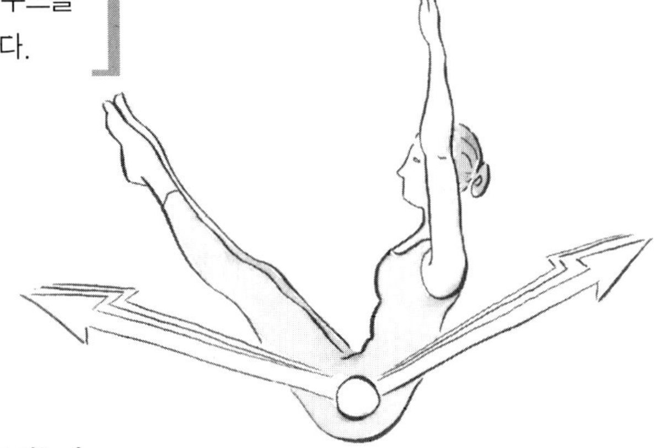

포커스 & 키포인트

등에 통증을 느끼면 중단하고, 매트에 누워
두 무릎을 가슴쪽으로 당겨 등허리의 근육을
풀어 준다.

- 파워 하우스를 이용하여 몸을 최대한 이완시키고 접는다.
- 파워 하우스에서 동작이 시작된다는 것을 명심하라.
- 동작을 시작할 때 배꼽이 척추뼈에 가깝도록 배를 움푹하게 넣은
  상태를 유지하고 엉덩이를 힘껏 조여, 엉덩이를 중심으로 팔다리가 잘 모아질 수 있도록 하라.
- V자형 자세를 취할 때에는 공중에 '떠있는' 듯한 느낌을 지녀야 한다.
- 상체와 하체를 올리는 게 힘들면, 호흡 순서를 거꾸로 해보라.
- 목과 어깨 근육에 긴장을 주지 않도록 어깨에 힘을 빼고 귀와 멀리 떨어뜨린다.
- 호흡을 멈춘 채 동작을 하지 마라! 동작을 완전히 숙달하기 어렵다.

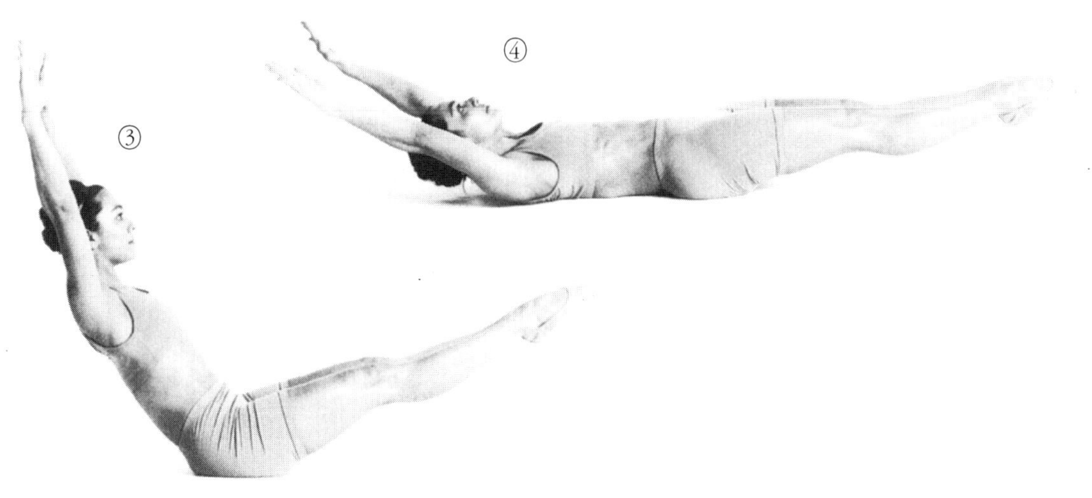

HIP CIRCLES
26. 원 그리기(고급자용)

1. 두 팔을 등뒤로 가져가 손바닥을 매트에 고정시킨다. 이때 손가락은 몸 바깥쪽으로 뻗고 꼬리뼈로 균형을 잡아 V자형 자세를 취한다.

2. 숨을 들이마시면서 필라테스 자세를 취한 다리로 아래에서 오른쪽으로 반원을 그리면서 올린다.

3. 숨을 내쉬면서 필라테스 자세를 취한 다리로 이번에는 왼쪽으로 반원을 그리면서 내려, V자형 자세로 돌아온다.

4. 두 손은 딱딱하게 굳은 시멘트 속에 묻혀 있고, V자형 자세의 몸은 움직일 수 없다고 상상하면서 하라.

5. 반원을 그리면서 다리를 돌릴 때, 움직이는 다리 무게를 상체가 지탱해야 한다. 따라서 두 손으로 매트를 깊게 눌러 회전에 따른 무게 변화를 수용한다.

6. 종전과는 반대로 원을 그린다. 원을 그리면서 숨을 들이마시고, 다 그리면 내쉰다. 허벅지 근육이 아니라 엉덩이와 복부 근육을 이용하여 원을 그려라. 다리 무게가 훨씬 가볍게 느껴질 것이다.

7. 3세트 반복하고, 두 다리를 내린다. 배를 깔고 엎드려 두 팔을 앞으로 뻗어 다음 동작을 준비한다.

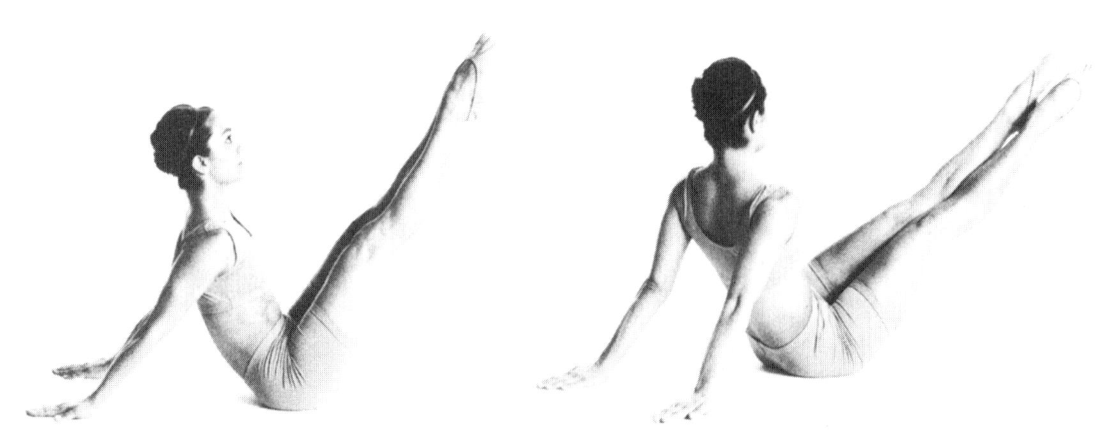

> 이 동작은 파워 하우스 근육에 초점이 맞춰져 있으며,
> 어깨의 앞부분과 몸을 지지하고 있는 두 팔 그리고
> 어깨와 어깨 사이의 가슴 부분을 이완시켜준다.

포커스 & 키포인트

어깨에 상처가 있거나 등이 약하면 이 동작은 건너뛰어라.
등에 통증을 느끼면 중지하고 매트에 누워 무릎을 가슴쪽으로
끌어당겨 등허리의 근육을 풀어 준다.

- 원을 그릴 때 들어올린 가슴과 곧게 편 팔을 고정시켜 유지하라.
- 목과 등이 밑으로 가라앉지 않도록, 가슴을 위로 들어올리고 상체를 두 손목에서 멀리 떨어뜨려라.
- 다리를 올리면서 그리는 원이 아래로 내리면서 그리는 원보다 중요하므로, 다리를 올리면서 원을 그릴 때 파워 하우스의 모든 힘을 사용하라. 다리를 원위치 시켰을 때 곧게 뻗은 두 다리를 코 높이까지 들어올리도록 하라.
- 어깨에 힘을 빼고 귀와 멀리 떨어뜨린다.
- 동작을 하는 동안 갈비뼈와 등을 곧게 펴 그 상태를 유지하라.
- 몸통 윗부분이 흔들리지 않도록 주의하며, 목을 길게 뺀다.
- 균형을 유지할 수 있는 한계점 이하로 두 다리가 내려가지 않도록 주의하라.
- 두 팔을 곧게 뻗은 자세를 유지하기 힘들면, 팔꿈치로 상체를 지지한다.

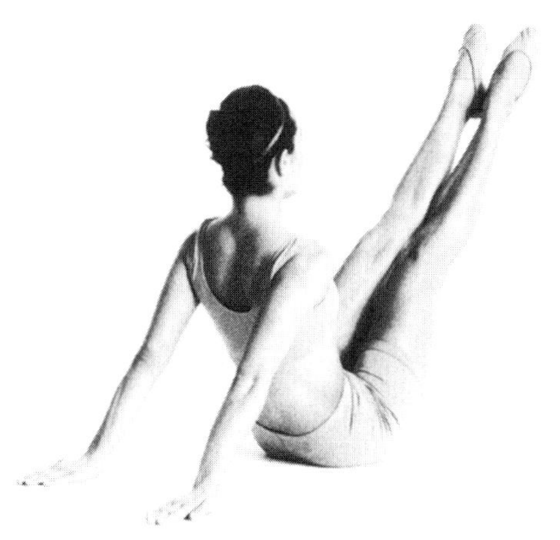
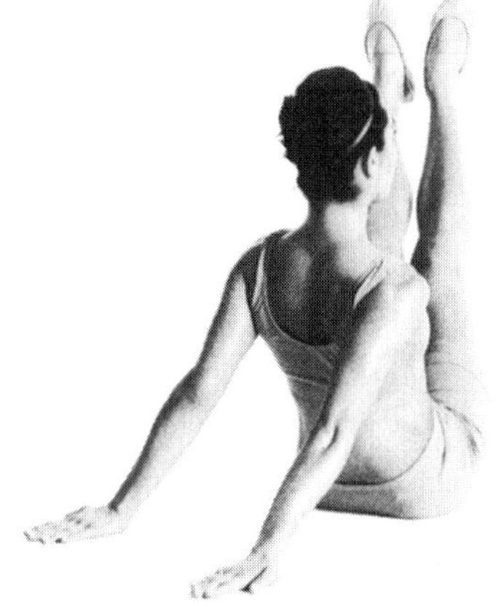

SWIMMING
27. 수영하기(고급자용)

1. 매트에 배를 깔고 엎드린다. 두 다리는 꼭 붙여 필라테스 자세로, 손가락 끝은 앞으로 쭉 뻗는다.

2. 배꼽이 척추뼈에 가깝도록 배를 움푹하게 넣는다. 오른팔과 왼쪽 다리를 공중으로 들어올리면서 숨을 들이마신다. 이 상태에서 머리와 가슴을 매트에서 떼어 들어올린다.

3. 똑같은 방식으로 왼팔과 오른쪽 다리를 들어올린다.

4. 다섯을 셀 동안 숨을 들이마시고 다시 다섯을 셀 동안 숨을 내쉬면서, 수영을 하듯 두 팔과 두 다리를 바꿔가며 익숙해질 때까지 실시한다.

5. 물 속의 바위 위에서 균형을 잡고, 그 바위에서 미끄러지지 않도록 조절하면서 동작을 하고 있다고 상상하면서 하라.

6. 2~3세트 반복하여(1세트는 다섯을 셀 동안 숨을 들이마시고, 다시 다섯을 셀 동안 숨을 내쉬는 동안에 하는 동작) 끝낸 후, 발꿈치 위에 걸터앉아 등허리의 근육을 풀어 준다.

7. 다음 동작을 위해 엎드려 두 다리는 모으고, 손등은 어깨와 접하도록, 손바닥은 매트에 닿도록 놓는다.

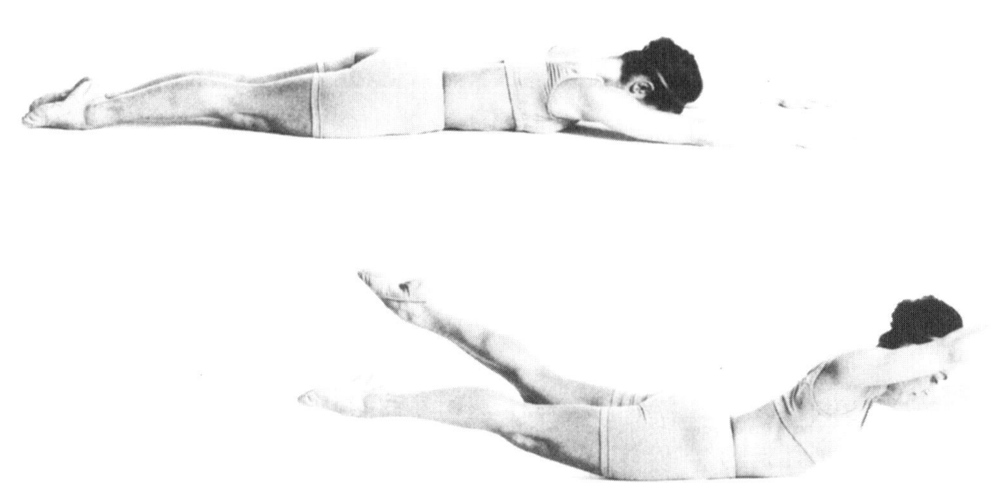

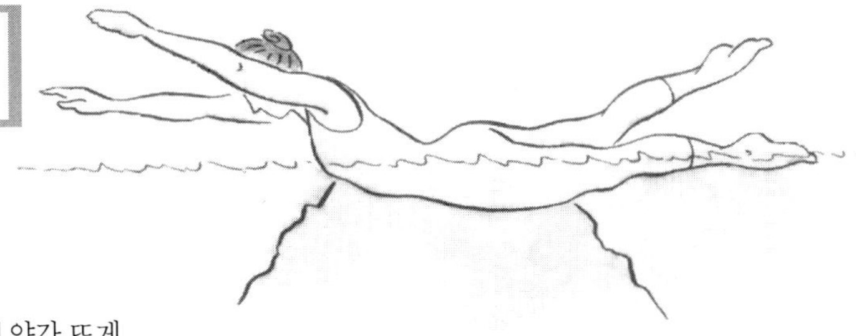

포커스 & 키포인트

- 동작을 하는 동안 몸의 중심을 공중에 약간 뜨게
  하고 이 상태를 단단하게 유지한다.
- 이 동작의 키포인트는 몸의 중심에서부터 조절해야 한다는 것이다.
- 파워 하우스를 이용하여 안정적으로 상·하체를 끌어올려 유지하고, 시선은 수면 위에 두도록 하라.
- 엉덩이를 타이트하게 조인 상태를 유지하여 등허리를 다치지 않게 보호하라.
- 손끝과 발끝을 반대 방향으로 곧게 뻗는데, 이때 상체는 앞으로 하체는 뒤로 뻗어나가는 기분으로 하라.
- 기를 발산한다는 기분으로 정수리를 길게 빼 목 뒷부분을 길게 늘인다.
- 동작을 하는 동안 가슴, 허벅지 그리고 팔다리가 매트에 닿지 않도록 주의하고, 가능한 팔다리를 곧게 뻗은 상태를 유지하라.
- 척추쪽으로 깊숙이 밀어넣은 배가 나오지 않도록 주의하라. 나올 경우 즉시 등허리로 느낄 수 있을 것이다.
- 목을 뒤로 젖히지 않도록 주의하라.

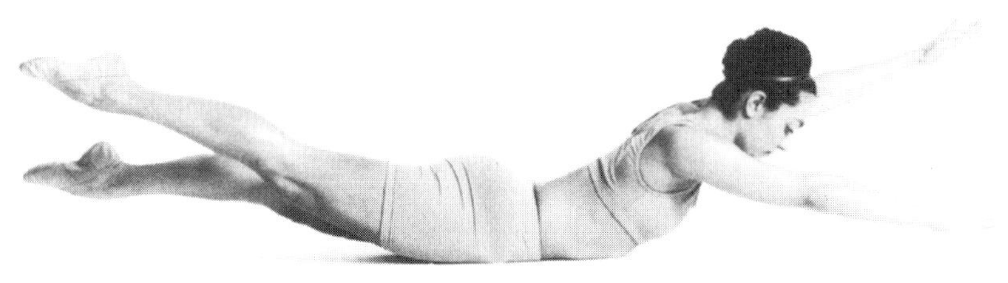

THE LEG PULL-DOWN

28. 다리 뒤로 들어올리기(고급자용)

1. 손등이 어깨와 접하도록 손바닥을 매트에 놓고, 배꼽이 척추뼈에 가깝도록 배를 움푹하게 넣은 상태를 유지하면서 팔을 곧게 뻗어 상체를 들어올린다.

2. 두 다리를 붙이고 두 다리 뒷부분에 힘을 주어 꽉 죄어 머리부터 발끝까지 일직선으로 만든다.

3. 발뒤꿈치를 매트쪽으로 밀면서 체중을 뒤로 옮긴다. 그리고 나서 발뒤꿈치를 중심으로 하여 몸을 앞뒤로 흔들어 준다. 배 주위에 줄이 매어 있어, 몸이 공중에 떠있다고 상상하라.

4. 아킬레스건을 준비운동시키기 위해 위의 동작을 2~3회 반복한다. 숨을 들이마시면서 한쪽 다리를 쭉 뻗어 그대로 위로 들어올리고, 숨을 내쉬면서 그 상태를 유지한다. 3번처럼 몸을 앞뒤로 흔든다.

5. 연속적으로 호흡하면서 다리를 바꾸어 실시한다.

6. 2~3 세트 반복하고 다음 동작을 위해 몸을 뒤집어 복부가 위로 향하도록 한다.

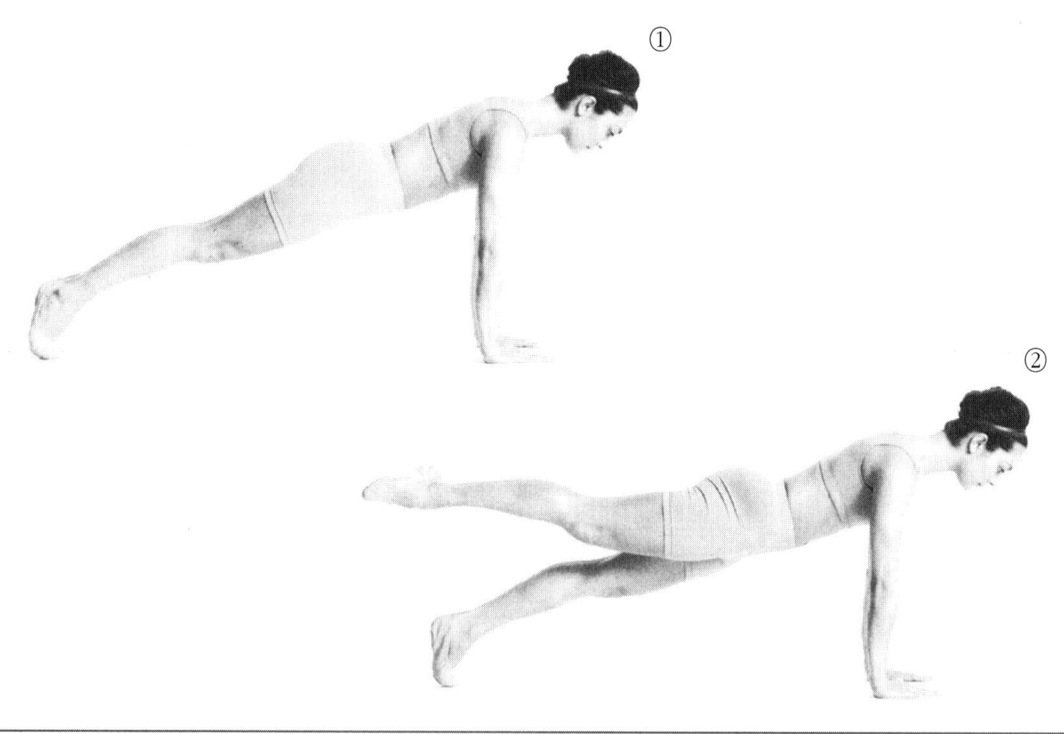

이 동작은 종아리와 아킬레스건을 이완시키면서
파워 하우스를 안정시키는 운동이다.

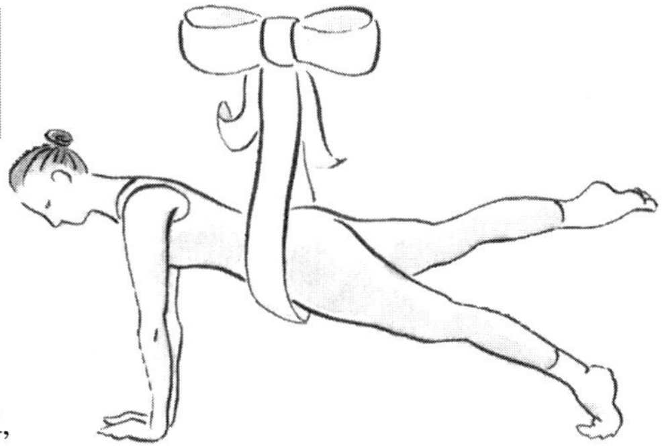

포커스 & 키포인트

- 동작을 하는 동안 몸의 중심을 단단하게 유지하라.
- 동작을 하는 동안 팔다리는 완전히 곧게 편 상태를 유지하고,
  체중이 손목으로 쏠리지 않도록 손목으로 상체를 밀어올린다고 생각하면서 하라.
- 배꼽이 척추뼈에 가깝도록 배를 움푹하게 넣은 상태를 유지하라!
- 목은 길게 빼고, 머리는 척추와 일직선이 되도록 하라.
- 머리와 복부가 아래로 처지지 않도록 하라.
- 다리를 들어올릴 때 엉덩이를 비틀어서는 안 된다.

④

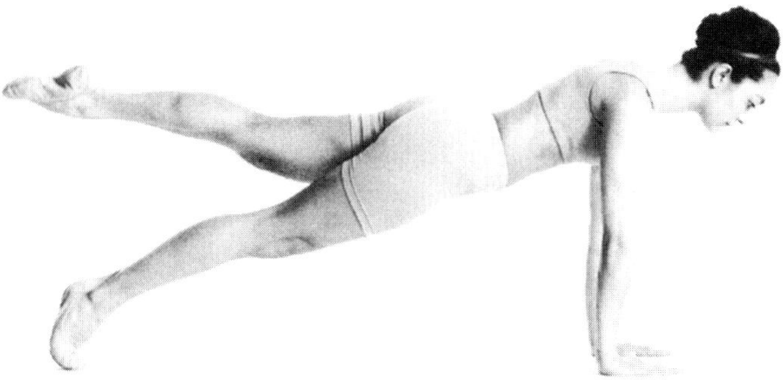

③

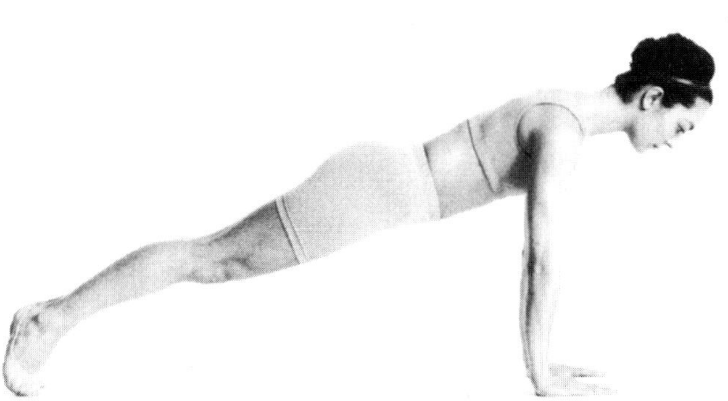

LEG PULL-UP
29. 다리 앞으로 들어올리기(고급자용)

1. 허리를 꼿꼿하게 세우고 앉아 두 손바닥을 옆구리 바로 밑 매트에 내려놓는다.

2. 엉덩이를 매트에서 들어올린다. 이때 두 다리를 길게 쭉 뻗은 상태에서 서로 타이트하게 조여, 몸 중심이 흔들리지 않고 단단하게 고정되도록 한다.

3. 곧게 쭉 뻗은 두 팔과 발끝으로 몸을 지지한다. 숨을 들이마시면서 발끝까지 곧게 편 오른쪽 다리를 가능한 높이 찬다. 이때 허리가 꺾이지 않도록 주의하라.

4. 가장 높이 차올린 지점에서 발을 앞으로 구부리고, 숨을 내쉬면서 다리를 천천히 아래로 내린다.

5. 발뒤꿈치가 매트 가까이 내려오면, 숨을 들이마시면서 발끝을 다시 곧게 펴고 다리를 위로 찬다.

6. 천장에 고정되어 내려온 끈이 엉덩이를 묶고 있어, 엉덩이가 밑으로 처지지 않도록 공중에 매달려 있다고 상상하면서 하라.

7. 위의 순서대로 3회 반복하고, 다리를 바꾸어 다시 3회 반복한다.

8. 엉덩이를 내려놓으면서 동작을 마무리하고, 매트에 두 무릎을 꿇고 앉아 다음 동작을 준비한다.

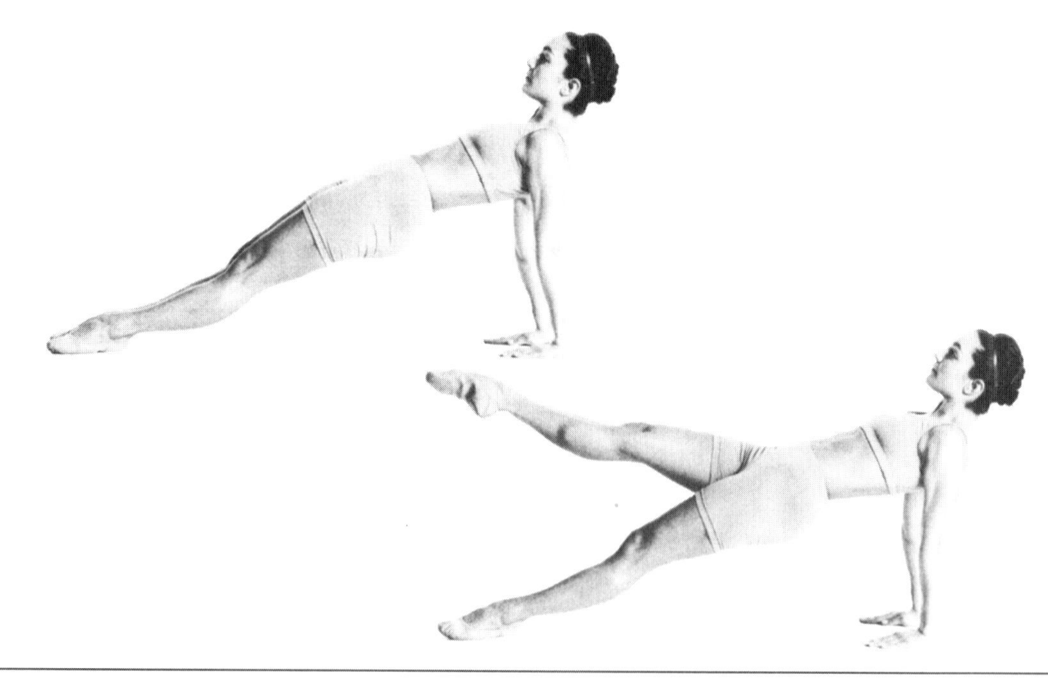

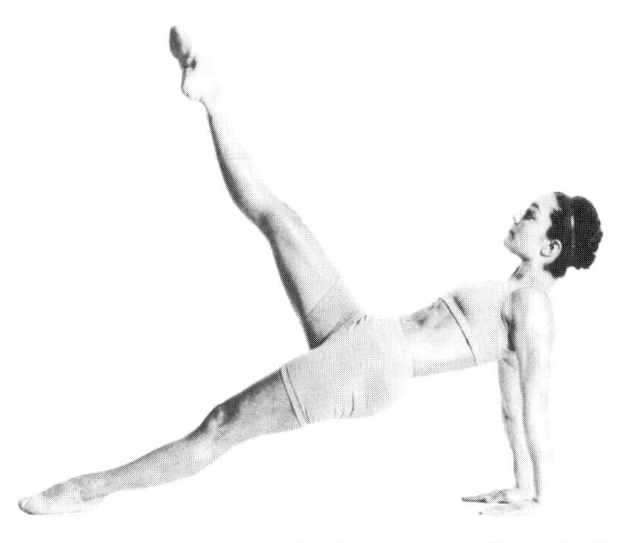

포커스 & 키포인트

손목이나 어깨의 상태가 좋지 않다면 이 동작은 건너뛰어도 좋다.

- 동작을 하는 동안 들어올린 몸의 중심을 단단히 고정시켜 유지하라.
- 손목과 어깨에 체중이 실리지 않도록, 두 팔을 손목으로부터 곧게 뻗어올려야 한다.
- 엉덩이가 밑으로 처지지 않도록, 엉덩이 아래에 길고 뾰족한 못들이 깔려 있다고 상상하면서 하라.
- 다리를 찰 때 배가 볼록 나오지 않도록(배꼽이 척추뼈에 가깝게) 배를 움푹하게 넣은 상태를 유지하라.
- 목과 어깨가 밑으로 처져서는 안 된다.
- 동작을 하는 동안 다리는 곧게 뻗어 있어야 한다. 무릎을 굽히지 마라. 굽힐 경우 엉덩이 부분에 운동효과를 얻지 못할 것이다.
- 가슴에 턱을 괴어라. 좀더 강도 높은 운동수준을 원한다면, 머리와 목이 척추와 일직선이 되게 하여 동작을 하라.

KNEELING SIDE KICKS
30. 무릎 꿇고 다리 차기(고급자용)

1. 매트에 무릎을 꿇고 앉는다. 오른쪽 어깨 바로 아래에 엉덩이와 일직선이 되도록 오른손바닥을 내려 놓는다. 이때 손가락은 몸 바깥쪽으로 뻗는다.

2. 왼손을 머리 뒤에 붙여, 팔꿈치가 천장을 향하도록 한다.

3. 왼쪽 다리를 매트와 평행하도록 곧게 뻗어 들어올린다. 몸통을 바닥에 의지하여 몸의 중심을 단단하 게 고정하라. 다리를 가능한 엉덩이 높이까지 들어올리면 좋지만, 균형을 잃을 정도로 들어올려서는 안 된다. 허리에 천장으로부터 내려온 밧줄이 매여 있어 몸이 공중에 떠있다고 상상하면서 하라.

4. 숨을 들이마시면서 마치 앞에 공이 있어 그 공을 차듯, 들어올린 높이를 유지하면서 곧게 편 왼쪽 다 리로 찬다. 이때 허리가 앞으로 쏠리거나 굽어지면 안 된다.

5. 숨을 내쉬면서 곧게 뻗은 왼쪽 다리를 들어올린 높이를 유지하면서 뒤로 찬다. 이때 엉덩이가 흔들 리거나 복부가 앞으로 쏠리면 안 된다.

6. 다리를 앞뒤로 차는 동안 정수리가 상상의 벽에 밀착돼 몸이 고정되어 움직이지 않는다고 상상하면 서 하라.

7. 위의 순서대로 4회 반복한 후, 다리를 바꾸어 다시 4회 반복한다.

8. 엉덩이를 매트에 내려놓고 발꿈치를 엉덩이쪽으로 가져가면서 동작을 마무리한다.

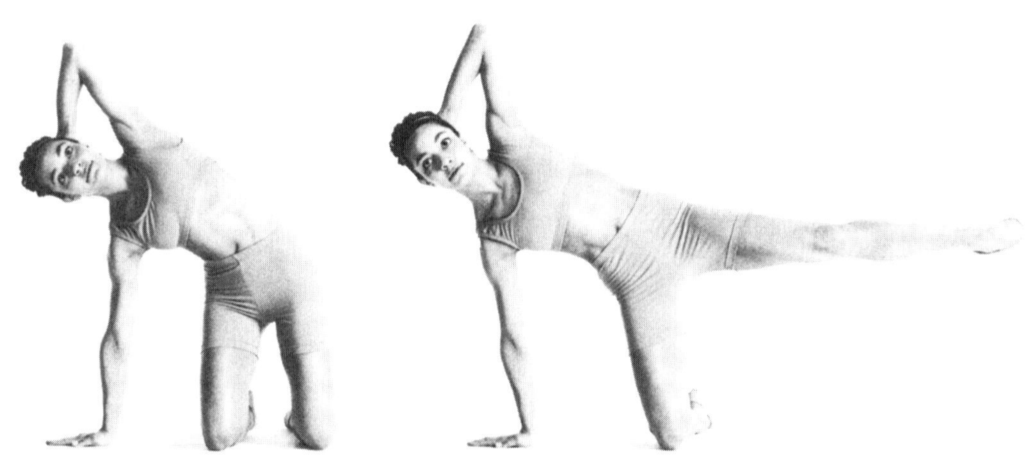

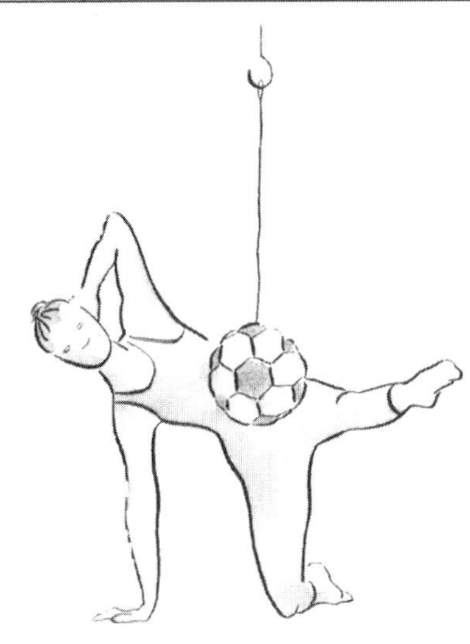

포커스 & 키포인트

무릎의 상태가 좋지 않으면 이 동작은 건너뛰어도 좋다. 이 동작은
사이드 킥 시리즈에 바탕을 두고 있으므로 참고하라.

- 다리를 앞뒤로 찰 때, 상체가 움직이지 않도록 단단히 고정시켜
  유지하라.
- 동작을 하는 동안 가슴과 어깨를 쫙 편 상태를 유지할 수 있도록,
  팔꿈치를 천장쪽으로 들어올려라.
- 동작을 하는 동안 배꼽이 척추뼈에 가깝도록 배를 움푹하게 넣은 상태를 유지하고 엉덩이를 고정시켜라.
- 머리가 척추와 일직선이 되도록 하라.
- 어깨나 목이 아래로 처지지 않도록 하라.
- 처음에는 다리를 작게 차고, 균형을 잡거나 조절하는데 좀더 심혈을 기울인다. 숙달이 되어 다리를 차도 몸통
  이 움직이지 않는 경지에 이르게 되면, 다리를 좀더 크게 벌려 찬다.

노트 : 좀더 강도 높은 운동수준을 원한다면, 무릎을 꿇은 자세에서 균형을 잡고 앞쪽의 사이드 킥 시리즈에
　　　나와 있는 다른 다양한 자세들을 실시해본다.

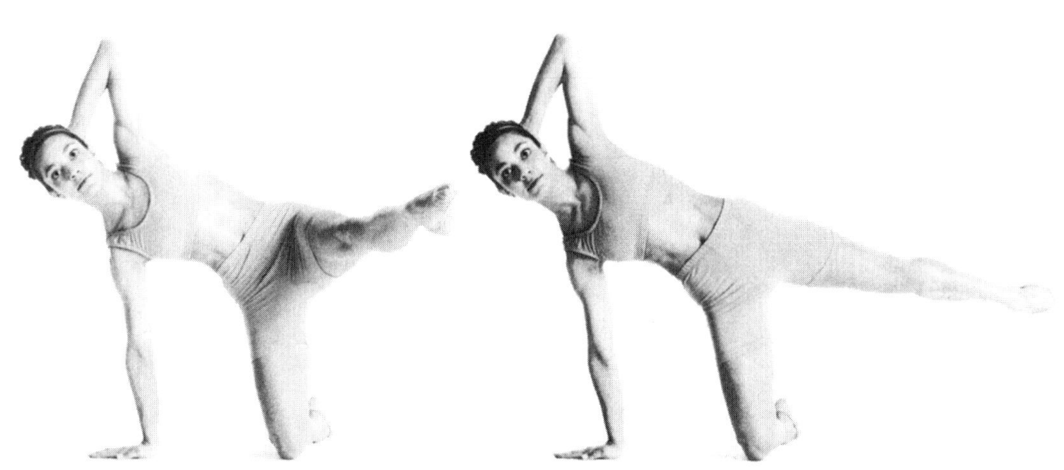

MERMAID/SIDE BENDS
31. 인어처럼 몸 이완하기(고급자용)

1. 오른쪽 다리에 기대어 옆으로 앉아 두 무릎을 붙이고 살짝 구부린다. 이때 왼발이 오른발 앞에 위치 하도록 걸쳐놓는다.

2. 오른손바닥을 어깨 바로 밑 매트에 올려놓아 기울어진 몸을 지지한다. 이때 손가락 끝은 몸바깥쪽으 로 향한다. 왼손은 정강이 위에 자연스럽게 올려놓는다.

3. 오른팔을 곧게 펴 매트를 누르면서 왼발을 오른발에 겹치도록 올려놓는다. 머리부터 발끝까지 곧게 뻗어 일직선이 되도록 몸을 들어올리고, 오른손과 매트에 닿은 오른발측면으로 몸의 균형을 유지한다.

4. 머리를 천장을 향해 돌리고 왼쪽 어깨뼈에 닿을 듯이 턱을 내린다. 천천히 숨을 내쉬면서 손가락 끝 이 다리쪽으로 향하도록 다리를 따라 왼팔을 쭉 뻗는다. 이때 엉덩이가 아래로 약간 처져도 괜찮지 만, 몸 오른쪽 부분(매트와 가까운 몸측면)이 확실히 이완되는 느낌을 받아야 한다.

5. 숨을 깊게 들이마시면서 왼팔을 들어올려 귀와 나란하도록 머리 위로 곧게 뻗는다. 이때 엉덩이가 올라가도 상관없다. 머리는 척추와 일직선이 되도록 한다. 몸 왼쪽 부분이 확실하게 이완되는 느낌 을 받아야 한다.

6. 3회 반복하고 난 후, 엉덩이를 매트에 내리고 왼손으로 발목을 잡는다. 그리고 오른쪽 옆구리를 이완 시키기 위해 오른팔을 머리 위로 올려 다리쪽으로 구부린다. 방향을 바꾸어 위의 순서대로 반복한다.

7. 엉덩이를 매트로 내리면서 동작을 마무리한다. 다음 동작을 위해 허리는 꼿꼿하게 세우고 두 다리는 앞으로 쭉 펴고 앉아 두 손바닥을 엉덩이 옆 매트에 내려놓는다.

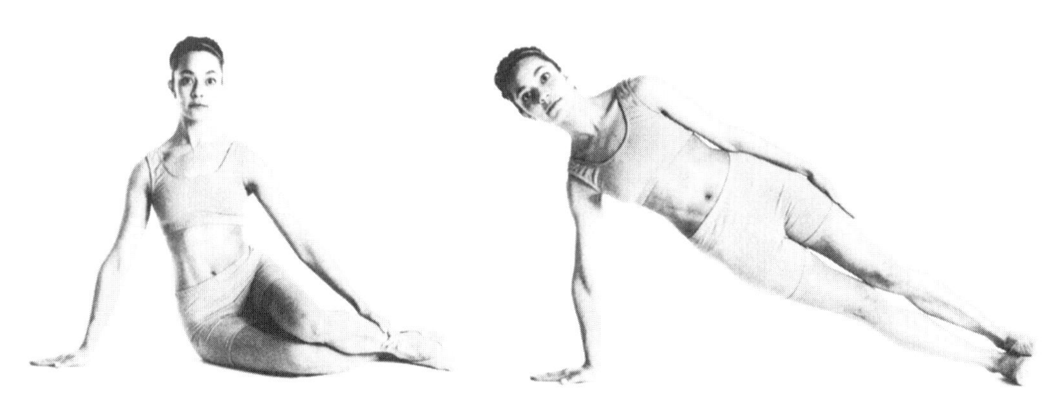

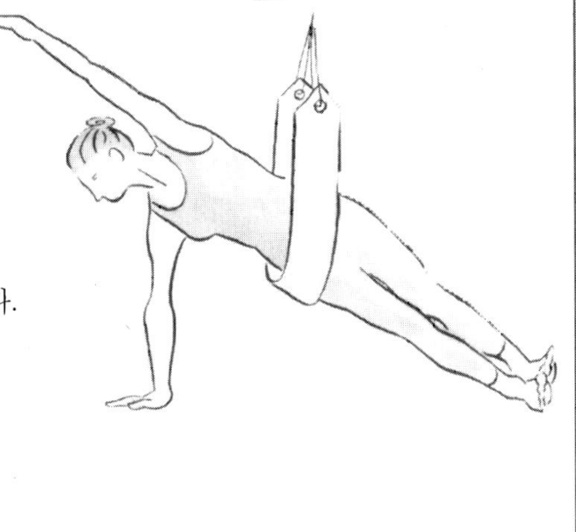

포커스 & 키포인트

손목과 어깨의 상태가 좋지 않다면, 이 동작은 건너뛰어도 좋다.

- 동작을 하는 동안 몸을 단단히 고정시켜 균형을 유지해야 한다.
- 이 동작의 키포인트는 동작을 하는 동안 어깨부터 발끝까지 공중에 떠있는 상태를 유지하는 것이다.
- 몸의 중심을 단단하게 고정시키고 엉덩이를 들어올린 상태를 유지하라.
- 균형을 잡을 수 있도록 동작을 천천히 하면서 조절하라.
- 어깨나 손목에 체중이 실리지 않도록 주의하라.
- 머리 위로 팔을 뻗을 때, 귀와 나란하도록 쭉 뻗어라. 이때 몸이 앞으로 쏠리지 않도록 주의하라.
- 한쪽 팔만 매트에 고정시킨 채 몸 전체가 일직선이 되도록 들어올리는 동작은 어려운 동작이므로 사전에 연습이 필요하다. 연습동작은 다음과 같다. 엉덩이는 매트에 댄 채, 오른팔을 쭉 뻗고 머리를 왼쪽 어깨쪽으로 돌린다. 이 동작이 쉽다고 느껴지면 엉덩이를 들어올려 몸을 일직선으로 유지한 채, 숨을 한번 쉬는 동안 균형을 잡아본다. 마지막으로 연습동작을 모두 연결해 실시한다.

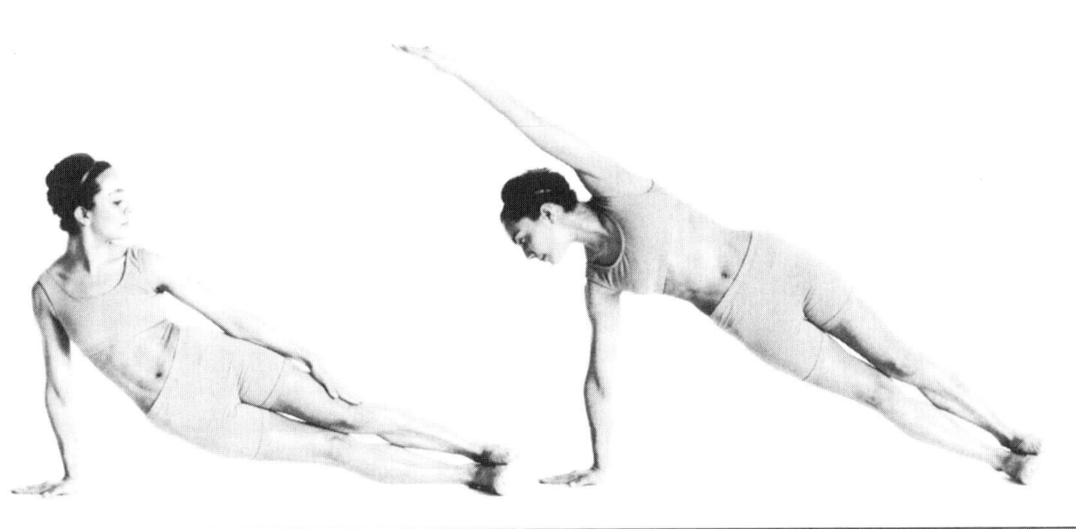

THE BOOMERANG

32. 부메랑 만들기(고급자용)

1. 허리를 꼿꼿하게 펴고 앉아 다리를 앞으로 쭉 뻗고, 오른쪽 발목을 왼쪽 발목 위에 올려놓는다. 엉덩이를 들어올릴 때 몸을 지지할 수 있도록, 두 손을 각각 엉덩이 옆에 놓고 매트를 누른다.

2. 숨을 들이마시고, 상체를 뒤로 젖히면서 다리를 머리 위로 말아올린다. 이때 목이 꺾어질 때까지(목을 넘어 몸이 완전히 한바퀴 회전할 때까지) 말아올리지 않도록 주의한다.

3. 이 자세를 유지하고, 왼쪽 발목이 오른쪽 발목 위에 오도록 다리를 교차시키면서 숨을 내쉰다.

4. 숨을 들이마시고 상체를 들어올려 티저의 V자형 자세를 취한다. 두 팔은 발끝을 향해 곧게 뻗는다.

5. 균형을 잡고, 두 팔을 서서히 등뒤로 돌려 손을 맞잡는다. 이때 두 손은 몸통에서 가능한 멀리 떨어지도록 길게 쭉 뻗는다.

6. 숨을 내쉬면서 두 다리가 매트에 닿을 때까지, 그리고 코가 두 무릎에 닿을 때까지 균형을 잘 잡으면서 천천히 몸을 아래로 숙인다. 이때 두 팔은 곧게 편 상태에서 자연스럽게 계속 위로 올린다.

7. 이 상태에서, 맞잡았던 손을 풀고 밖으로 원을 그리면서 발끝으로 두 손을 모은다.

8. 위의 순서대로 4회 실시한다.

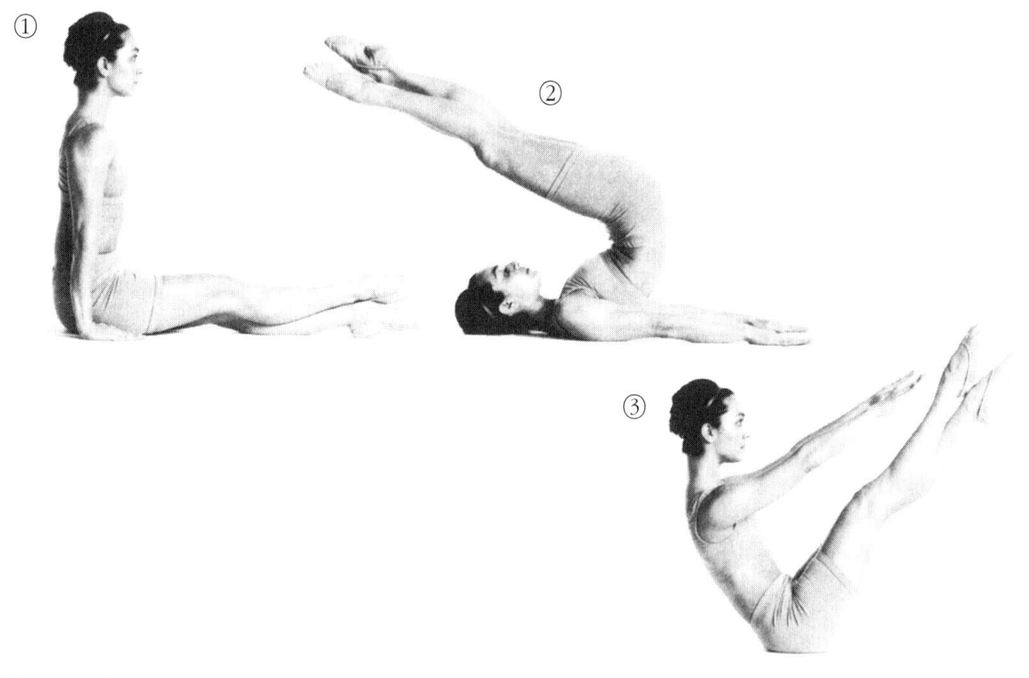

> 이 동작은 모든 매트운동을 포함한 가장 포괄적인
> 매트운동 중 하나로, 거의 모든 몸 근육을
> 이완시키고 강화시키는 운동이다.

포커스 & 키포인트

이 동작은 처음에 매우 어렵다고 느낄지도 모르나, '티저 동작'이나
'고급자용, 다리 들어올리기' 동작을 떠올리면 좀더 쉽게 이해하고 행할 수 있다.

- 동작이 엉성하게 되지 않도록 몸을 단단하게 고정시켜 유지하고, 파워 하우스에서부터 동작을 시작하라.
- 두 팔은 가능한 한 곧게 뻗고 다리를 공중으로 들어올릴 때에는 매트를 손바닥으로 힘껏 누른다.
- 공중에서 다리를 교차시킬 때, 어깨 견갑골에 체중을 실어 균형을 잡아라.
- 당신의 어깨가 매우 유연하더라도, 어깨에서 '딱' 소리가 날 때까지 두 팔을 들어올려서는 안 된다.
- 다리 위로 상체를 구부릴 때 목에 힘을 빼 긴장을 풀어라. 그러나 너무 오래 목에 힘을 빼고 있으면 동작을 역동적으로 순서대로 연결시킬 수 없으므로 주의하라.
- 목이 꺾어질 때까지 몸을 말아올려서는 안 된다.
- 티저의 V자형 자세에서 균형을 잡은 후, 두 다리가 매트로 떨어지지 않도록 주의한다. 두 다리와 몸통을 아래로 천천히 내릴 때, 몸이 물 속에서 둥둥 떠있다고 상상하면서 하라.

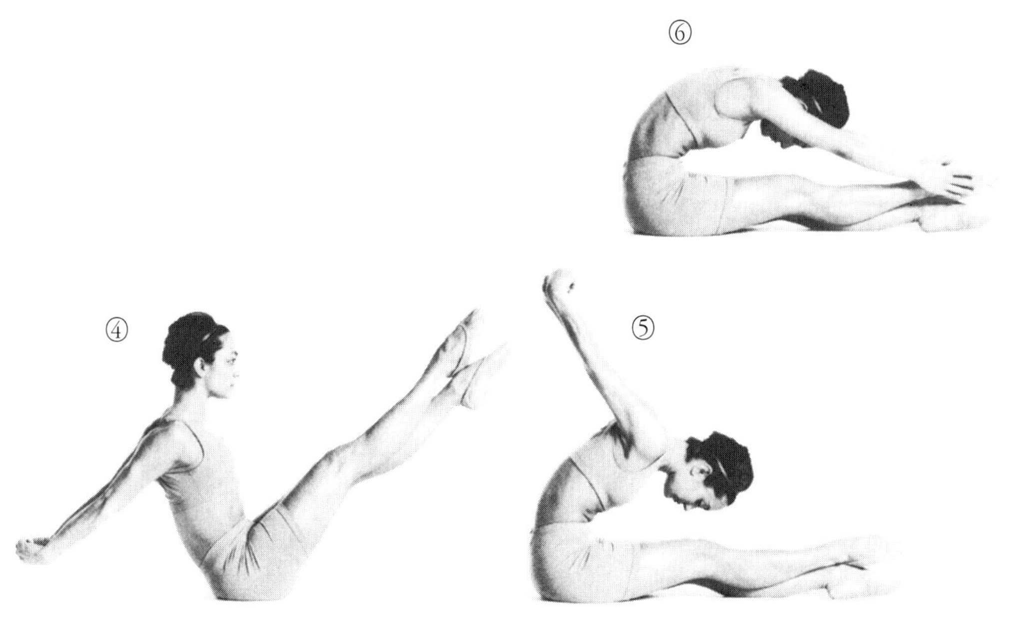

THE SEAL
33. 몸 감싸 굴리기

1. 매트에 앉아 두 무릎을 가슴쪽으로 끌어당기고 두 발뒤꿈치를 모아 붙인다. 두 발뒤꿈치를 붙인 상태에서 두 무릎을 어깨넓이만큼 벌리고, 손을 다리 아래에서 위로 넣어 발목을 감싸잡는다. 그리고 두 손으로 두 발을 들어올려, 꼬리뼈로 균형을 잡는다.

2. 숨을 들이마시면서 배꼽이 척추뼈에 가깝도록 배를 움푹하게 넣어라.

3. 두 발을 몸쪽으로 잡아당기면서 몸을 뒤로 굴린다. 이때 목이 꺾어질 때까지 굴리지 않도록 주의한다. 두 발이 머리 위로 올라갈 때까지 두 다리를 들고, 어깨 견갑골로 균형을 잡는다(백워드 자세).

4. 이 자세를 유지하면서, 물개가 앞발로 박수를 치듯 두 발바닥으로 3회 박수를 친다.

5. 숨을 내쉬면서 몸을 앞으로 굴린다. 이때 턱은 가슴쪽으로 밀어넣고, 발목은 몸쪽으로 잡아당긴다.

6. 앉은 자세(포워드 자세)에서 균형을 잡고, 두 발바닥으로 3회 박수를 친다.

7. 당신의 몸이 흔들의자라고 생각하고, 뒤집어지지 않는 범위 안에서 앞뒤로 흔들면서 균형을 잡고 있다고 상상하라.

8. 등 근육을 위아래로 마사지한다는 느낌을 가지고 위의 순서대로 6회 반복한다.

9. 좀더 강도 높은 운동수준을 원한다면 위의 순서대로 반복 후 6회째 백워드 자세에서 발목을 잡고 있던 손을 놓고, 두 발목을 교차시킨 후 구르면서 일어선다. 몸을 앞으로 굴릴 때 파워 하우스와 두 팔의 힘을 이용하라.

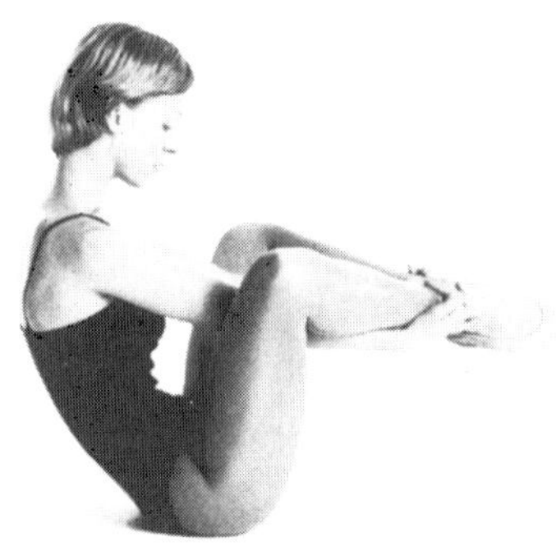
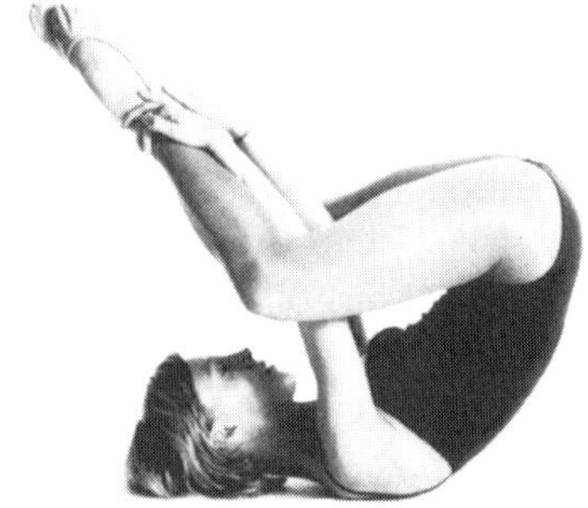

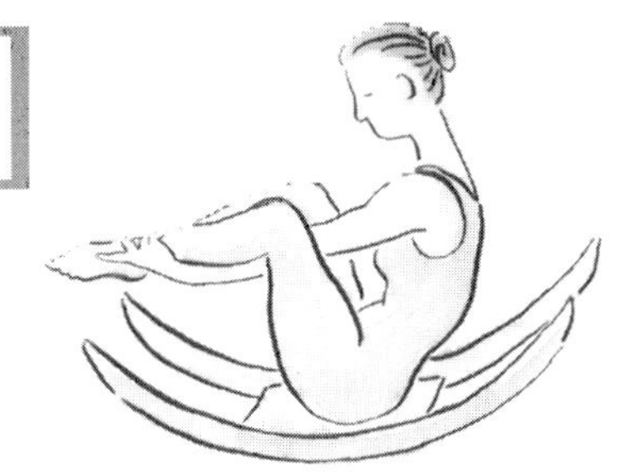

포커스 & 키포인트

목의 상태가 좋지 않다면, 이 동작은 건너뛰어도 좋다.

- 백워드와 포워드 자세에서 균형을 유지하려면 두 발은 매트에서 약간만 들어올려져야 한다.
- 동작을 하는 동안 잊지 말아야 할 것은, 아주 편한 마음으로 즐거움을 느끼면서 해야 한다는 것이다. 지금까지 해왔던 힘든 매트운동 끝에 하는 것이므로 '디저트 동작'이라고 불리기도 한다.
- 파워 하우스로 몸을 조절하고, 호흡을 이용하여 몸을 앞뒤로 굴려라.
- 머리 위로 다리를 들어올릴 때에는 다리를 약간 이완시킨다. 이때 엉덩이를 공중에 띄우는 듯한 느낌이 아닌, 위에서 아래로 눌러주는 듯한 느낌을 가지고 해야 한다.
- 머리를 앞뒤로 젖힐 때 생기는 힘을 이용하여 몸을 굴리지 마라. 동작을 파워 하우스에서 시작하고, 몸을 움직일 수 있는 추진력을 얻기 위해 발목을 가슴쪽으로 잡아당겨라.
- 목이 꺾어질 정도로 몸을 굴리지 마라. 그렇다고 너무 조금 굴리지도 마라. 어깨 견갑골에 체중을 실을 수 있을 정도까지 굴리고 이 상태를 유지하라.
- 이 동작은 휴식을 취하듯 자연스럽게 하는 것이 목적이다. 몸을 굴릴 때 어깨와 다리에 긴장을 주지 않도록 주의하라.
- 백워드 자세에서 발바닥으로 박수를 치는 동작이 너무 어렵다면, 백워드 자세에서는 하지 말고 포워드 자세에서만 실시한다.

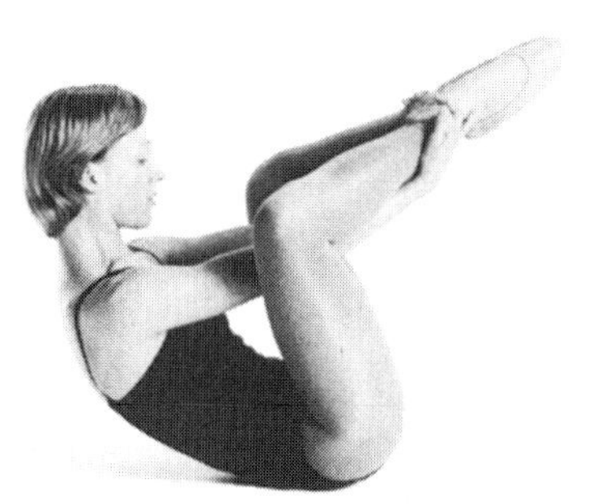

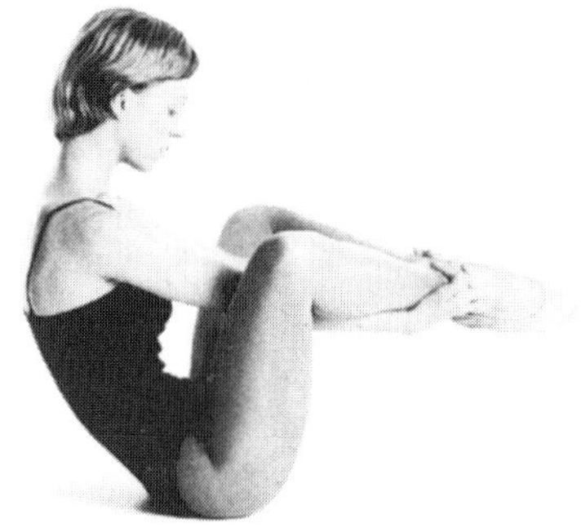

PUSH-UPS
34. 푸시업하기(고급자용)

1. 필라테스 자세로 서서 숨을 깊게 들이마시면서 배꼽이 척추뼈에 가깝도록 배를 움푹하게 넣어라.

2. 숨을 내쉬면서 손바닥이 매트에 닿도록 발 앞에 두 손을 내려 매트에 놓는다. 다리 뒷근육이 이완될 때까지 매트를 따라 두 손을 앞으로 쭉 뻗는다.

3. 숨을 들이마시면서 두 손을 계속 천천히 이동시켜 어깨 바로 밑에 위치하도록 한다.

4. 숨을 내쉬면서 몸이 일직선이 될 때까지 엉덩이 높이를 낮춘다. 허리띠에 천장에서 내려온 강력한 스프링이 부착되어 있어 공중에 몸이 떠있다고 상상하라.

5. 숨은 보통 때와 똑같이 쉬면서 팔꿈치를 옆구리에 밀착시킨 채 푸쉬업을 3회 실시한다.

6. 마지막 푸쉬업을 하고, 가슴을 다리쪽으로 가져가면서 몸 중앙을 접는다. 손바닥과 발꿈치를 매트에 힘주어 누를 때 숨을 내쉰다. 이때 몸을 완벽하게 이완시키기 위해 배꼽이 척추뼈에 가깝도록 배를 움푹하게 넣은 상태를 유지하라. 몸 중앙에 스프링이 달려 있어 위로 올려진다고 상상하라.

7. 숨을 들이마시면서 두 손을 발쪽으로 이동시킨다. 이때 두 다리는 최대한 곧게 편 상태를 유지한다.

8. 숨을 내쉬면서 몸을 똑바로 일으켜 세운다. 위의 순서대로 3회 반복한다. 이제 당신은 필라테스 매트 운동 전체 프로그램을 모두 끝마쳤다!

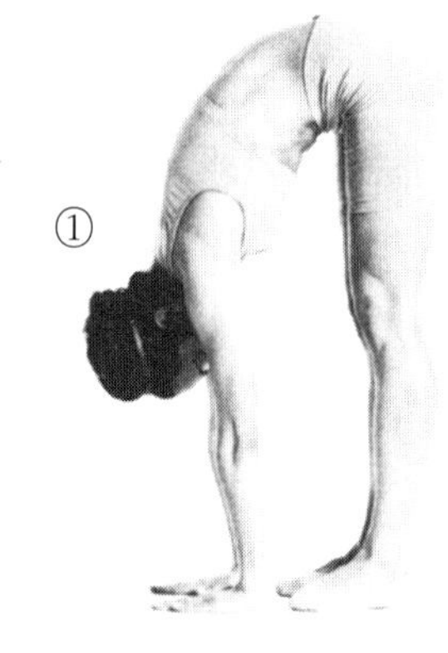

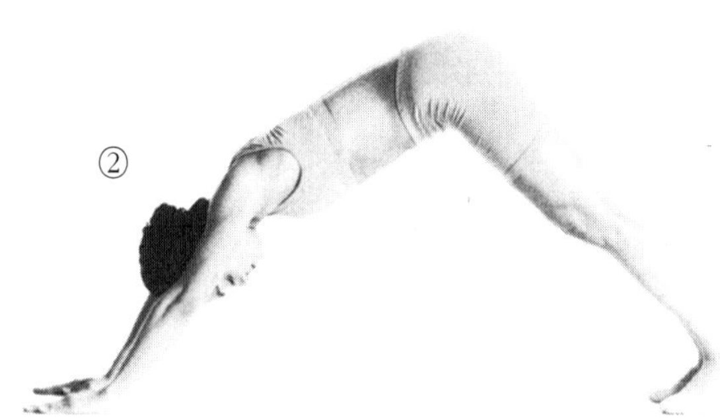

일반적인 푸쉬업은 어깨, 가슴, 팔 그리고 등 윗부분의 근육을 강화시키는 데 중점을 두고 있으나, 필라테스 푸쉬업은 그 외에도 어깨와 오금까지 이완시킨다.

포커스 & 키포인트

손목이나 어깨의 상태가 좋지 않다면 이 동작은 건너뛰어라.

- 푸쉬업을 할 때 팔꿈치는 옆구리에 붙이고, 몸은 단단히 고정시켜라.
- 이 동작을 하는 동안 잊지 말아야 할 것은 배꼽이 척추쪽으로 가깝도록 배를 밀어 넣고 엉덩이와 두 다리를 타이트하게 조여 몸의 중심을 단단히 고정시켜야 한다는 것이다.
- 머리부터 발끝까지 일직선을 이루도록 하라. 턱이 매트에 닿을 정도까지 몸을 아래로 내린다고, 올릴 때에는 몸을 손목으로 밀어올린다고 생각하면서 하라.
- 몸 전체를 완벽하게 고정시켜 푸쉬업을 하라. 동작은 작게, 그리고 천천히 하라.
- 어깨에 체중을 싣지 마라. 몸이 흐트러져 몸 가운데 부분이 아래로 쳐지게 된다.
- 푸쉬업을 할 때, 고개를 숙이지 마라. 옆구리에 팔꿈치를 붙인 상태에서 동작을 하는 게 너무 힘들다면, 팔꿈치를 약간 떼고 해도 좋다. 그러나 습관화하지는 마라!

노트 : 좀더 강도 높은 운동수준을 원한다면, 다리 하나로 균형을 유지하면서 푸쉬업을 하라. 한쪽 다리를 들어 올린 채 푸쉬업을 해야 한다는 것을 제외하고는 모두 동일하다. 다리를 바꾸어 같은 순서대로 실시한다.

- 한쪽 다리로 푸쉬업을 하고 나서 발쪽으로 두 손을 이동시킬 때, 공중으로 들어올린 다리는 더 높게 들어올려, 그 다리의 높이를 유지하면서 두 손을 동시에 매트에서 떼어낸다. 아라베스크 동작처럼 두 팔은 앞으로 곧게 쭉 뻗고, 몸 뒤의 다리도 길게 쭉 뻗는다. 다른쪽 다리로 푸쉬업 동작을 실시하기 전에 두 발을 모으고 선다.

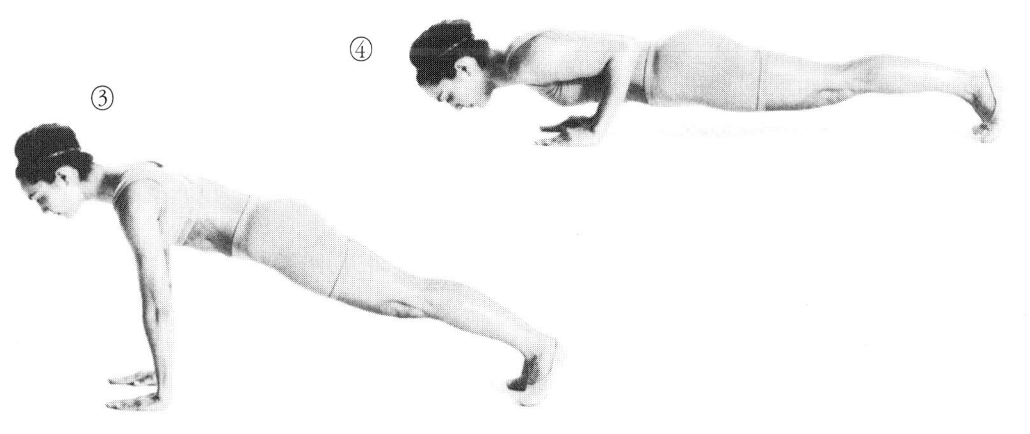

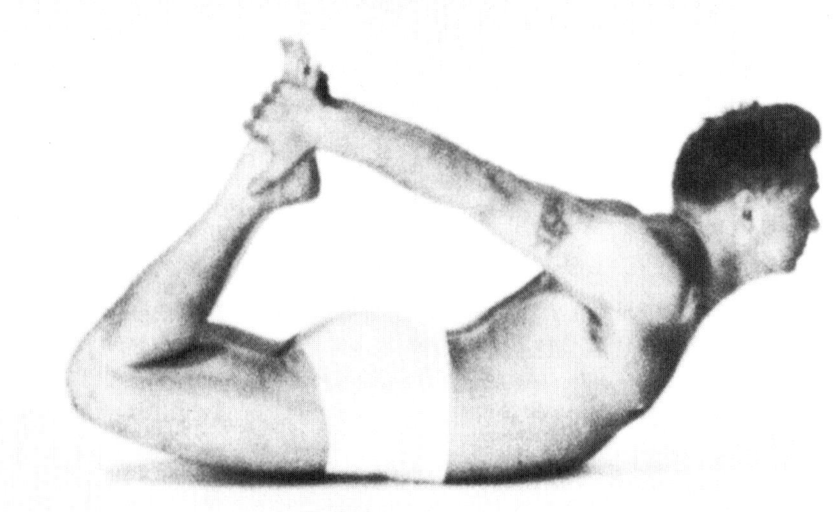

조제프 필라테스가 '최고급자용, 몸 흔들어 굴리기' 동작을 시범으로 직접 보여 주고 있다.

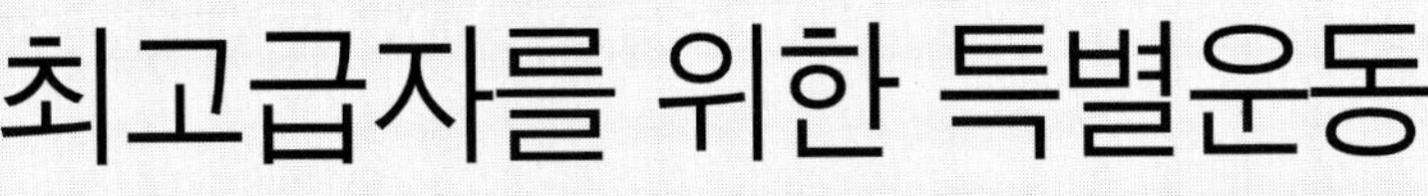

최고급자를 위한 특별운동

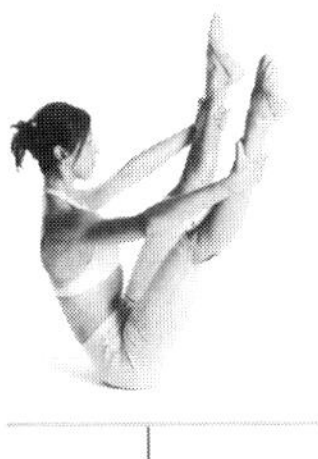

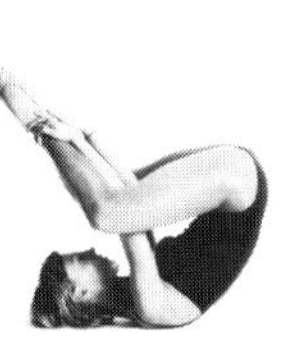

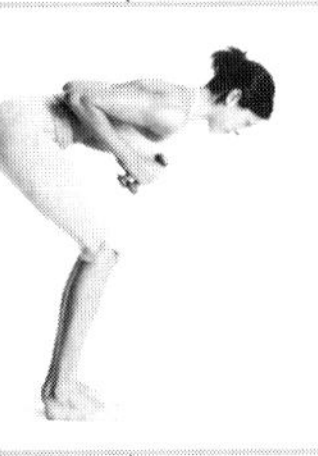

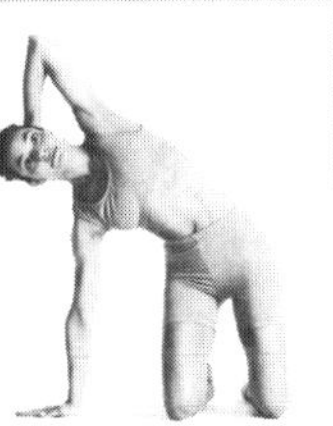

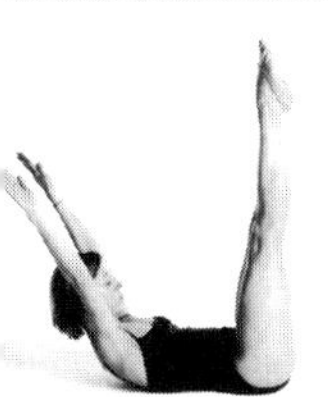

이 운동은 당신의 운동수준이
최고급으로 진행되었을 경우 실시하는 것으로,
대부분 기구운동에서 채택·응용되었다.
여기에서 소개된 여섯 가지 운동을
반드시 모두 해야 할 필요는 없으며
당신의 현재 운동수준에 비추어 볼 때,
무리라고 생각되면 건너뛰어도 좋다.

ROWING Ⅲ
노젓기 Ⅲ

1. 허리를 꼿꼿이 세워 앉아 두 다리를 앞으로 곧게 뻗고 힘을 주어 타이트하게 모은다. 이때 두 발은 자연스럽게 놓거나 살짝 힘을 준다.

2. 팔꿈치 윗부분을 각각 옆구리에 붙이고 엉덩이를 타이트하게 조여, 상체를 아까보다 더 곧게 세운다.

3. 숨을 들이마시면서 팔을 대각선을 그리며 위로 곧게 뻗는다. 이때에도 어깨가 아닌 등을 곧게 세운다.

4. 숨을 내쉬면서 마치 무거운 지레를 내리 누르듯 손바닥을 아래로 내린다. 이때 가슴은 쫙 펴 세운 상태를 유지하고, 어깨는 내린다.

5. 다시 숨을 들이마시면서 팔이 귀와 닿도록 머리 위로 들어올린다. 이때 등이나 어깨가 처지거나 굽어지지 않도록 주의한다.

6. 숨을 내쉬면서 곧게 편 두 팔을 어깨와 나란하도록 양 방향으로 내린다. 이때 손바닥은 아래로 향하고, 두 손은 시야 안에 있어야 하며, 가슴과 등은 곧게 편 상태를 유지해야 한다.

7. 처음 자세로 되돌아와, 위의 순서대로 3~5회 반복한다.

8. 손바닥을 아래로 향하게 하여 엉덩이 옆에다 놓고 '노젓기 Ⅳ' 동작으로 넘어간다.

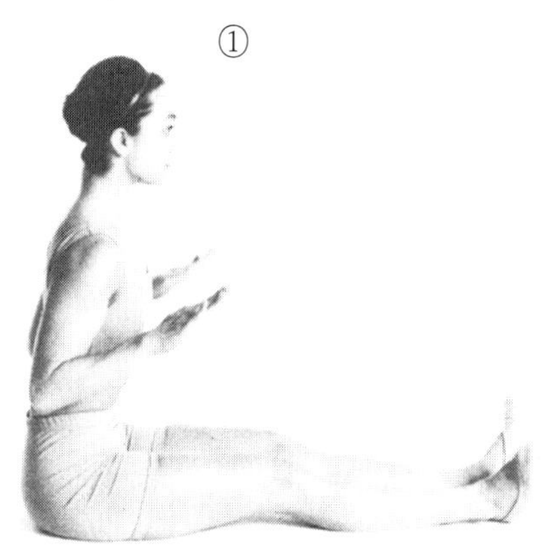

①

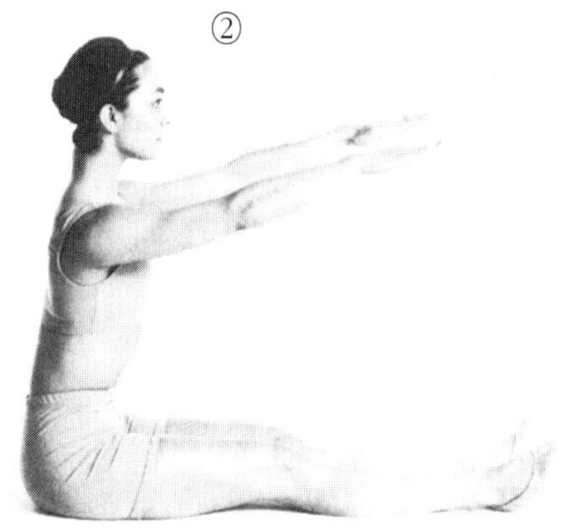

②

> 노젓기 III의 목표는 자세 교정과 복부 조절이다.
> 이 동작의 초점은 상체 운동이지만, 먼저 하체의 안정이 뒷받침되어야만 한다.

포커스 & 키포인트

단순하게 팔로 원을 그리는 것처럼 느껴지더라도 횟수를 세면서 정확하게 동작을 수행하라!

- 동작을 하는 동안 필라테스 자세를 유지하여 엉덩이와 두 다리를 타이트하게 조여라.
- 몸통을 꼿꼿하게 세우고, 허리를 꽉 죄며, 어깨가 올라가지 않도록 주의하라.
- 꼬리뼈가 밑으로 내려가지 않도록 곧게 펴 들어올린 가슴을 약간 앞으로 내민다.
- 정수리에서부터 머리를 끌어올려, 목 뒷부분이 곧게 펴지도록 한다. 목 근육을 이완시키기 위해서는 어깨를 최대한 아래로 처지게 한다.

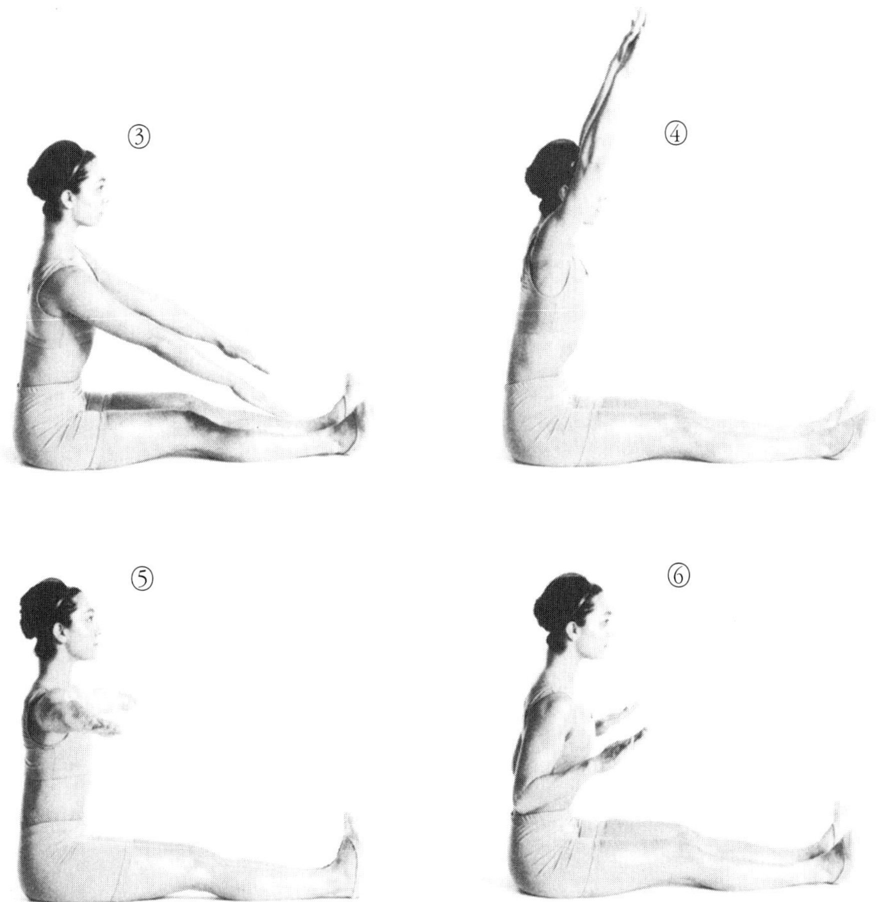

161

ROWING IV
노젓기 IV

1. 허리를 꼿꼿이 세워 앉아 두 다리를 앞으로 곧게 뻗고 힘을 주어 모은다. 두 발은 몸통쪽으로 구부리고(발가락이 아니라 발목을), 손바닥은 각각 옆구리 바로 아래에 놓는다.

2. 숨을 들이마시면서 척추뼈에 가깝도록 배를 움푹하게 넣은 상태를 유지한다. 머리와 가슴을 다리쪽으로 구부린다. 상체가 반정도 접혔을 때 숨을 내쉰다.

3. 숨을 들이마시면서 두 손을 다리쪽으로 서서히 움직인다. 이때 손바닥이 매트와 발뒤꿈치를 스쳐지나 발가락 끝에 위치하도록 한다. 발뒤꿈치의 직각상태는 동작을 하는 내내 유지한다.

4. 벽에 척추뼈를 하나씩 붙인다는 상상을 하면서, 숨을 내쉬면서 천천히 상체를 들어올려 허리를 꼿꼿하게 세운다. 이때 어깨가 아닌, 허리와 등을 이용해야 한다.

5. 숨을 들이마시면서 두 팔을 머리 위로 들어올리는데, 팔이 귀와 접했을 때 멈추고 곧게 뻗는다. 이때에도 두 발은 몸통쪽으로 구부린 상태를 유지해야 한다.

6. 숨을 내쉬면서 곧게 편 두 팔을 어깨와 나란하도록 양 방향으로 내린다. 이때 손바닥은 아래로 향하고, 두 손은 시야 안에 있어야 한다.

7. 숨을 들이마시고 상체를 45°로 접는다. 위의 순서대로 3~5회 반복한다.

8. 두 손을 가슴 위로 모아 '노젓기 I' 동작을 준비한다.

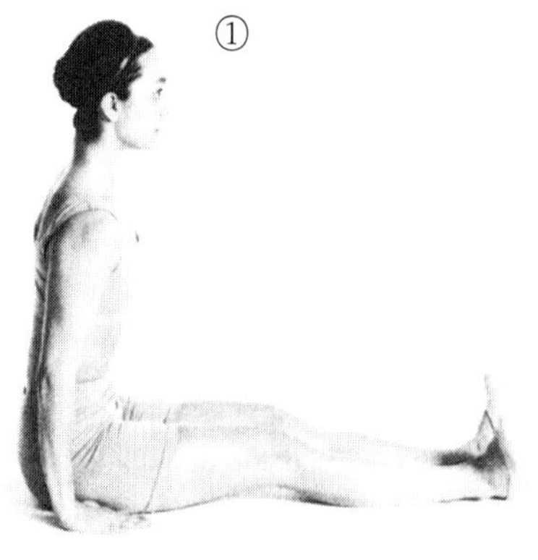

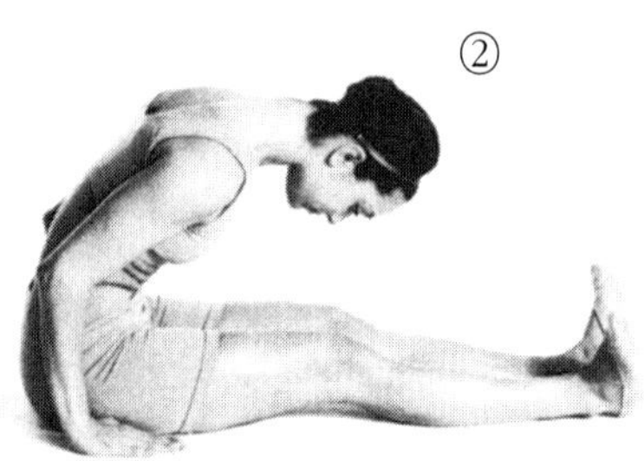

포커스 & 키포인트

- 팔 동작을 하는 동안 등허리를 꼿꼿하게 세운 상태를 유지한다.
- 유연하게 하라! 마치 물 흐르듯 자연스럽게 순서를 연결해야 한다.
- 두 손이 매트, 발뒤꿈치를 스쳐지나 발가락 끝에 위치하도록 할 때, 손바닥으로 매트를 누르면서 지나가도록 하라.
- 상체를 꼿꼿하게 뻗으면서 팔을 들어올려라. 기다란 모양의 풍선에 공기를 넣으면 서서히 들어올려지는 것처럼, 상체에 공기가 서서히 채워져 일으켜진다고 상상하라.
- 파워 하우스를 이용하기 위해 상체를 약간 앞으로 내밀어라. 척추뼈에 가깝도록 배를 움푹하게 넣은 상태를 유지하라!
- 동작을 하는 동안 필라테스 자세를 유지한다.
- 상체를 세울 때 다리 뒷근육이 당겨지는 느낌이 들도록 발꿈치를 몸통쪽으로 당겨라.
- 머리와 어깨를 이용해 상체를 들어올리지 마라.
- 상체를 일으켜 허리를 꼿꼿하게 편 자세로 돌아올 때, 꼬리뼈가 매트에 닿지 않도록 엉덩이를 타이트하게 조여라.
- 머리 위에서 두 팔을 내릴 때 어깨를 들어올려서는 안 된다.

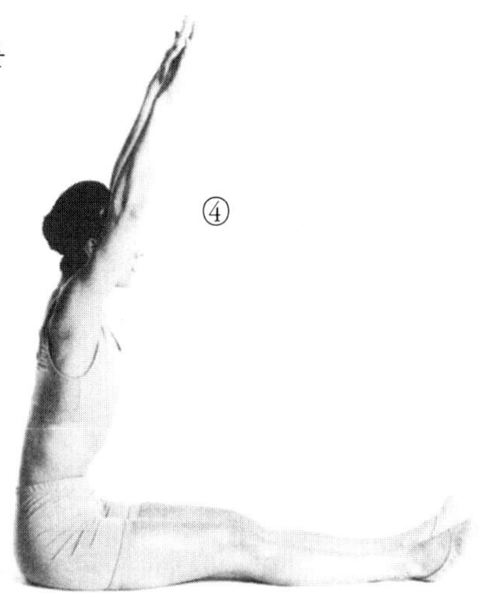

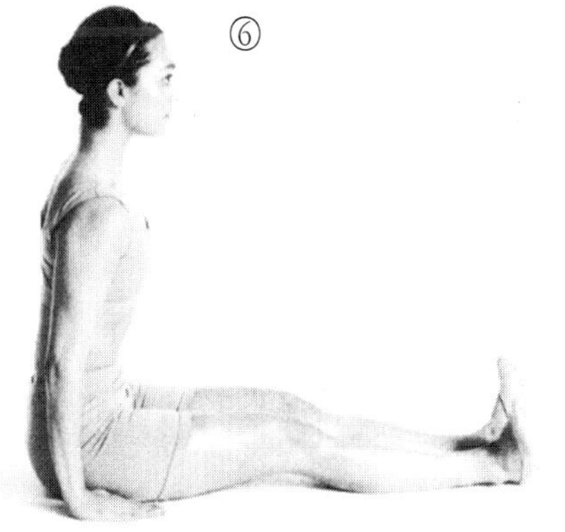

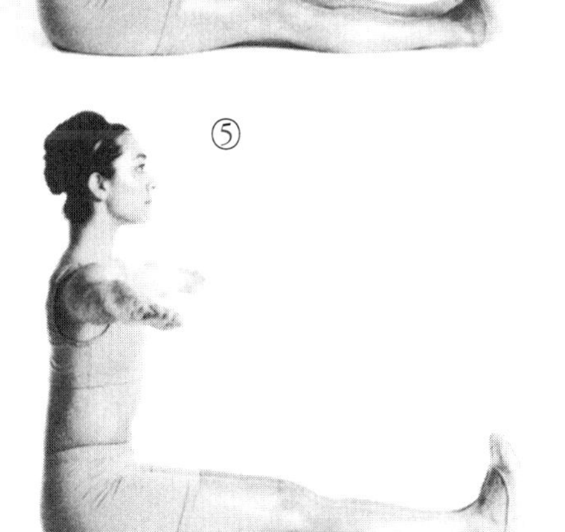

ROWING I
노젓기 Ⅰ

1. 허리를 꼿꼿이 세워 앉아 두 다리를 앞으로 곧게 뻗고 힘을 주어 모은다. 두 발은 몸통쪽으로 구부리고(발가락이 아니라 발목을), 두 손은 주먹을 쥐고 가슴뼈쪽에서 서로 맞닿게 한다. 이때 어깨가 아니라 팔꿈치를 들어라.

2. 숨을 들이마시면서, 굴리듯이 상체를 서서히 뒤로 젖히기 시작한다. 이때 배꼽이 척추뼈에 가깝도록 배를 움푹하게 넣고 엉덩이와 함께 샅 부위를 타이트하게 조여 몸을 안정감 있게 유지하도록 한다.

3. 파워 하우스를 이용하여 이 자세를 지속적으로 유지하면서 두 팔을 어깨와 일직선이 되도록 양 방향으로 곧게 편다. 이때 손바닥은 뒤로 향한다.

4. 숨을 내쉬면서 두 팔을 이용해 상체를 앞으로 밀어올리면서 수그린다. 손바닥으로 뒤에 있는 벽을 민다고 상상을 하면서 다리에 붙을 정도로 상체를 곧게 수그려라. 이때 두 손은 서서히 뒤로 모아 꼬리뼈 위치에서 맞잡는다.

5. 숨을 들이마시면서 손을 맞잡은 두 팔을 곧게 들어올린다.

6. 수영법 중 버터플라이 팔 동작을 머릿속에 떠올리면서, 맞잡은 두 손을 천천히 풀고 움직임을 조절한다. 그렇게 발 주위까지 원을 그리면서 숨을 내쉰다.

7. 두 손을 가슴뼈쪽으로 모으면서 처음 자세로 돌아가기 위해 상체를 들어올린다. 위의 순서대로 3~5회 반복한다.

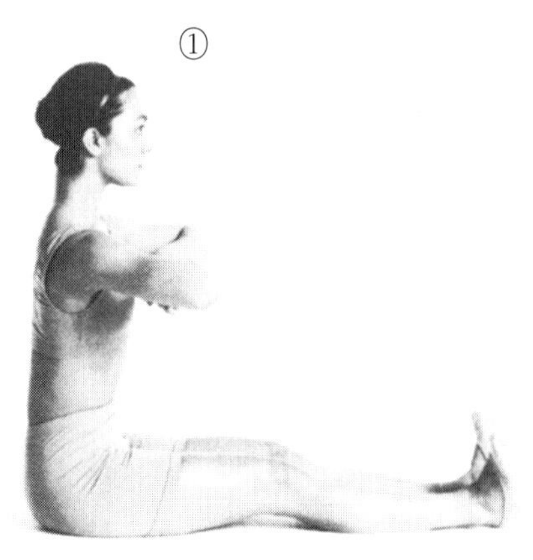

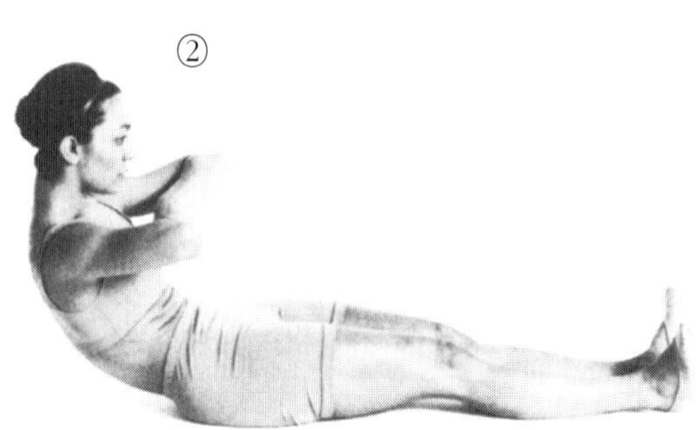

노젓기 I 은 팔, 등, 어깨 그리고 오금을 이완시키는 동시에 파워 하우스를 단련시키는 동작이다.
뿐만 아니라 균형감각을 향상시키고, 근육조절능력을 평가해 준다.

포커스 & 키포인트

- 바로 앞에 벽이 있어, 그 벽에 부착된 스프링이 몸을 끌어당기고 있다고 상상하라.
- 동작을 하는 동안 등허리를 곧게 뻗은 상태와 필라테스 자세를 유지하고, 두 발뒤꿈치는 매트에 확실히 붙이며, 어깨는 들어올리지 말아야 한다.
- 배꼽이 척추뼈에 가깝도록 배를 밀어넣어라!
- 두 팔을 몸 뒤로 뻗고 상체를 앞으로 스트레칭 할 때, 서로 반대 방향으로 가해지는 상체와 두 팔의 힘을 느껴라.
- 파워 하우스로 몸을 조절할 수 없거나 뒤로 넘어갈 정도로 상체를 너무 많이 뒤로 젖히지 않도록 주의하라.
- 상체를 툭 던지듯이 다리 위로 굴리지 마라. 파워 하우스를 뒤로 당기면 몸의 이완을 좀더 향상시킬 수 있다.
- 두 팔로 원을 그릴 때, 어깻죽지를 필요 이상으로 많이 돌리지 마라.

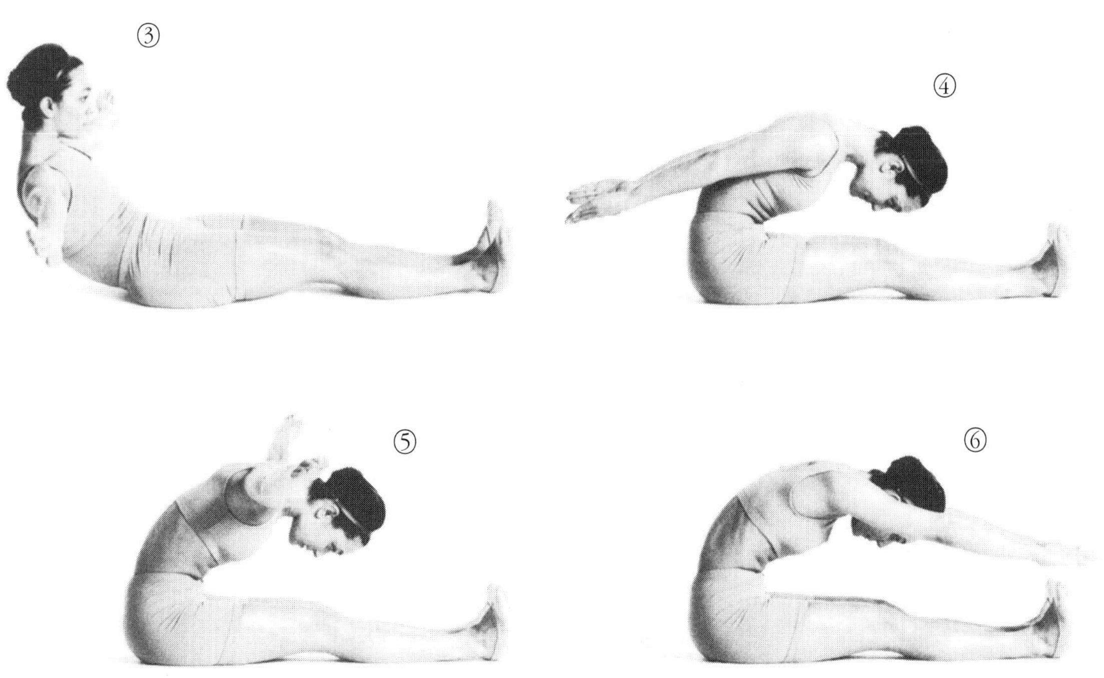

TWIST I
몸 비틀기 I

1. 오른쪽 엉덩이로 앉아, 오른팔로 몸을 지지한다. 이때 손가락은 몸 바깥을 향하게 한다.

2. 겹친 두 무릎을 약간 굽히고 왼발이 오른발 앞에 위치하도록 교차시켜놓는다. 왼손으로 두 발목을 바닥에 고정시키고 오른팔에 살짝 몸을 기댄다.

3. 허리에 끈이 매여 있어 그 끈이 몸을 앞으로 당긴다고 상상하고, 다음과 같은 동작을 동시에 실시한다. 척추뼈에 가깝도록 배를 움푹하게 넣는다. 숨을 들이마신다. 엉덩이가 위로 향하도록 두 다리를 들어올린다.

4. 엉덩이를 들어올릴 때, 왼팔을 같이 들어올려 머리 위에 위치하도록 쭉 뻗는다. 몸이 반원을 그릴 정도로 둥글게 휘어져야 한다.

5. 시선은 몸을 지지하는 오른손에 고정시키고 정수리를 길게 빼 목을 곧게 펴도록 한다. 이때 왼팔은 왼쪽 옆구리가 완전히 이완되도록 머리 위까지 쭉 뻗어준다.

6. 위의 순서를 거꾸로 실시한다. 동작을 조절하면서 오른쪽 엉덩이를 천천히 내려서 앉는다. 이때 팔을 몸통과 많이 떨어뜨려야 충분히 이완된다.

7. 위의 순서대로 3회 실시하고, 몸 위치를 바꾸어 3회 실시한다.

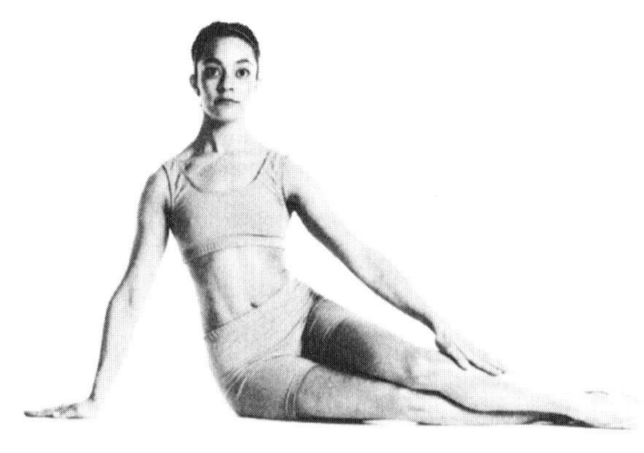

> 이 동작은 복부, 두 팔 그리고 허리선에 효과가 있다.
> 즉, 몸 측면을 이완시켜주며 균형감각을 향상시킨다.

포커스 & 키포인트

- 동작을 하는 동안 몸을 안정시킨 상태를 완벽하게 유지하고, 어깨나 손목으로 체중이 전부 쏠리지 않도록 주의하라.
- 몸 측면의 이완 효과를 증가시키기 위해서는 엉덩이를 들어올린 상태를 유지하면서 팔을 머리 위로 길게 뻗어야 한다.
- 손목에 가해지는 압력을 덜어 주기 위해서는, 복부를 공중으로 들 때 될 수 있으면 몸을 지지하는 팔과 멀리 떨어지도록 한다.
- 목을 지지할 수 있도록, 정수리를 몸에서 최대한 길게 빼라.
- 몸을 지지하는 팔을 몸쪽으로 접근시킬수록, 운동강도는 높아진다.

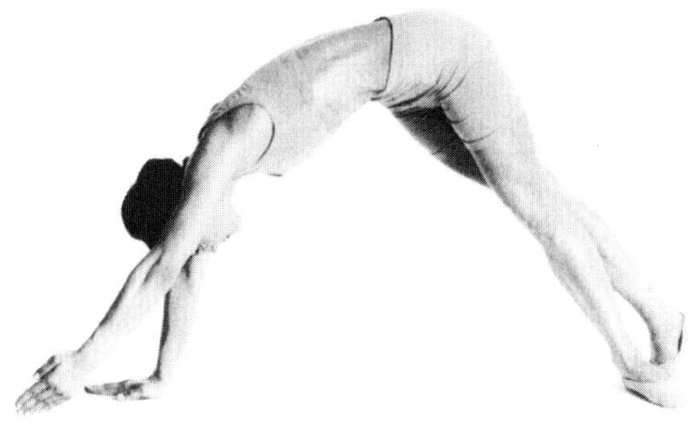

TWIST II
몸 비틀기 II

1. 오른쪽 엉덩이로 앉아, 무릎을 살짝 굽혀 다리를 모은다. 이때 왼발이 오른발 앞에 위치하도록 교차 시켜놓는다.
2. 오른손을 어깨 바로 아래에 놓아 몸을 지지한다. 이때 손가락은 몸 바깥으로 향하게 하고, 왼손은 정강이 위에 자연스럽게 올려놓는다.
3. 왼팔과 두 다리를 동시에 들어올려 곧게 펴는데, 왼팔은 귀에 닿도록 머리 위로 곧게 편다. 시선은 몸을 지지하고 있는 오른손에 둔다.
4. 허리에 강한 용수철이 달려 있어 천장에 매달려 있는 상태라고 상상하고, 머리에서 발끝까지 일직선이 되도록 몸을 곧게 펴라. 이때 오른손과 두 발의 옆면을 이용하여 균형을 유지한다.
5. 균형을 유지하면서, 들어올린 몸과 바닥 사이의 공간으로 마치 실을 꿰듯이 왼팔을 넣는다. 이때 엉덩이는 움직이지 않아야 하고, 머리와 상체가 왼팔을 따라 아래로 향해야 한다.
6. 왼팔을 서서히 어깨 너머까지 들어올린다. 이때 머리와 상체는 왼팔을 따라 위를 향한다.
7. 4번 동작으로 돌아온 후, 왼팔은 반원을 그리면서 다리에 내려놓고 천천히 엉덩이를 바닥에 내려놓으면서 앉는다.
8. 몸을 매트에서 들어올릴 때 숨을 들이마시고, 시선을 오른손에 두기 위해 얼굴을 아래로 돌릴 때 숨을 내쉰다. 왼팔을 어깨 너머로 들어올리면서 얼굴을 위로 향할 때 숨을 들이마시고, 엉덩이를 바닥에 내려놓으면서 앉을 때 숨을 내쉰다.
9. 몸의 위치를 바꿔 2~3회 반복한다.

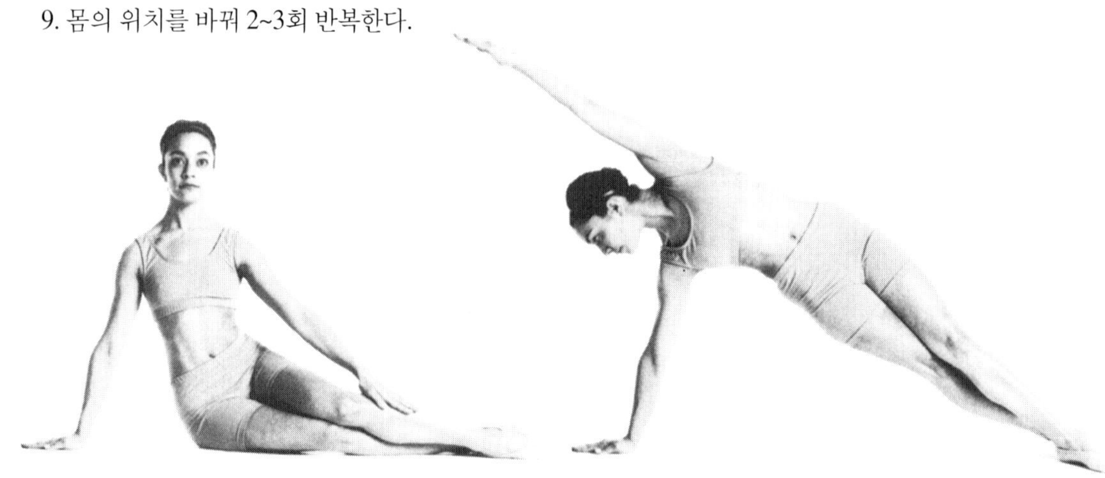

포커스 & 키포인트

- 상체를 길게 뻗어 비트는 동작을 할 때, 엉덩이를 이용하여 균형을 유지하라.
- 몸을 최대한 쭉 펴서 그 상태를 유지하라.
- 몸을 비틀 때, 엉덩이를 고정시킨 상태를 유지하라.
- 동작을 하는 동안 두 발이 매트에 단단하게 심어져 있는 것처럼 생각하면서 하라.
- 동작을 하는 동안 엉덩이나 두 다리가 비틀어지지 않도록, 어깨나 엉덩이가 아래로 처지지 않도록 주의하라.
- 몸무게가 손목이나 무릎에 쏠리지 않도록 주의하라.

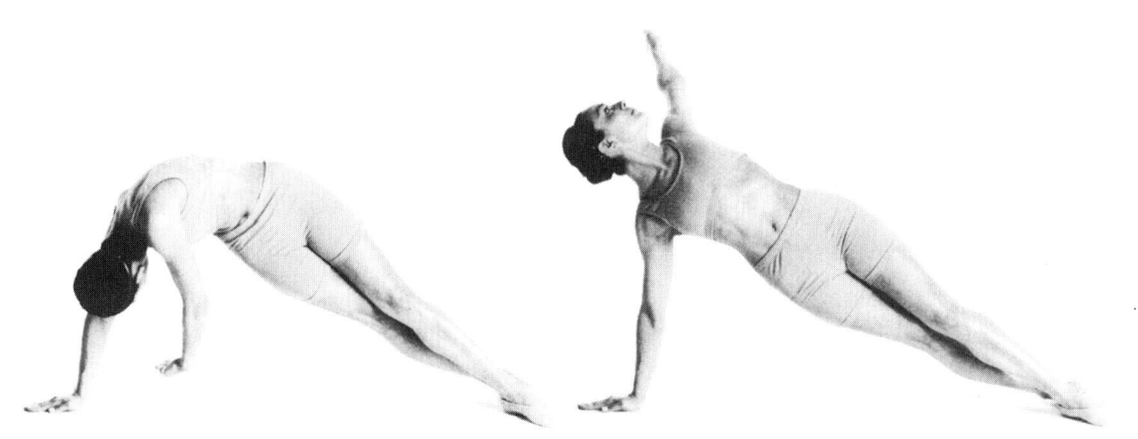

ROCKING
몸 흔들어 굴리기

1. 매트에 엎드린다. 무릎을 굽혀 발목이 엉덩이쪽으로 향하게 놓고, 손을 뻗어 발목을 잡는다. 이때 가능하면 동시에 잡도록 한다.

2. 숨을 들이마시면서 가슴과 무릎을 천천히 들어올리는데, 발바닥이 머리에 닿을 때까지 실시한다.

3. 두 발목을 계속 머리쪽으로 당겨 몸을 앞으로 굴린다. 좀더 쉽게 몸을 굴리기 위해 가슴으로 바닥을 밀어라. 앞으로 구를 때에는 숨을 내쉬도록 하라.

4. 숨을 들이마시면서 가슴을 들어올리고, 발목을 뒤로 당겨 몸을 뒤로 굴린다. 이때 척추뼈에 가깝도록 배를 움푹하게 넣은 상태를 유지하라. 몸이 흔들목마라고 상상하면서 하라.

5. 위의 순서대로 5회 실시한다. 동작을 다하면, 발목에서 손을 떼 두 발뒤꿈치를 내려놓고 두 팔을 앞으로 쭉 뻗은 상태에서 이마를 매트 위에 내려놓는다. 이 자세는 경직된 등허리의 근육을 풀어 준다.

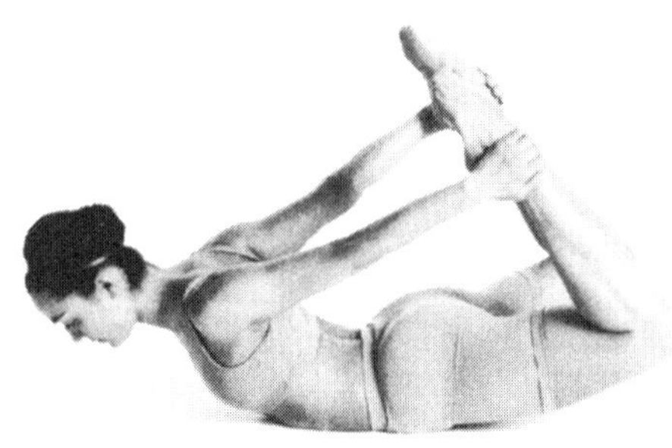

포커스 & 키포인트

- 몸을 앞뒤로 흔들 때에는 동작과 호흡이 서로 리듬을 타도록 하고, 역동적으로 힘있게 흔들 수 있도록 호흡을 이용하라.
- 동작을 하는 동안 두 팔과 두 다리가 팽팽하게 쭉 뻗은 상태를 유지하고, 발목을 놓치지 않도록 주의하라.
- 몸을 앞뒤로 흔드는 동안 가슴과 두 무릎을 쫙 편 상태를 유지하라.
- 머리 무게를 견딜 수 있도록 목을 길게 뻗어 유지하라.
- 몸을 흔들기 시작할 때, 머리를 이용하여 흔들지 마라.

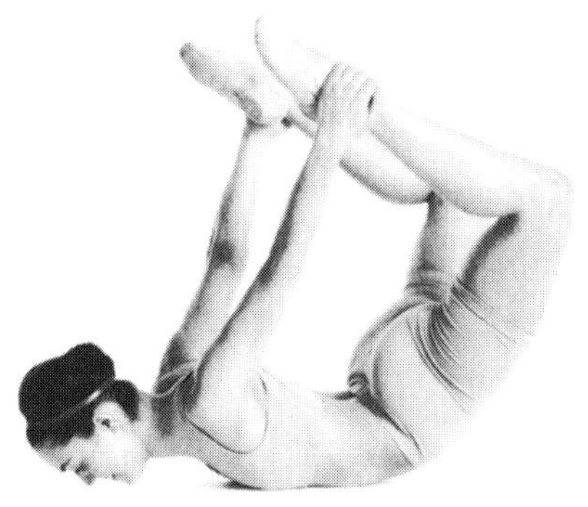
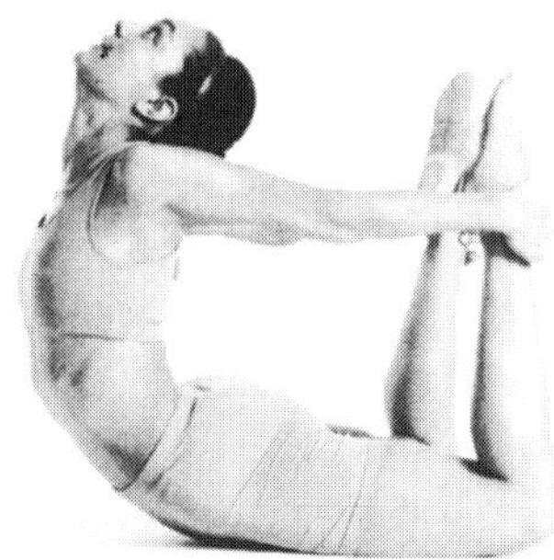

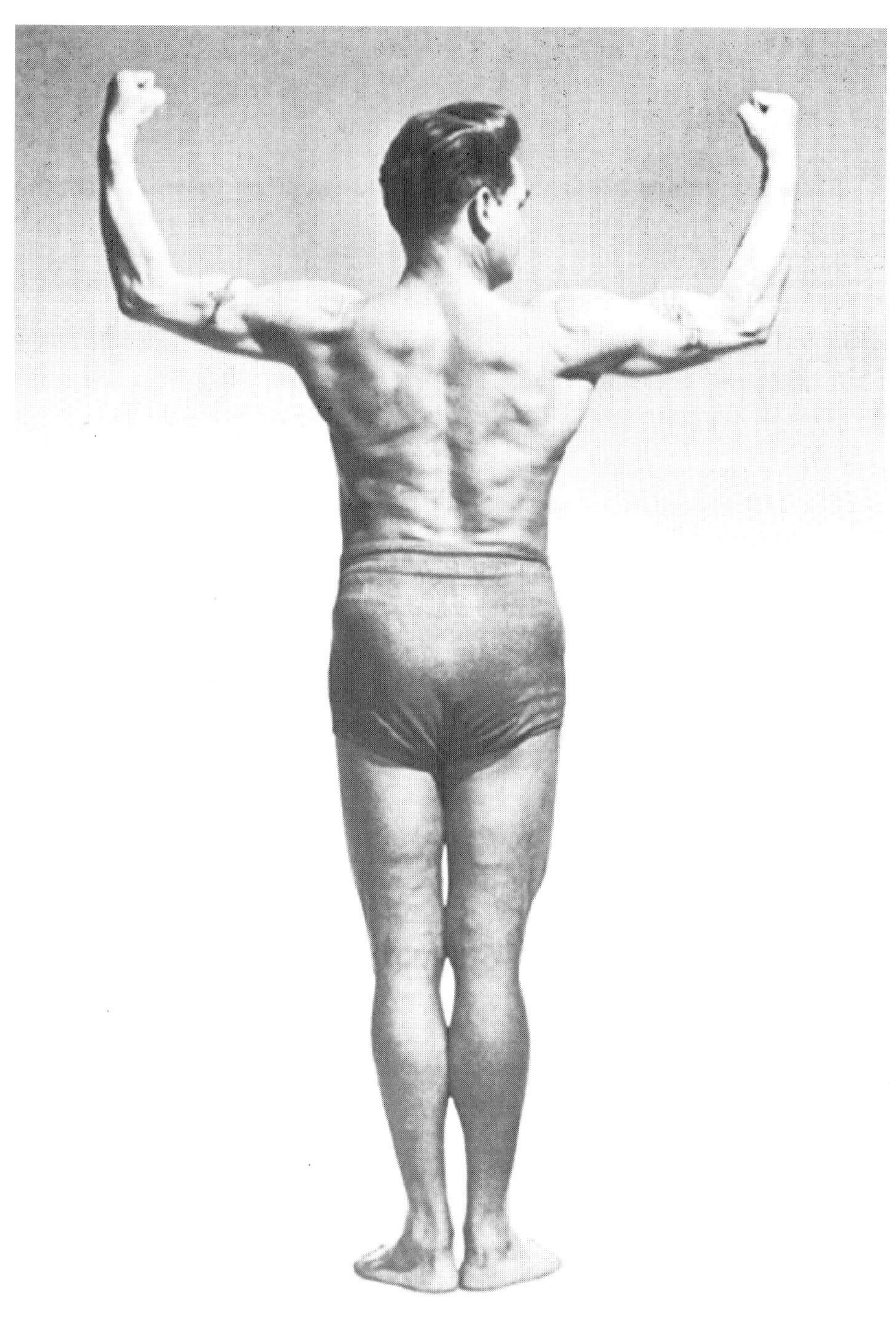

조제프 필라테스가 그의 운동방법인 필라테스로 다져진 몸매를 보여 주고 있다.

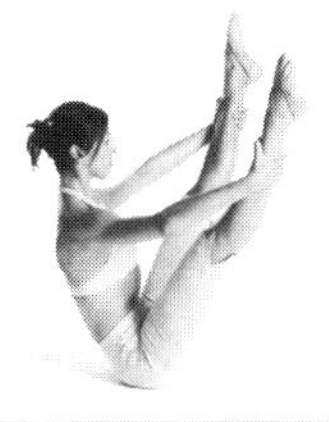

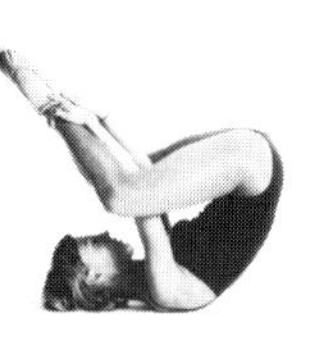

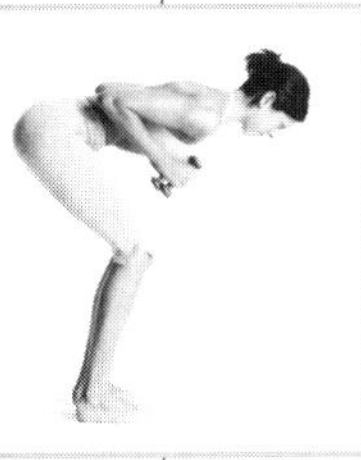

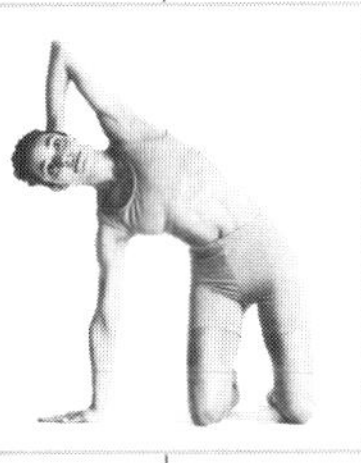

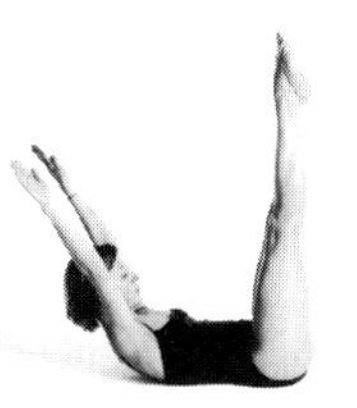

서서하는 팔운동

서서하는 팔운동은 약 1kg 정도의 아령이나 혹은
아무것도 들지 않은 상태에서 실시하는 운동이다.
이 시리즈를 모두 다 할 필요는 없으며,
당신의 운동수준에 적당하거나 부족한 부분을
보완해 줄 수 있을 만한 것들만을 골라하면 된다.

ZIP UP
지퍼 올리기

1. 필라테스 자세로 서서 두 팔을 <그림 ①>과 같이 몸에 닿도록 축 늘어뜨린다.

2. 단단한 지퍼를 가슴 바로 밑까지 끌어올린다고 상상하고, 숨을 들이마시면서 상체를 따라 두 손을 가슴 바로 밑까지 올린다. 이때 팔꿈치는 <그림 ②>와 같이 몸 바깥으로 향하도록 팔을 구부린다.

3. 다이너마이트 상자 위에 있는 손잡이를 아래로 누른다고 상상하고, 숨을 내쉬면서 천천히 두 손을 아래로 내린다. 중력에 저항하듯 동작을 실시하라.

4. 손동작을 천천히 하면서 3~5세트 반복한다.

노트 : 좀더 높은 운동수준을 원한다면,

• 지퍼를 올리는 동작을 할 때에는 두 발뒤꿈치를 천천히 올려주고, 지퍼를 내리는 동작을 할 때에는 두 발뒤꿈치를 천천히 내려준다. 이때, 두 발뒤꿈치가 서로 떨어지지 않도록 주의하라.

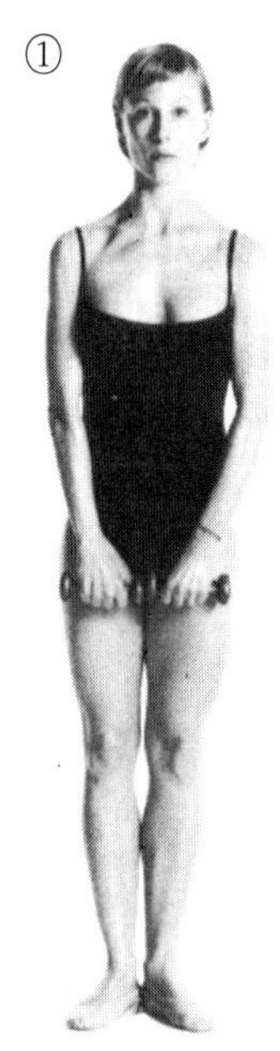

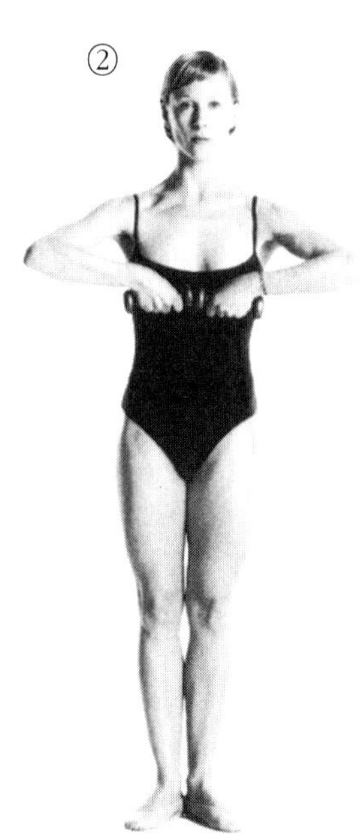

CHEST EXPANSION
가슴 이완시키기

1. 필라테스 자세로 서서 차려 자세를 취한다. 이때 손등은 정면을 향한다.

2. 숨을 들이마시면서 가슴을 펼 수 있는 최대한도까지 천천히 두 팔을 뒤로 든다. 앞에 있는 벽에 강한 스프링이 붙어 있어 그 스프링을 두 팔로 천천히 당긴다고 상상하라.

3. 숨을 멈춘 상태에서 머리를 천천히 좌우로 돌려, 목과 어깨 근육을 이완시킨다.

4. 머리를 좌우로 다 돌렸으면 다시 정면으로 향하고, 숨을 내쉬면서 천천히 다시 두 팔을 내린다.

5. 처음에 머리를 왼쪽에서 오른쪽으로 돌렸으면 그 다음 반복할 때에는 오른쪽에서 왼쪽으로 돌린다. 이렇게 반복할 때마다, 머리회전 방향을 바꿔가면서 4세트 실시한다.

노트 : 좀더 높은 운동수준을 원한다면,

• 두 팔을 뒤로 밀어줄 때 두 발뒤꿈치를 함께 천천히 들어준다. 왼쪽에서 오른쪽(혹은 오른쪽에서 왼쪽)으로 머리를 돌릴 때에는 발꿈치를 든 상태를 유지하라. 숨을 내쉬면서 처음 자세로 돌아올 때에는 두 발꿈치도 천천히 내려준다.

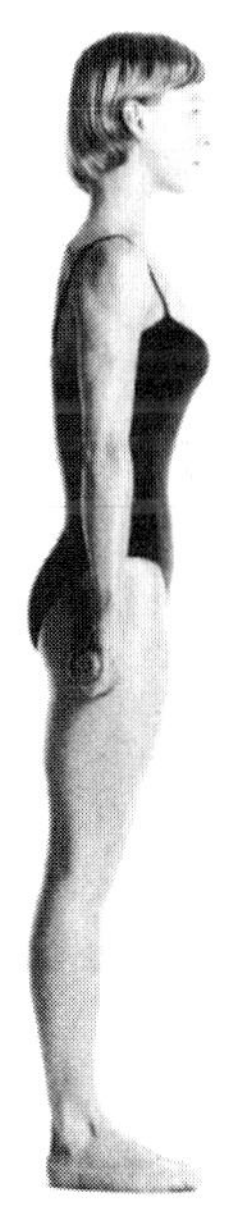
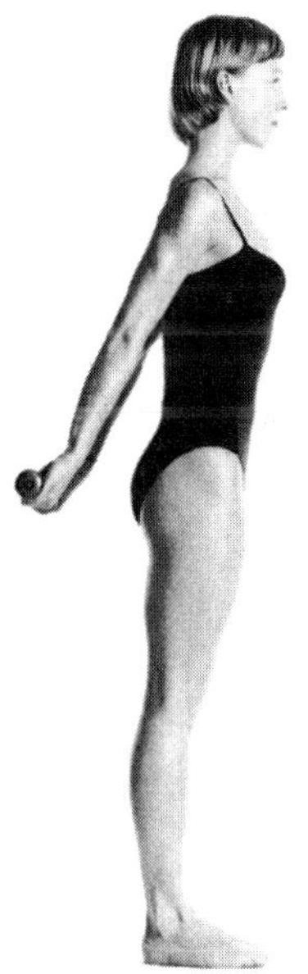

SHAVING THE HEAD
머리 밀기

1. 필라테스 자세로 서서 두 손을 머리 뒤로 가져가 머리와 두 손이 서로 겹치도록 한다. 이때 깍지를 끼지 않아야 하며, 두 팔꿈치가 구부려지므로 팔은 역삼각형 모양이 된다. 동작을 하는 동안 어깨가 들리지 않도록 주의하라.

2. 숨을 들이마시면서 두 손을 천천히 들어올린다. 두 손으로 크고 둥근 돌을 경사가 급한 산 위로 굴리고 있다고 상상하면서, 약간 앞으로 기울도록 두 손을 들어올려라.

3. 숨을 내쉬면서 두 손을 천천히 머리 뒤로 가져와, 처음 자세를 취한다. 손을 내려 머리와 겹치기 전까지는 두 손으로 크고 둥근 돌을 받치고 있다고 상상하라.

4. 파워 하우스를 이용하여 동작을 조절하고, 위의 순서대로 5회 반복한다.

노트 : 좀더 높은 운동수준을 원한다면,

- 두 팔을 들어올릴 때 두 발뒤꿈치를 함께 천천히 올려주고, 숨을 내쉬면서 처음 자세로 돌아올 때에는 두 발뒤꿈치를 함께 내려준다.
- 동작을 하는 동안 두 발뒤꿈치가 서로 떨어지지 않도록 주의하라.

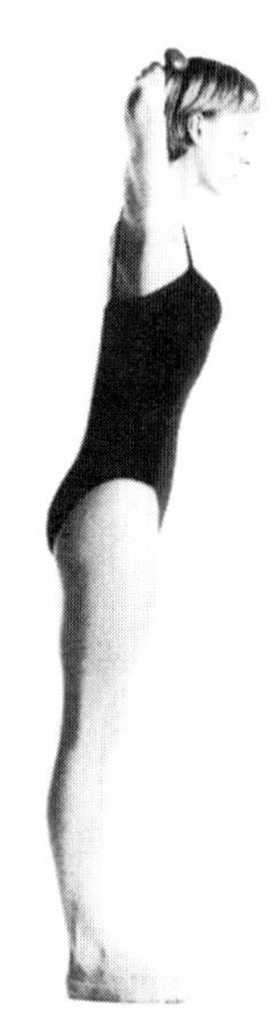
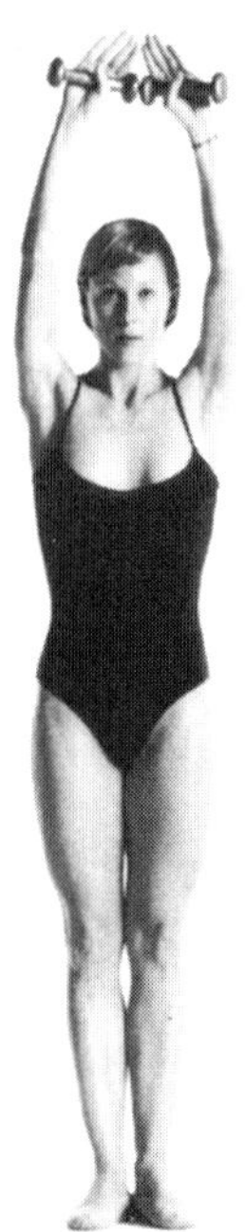

ARM CIRCLES
팔 돌리기

1. 필라테스 자세로 서서 두 팔을 <그림 ①>과 같이 몸에 닿도록 축 늘어뜨린다.

2. 두 팔로 작은 원들을 몸 바깥 방향으로 그리면서 천천히 들어올린다. 이때 무거운 양동이를 두 손에 하나씩 들고 있다고 상상하면서 손목과 팔뚝만이 아니라, 손끝에서 어깨까지 팔 전체를 회전시켜라. 어깨 위로 올려질 때까지 계속 작은 원들을 그린다.

3. 두 팔을 들어올릴 때와는 반대 방향, 즉 몸 안쪽으로 작은 원들을 그리면서 천천히 내려 처음 자세를 취한다.

4. 동작을 하는 동안 어깨가 올라가지 않도록 주의하면서, 두 팔을 들어올리고 내리는 동작을 1세트로 하여, 3~5세트 반복한다.

노트 : 좀더 높은 운동수준을 원한다면,

• 두 팔을 위로 올릴 때에는 두 발뒤꿈치를 함께 들어주고, 내릴 때에는 두 발뒤꿈치를 함께 천천히 내려준다.

• 동작을 하면서 두 발뒤꿈치를 함께 올려주고 내려, 몸무게가 발 앞부분에서 뒷부분으로 조금씩 이동하게 하라.

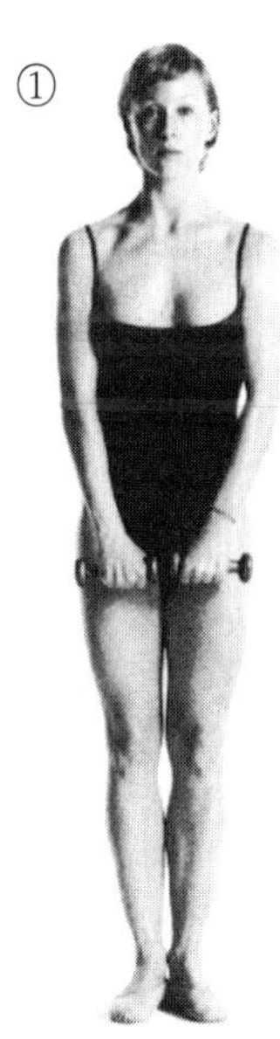

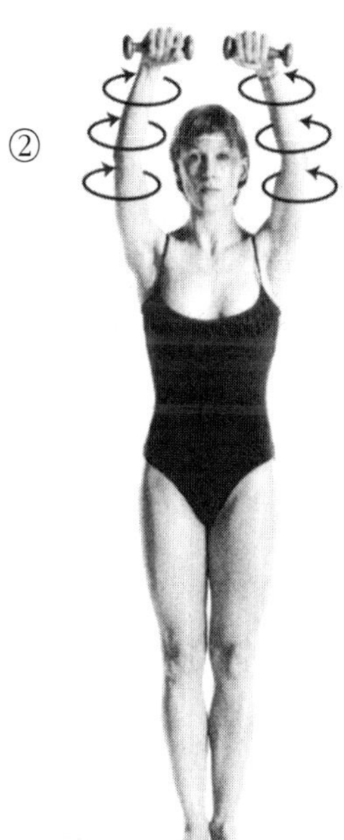

BICEPS CURL I
이두근 운동 I

1. 필라테스 자세로 서서 두 팔을 앞으로 쭉 편다. 이때 손은 손바닥이 위로 향하게 하여 주먹을 쥔다.

2. 앞에 있는 강한 스프링을 두 손으로 천천히 당긴다고 상상하고, 팔꿈치 윗부분은 고정시킨 상태에서 숨을 들이마시면서 두 손목을 어깨쪽으로 천천히 감는다.

3. 강한 스프링에 저항하면서 두 팔을 편다고 상상하고, 숨을 내쉬면서 천천히 처음 자세를 취한다.

4. 두 팔을 감아올리고 내리는 동작을 하는 동안 두 팔꿈치가 아래로 내려가지 않도록, 그리고 어깨가 올라가지 않도록 주의하라.

5. 감아올리고 내리는 동작을 1세트로 하여, 3~5세트 반복한다.

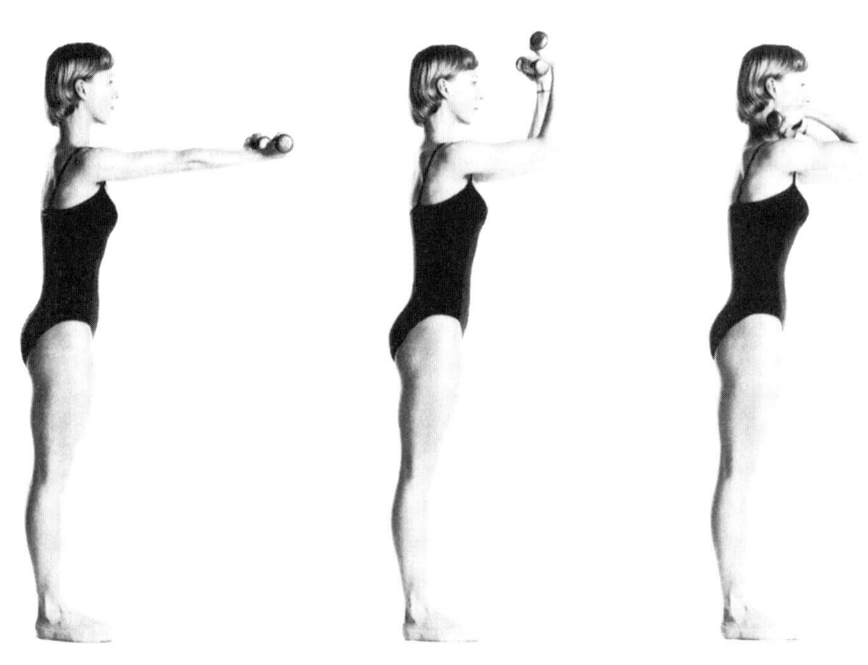

BICEPS CURL II
이두근 운동 II

1. 필라테스 자세로 서서 두 팔을 양 방향으로 곧게 펴 어깨 높이만큼 들어올린다. 이때 두 손은 손바닥이 위로 향하도록 주먹을 쥔다.
2. 두 손이 시야에 들어올 수 있도록 약간 몸 앞쪽으로 당긴다.
3. 몸 양옆에 각각 스프링이 있어 그것을 두 손으로 당기고 있다고 상상하고, 숨을 들이마시면서 천천히 손목을 어깨쪽으로 감아올린다.
4. 스프링에 저항하면서 두 팔을 편다고 상상하고, 숨을 내쉬면서 천천히 처음 자세를 취한다.
5. 동작을 하는 동안 팔꿈치가 어깨와 일직선을 이루도록 유지하고, 어깨가 올라가지 않도록 주의하라.
6. 감아올리고 내리는 동작을 1세트로 하여, 3~5세트 반복한다.

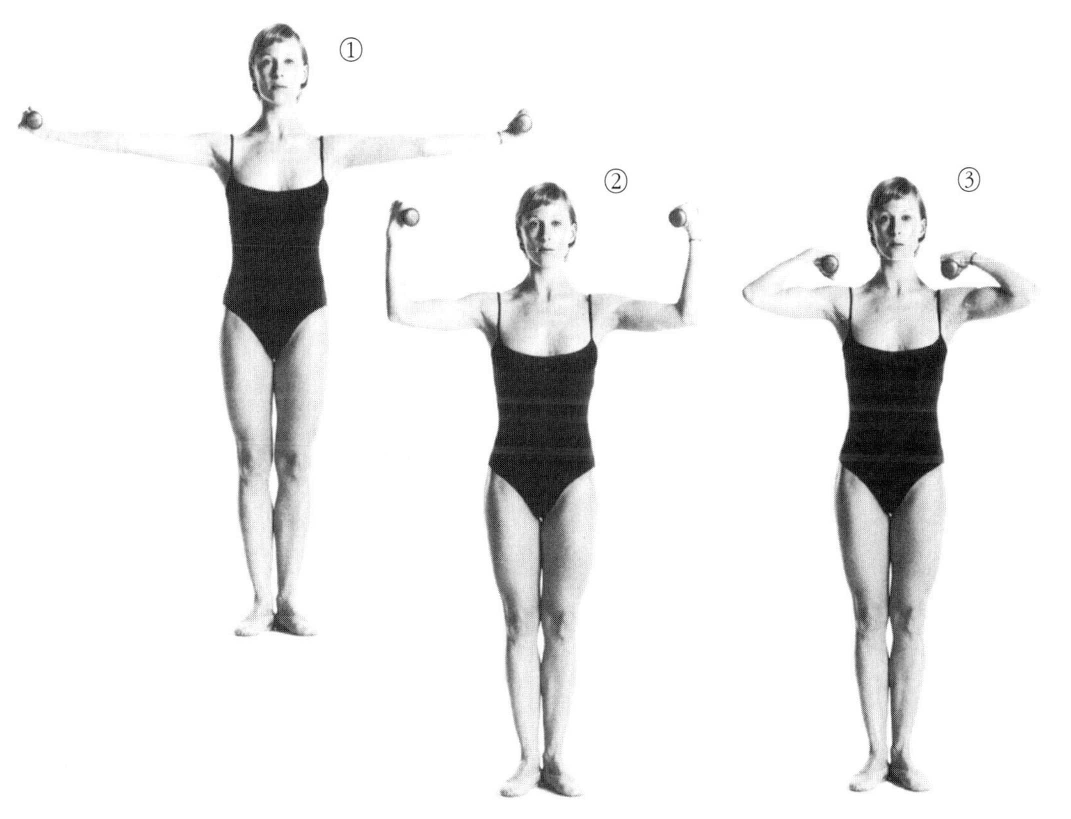

TRICEPS EXTENSION
삼두근 운동(중급자용)

1. 두 발을 엉덩이 넓이만큼 벌려 나란히 놓고, 아래를 봤을 때 무릎뼈가 발가락 끝을 완전히 가릴 정도로 무릎을 굽힌다.
2. 등이 완전히 펴질 때까지 상체를 앞으로 곧게 편다. 이때 척추와 머리는 일직선을 이루도록 유지해야 한다.
3. 손바닥이 서로 마주보도록 하여 주먹을 쥐고, 주먹이 어깨에 닿을 때까지 팔꿈치를 굽힌다.
4. 바닥에 붙어 있는 스프링을 두 손으로 당긴다고 상상하고, 팔꿈치가 움직이지 않도록 고정시킨 상태에서 숨을 들이마시면서 팔뚝을 뒤로 천천히 완전히 편다.
5. 스프링에 저항하면서 두 팔뚝을 굽힌다고 상상하고, 숨을 내쉬면서 천천히 처음 자세를 취한다.
6. 동작을 하는 동안 두 무릎은 굽힌 상태를 유지하고, 팔을 펴고 접는 동작을 1세트로 하여 3~5세트 반복한다.

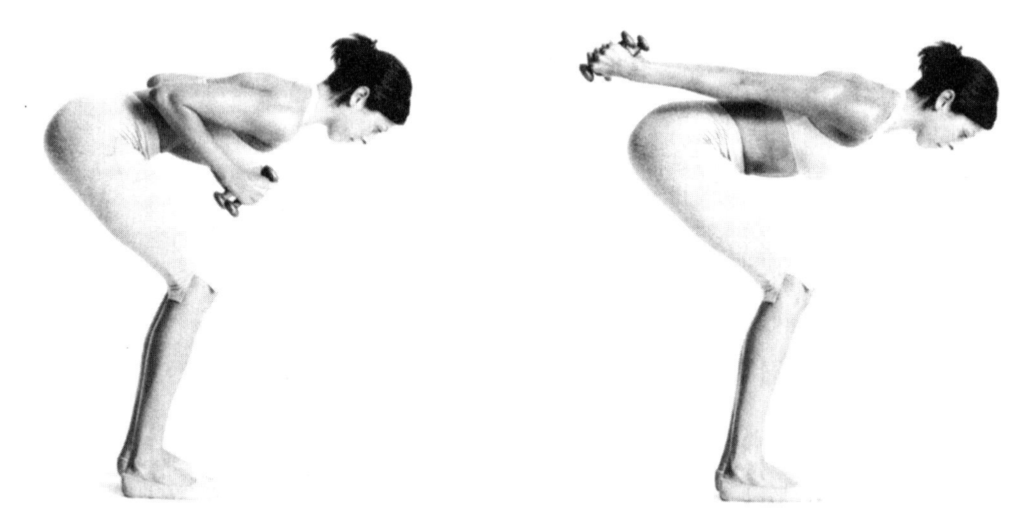

THE BUG
곤충처럼 팔 이완하기(중급자용)

1. 두 발을 엉덩이 넓이만큼 벌려 나란히 놓고, 아래를 봤을 때 무릎뼈가 발가락 끝을 완전히 가릴 정도로 무릎을 굽힌다.

2. 등이 완전히 펴질 때까지 상체를 곧게 펴고, 두 팔은 바닥을 향해 곧게 편다.

3. 손바닥이 서로 마주보도록 하여 주먹을 쥐고, 팔꿈치를 몸 바깥으로 향하도록 굽힌다.

4. 바닥에 있는 무거운 맨홀뚜껑을 들어올린다고 상상하고, 숨을 들이마시면서 팔꿈치가 어깨와 일직선이 될 때까지 천천히 들어올린다.

5. 무거운 맨홀뚜껑을 계속 잡고 있다고 상상을 하고, 숨을 내쉬면서 천천히 처음 자세를 취한다.

6. 동작을 하는 동안 머리는 척추와 일직선을 이뤄야 하고, 두 무릎은 굽힌 상태를, 엉덩이는 들어올린 상태를 유지해야 한다.

7. 동작을 하는 동안 등에 통증을 느끼면, 중단하고 등을 세워 똑바로 서라.

8. 팔을 펴고 접는 동작을 1세트로 하여, 3~5세트 반복한다.

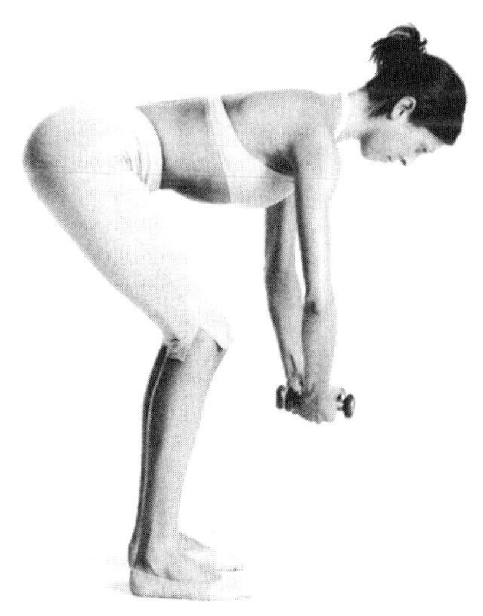
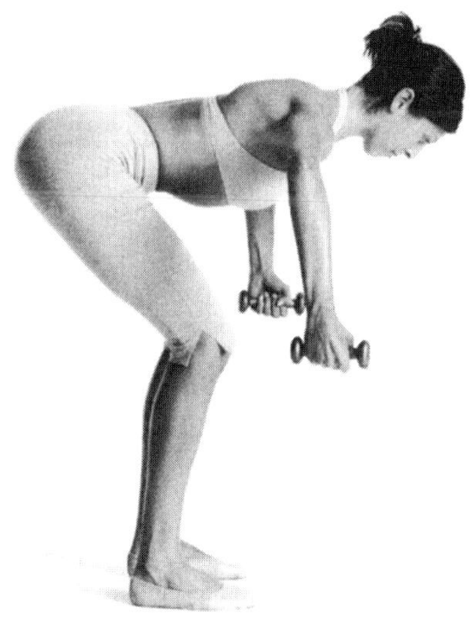

BOXING
복싱하기(고급자용)

1. 앞의 '삼두근 운동' 순서 중 ①~③ 자세를 취한다.

2. 숨을 들이마시는 동시에 왼팔은 앞으로, 오른팔은 뒤로 곧게 뻗는다. 이때 왼손바닥은 아래를, 오른손바닥은 위를 향하도록 각각 손목을 돌린다. 숨을 내쉬면서 처음 자세를 취한다.

3. 숨을 들이마시면서 이번에는 왼팔은 뒤로, 오른팔은 앞으로 곧게 뻗는다. 이때 왼손바닥은 위를, 오른손바닥은 아래를 향하게 한다. 두 팔은 위로 들리거나 아래로 쳐지지 않도록 곧게 뻗어야 한다.

4. 팔을 앞뒤로 뻗는 동작을 1세트로 하여, 3~5세트 반복한다.

• 동작은 천천히(특히 두 팔을 앞뒤로 빨리 움직이지 않도록) 조절하면서 한다.

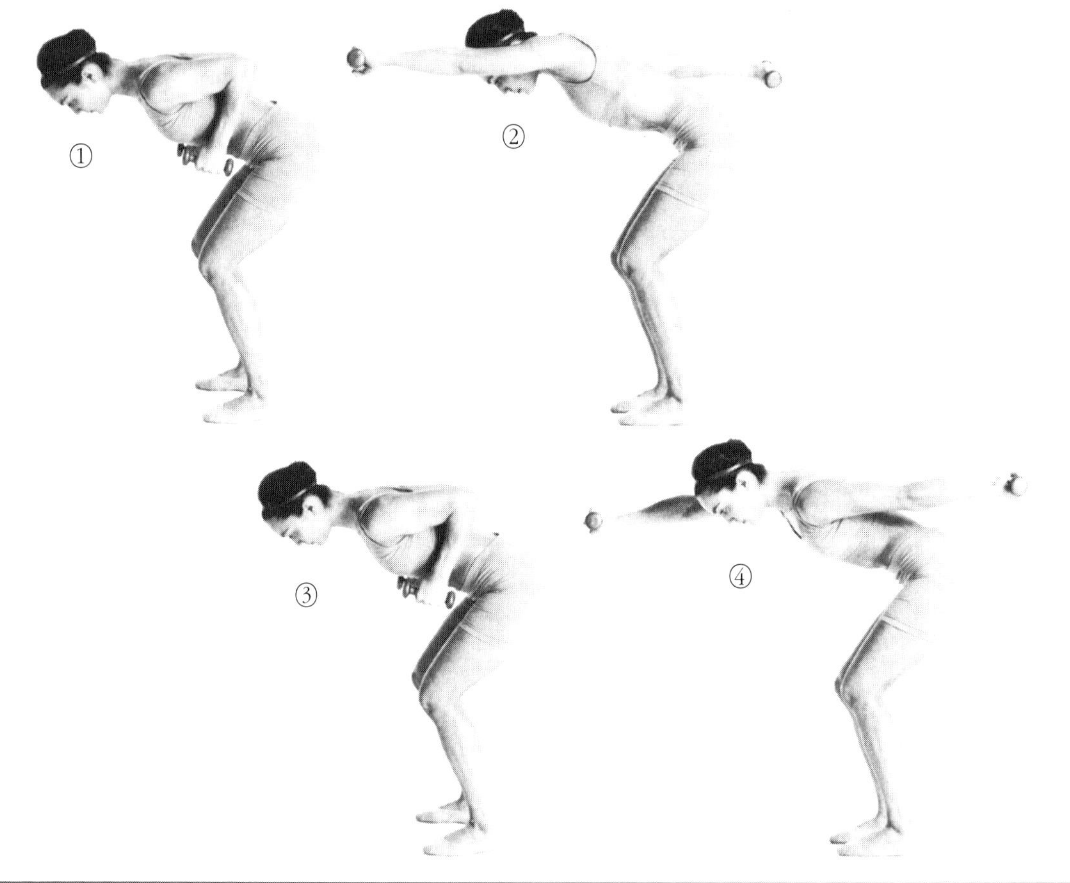

LUNGES
앞으로 뻗기(고급자용)

1. 필라테스 자세로 서서, 오른발 아치 부분에 왼발뒤꿈치를 댄다.

2. 팔을 늘어뜨린 상태에서 상체를 왼쪽으로 비튼다.

3. 다음의 동작들을 한번에 실시하라. 밀려드는 군중이 더 이상 밀리지 않도록 두 팔로 막는다는 상상을 하고, 숨을 천천히 들이마시면서 찌르듯이 왼발을 앞으로 내딛는다. 상체는 왼발과 같은 방향으로 기울이고 두 팔은 곧게 뻗어올린다.

4. 숨을 내쉬면서 왼발을 끌어당겨 처음 자세로 돌아온다.

5. 위의 순서대로 왼쪽, 오른쪽 각각 3회씩 실시한다.

- 두 팔을 곧게 뻗어올리고 내리는 동작을 하는 동안 몸통이 움직이지 않도록 주의한다. 목 뒷부분을 길게 뻗어 유지하며, 바로 앞에 상상의 벽이 있어 그 벽에 정수리를 대고 안정감 있게 찌르기 동작을 한다고 상상하라.

- 찌르는 동작을 하는 동안 엉덩이의 높이가 무릎보다 아래에 위치하지 않도록, 몸통이 허벅지에 붙지 않도록 주의하며, 앞으로 내민 발이 완전히 가려지도록 바로 위에 무릎을 위치시킨다.

- 곧게 편 다리 뒷부분에 힘을 주어 체중이 골고루 분배되도록 한다.

- 동작을 하는 동안 배꼽이 척추뼈에 가깝도록 배를 움푹하게 넣은 상태를 유지하라.

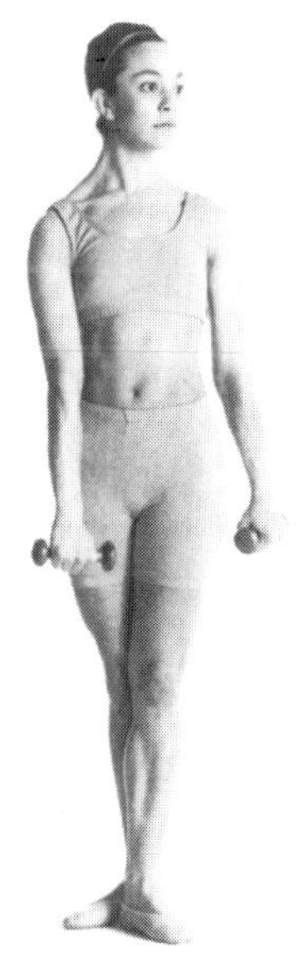

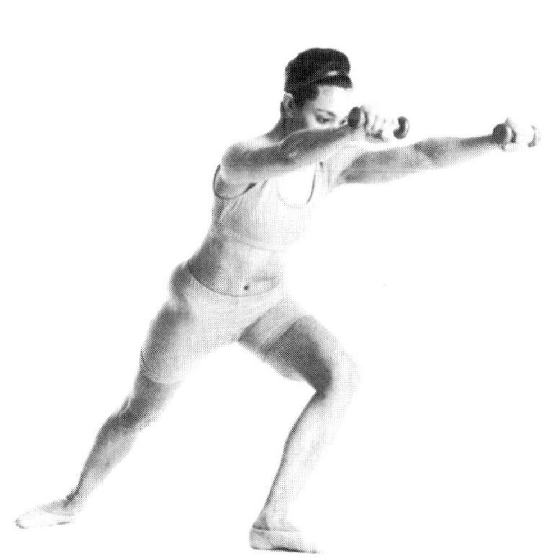

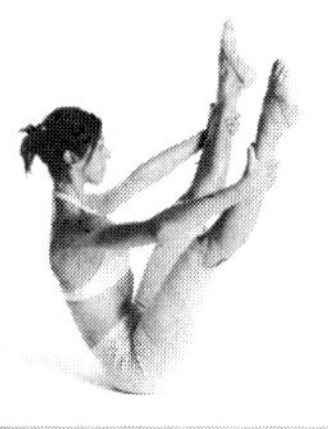

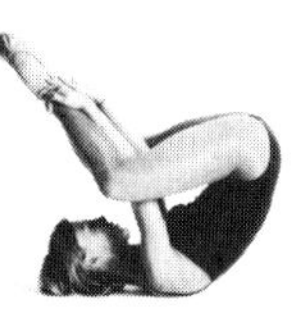

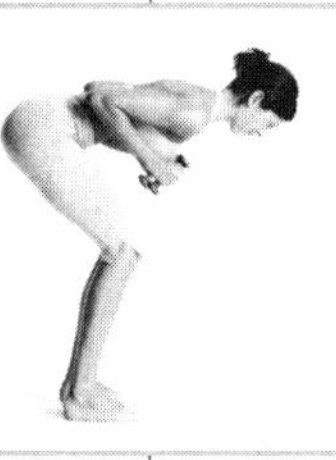

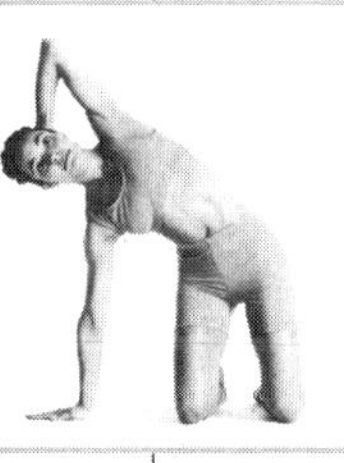

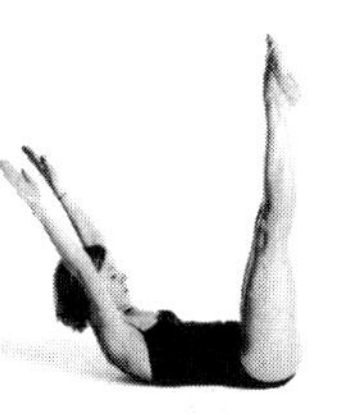

벽을 이용한 정리운동

벽을 이용한 정리운동은 필라테스 메인 프로그램
(몇 개만을 골라서 했든, 34개 전부를 했든 상관없이)을 마치고 난 후,
당신의 몸과 마음을 안정시키고 피곤에 지친 목, 등
그리고 어깨 근육을 이완시켜 편안하게 하는 데 목적이 있다.

CIRCLES ON THE WALL
팔 돌리기

1. 척추뼈가 완전히 닿도록 벽에 등허리를 대고, 두 발을 벽에서 15~25cm 정도 떨어져 위치시킨 다음, 필라테스 자세로 선다.
2. 시야에 들어올 정도로 두 팔을 몸 안쪽에 위치시킨 상태에서, 곧게 편 두 팔을 돌리면서 앞으로 올리기 시작한다. 이때 어깨 높이를 넘지 말아야 한다. 무거운 페인트 통을 두 손에 들고 있다고 상상하라.
3. 팔을 돌리기 시작할 때 숨을 들이마시고, 다 돌렸을 때 숨을 내쉰다.
4. 몸 안쪽과 몸 바깥쪽으로 각각 팔 돌리기를 5회씩 실시한다.

포커스 & 키포인트

- 동작을 하는 동안 등허리가 벽에서 떨어지지 않고 곧게 펴 있어야 한다.
- 어깨 근육이 아닌, 파워 하우스 근육으로 팔을 돌릴 수 있도록 어깨를 아래로 충분히 내린다.
- 처음에는 등 전체를 벽에 완전히 기댄 상태에서 팔을 돌리는 것이 힘들지도 모른다. 그럴 경우, 등 중간부분과 끝부분만이라도 반드시 벽에 닿아 있어야 한다.

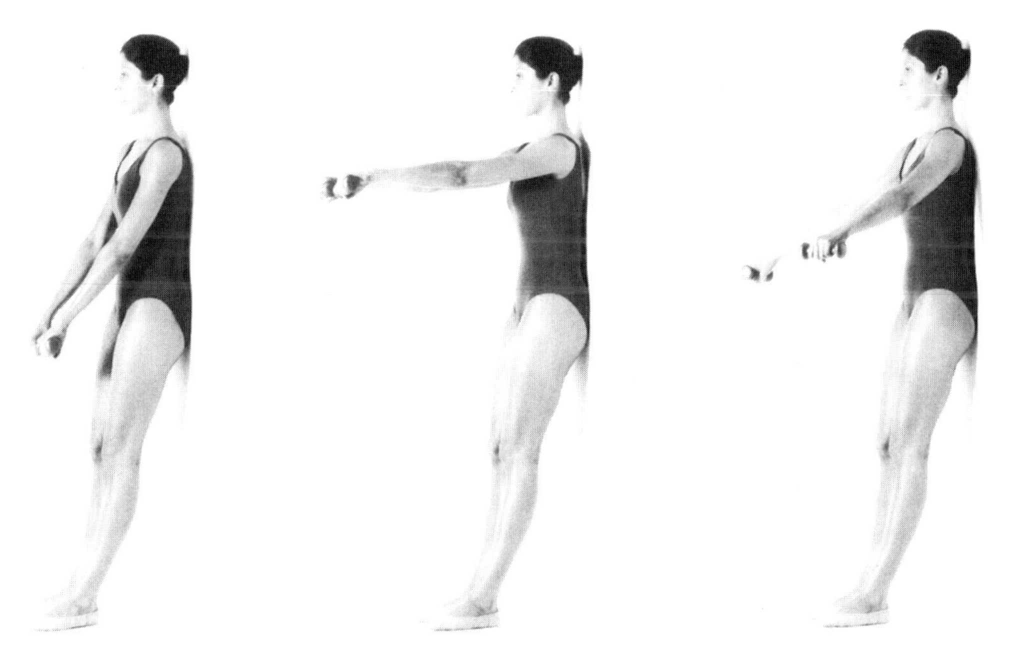

SLIDING DOWN THE WALL
미끄러져 내리기

1. 척추뼈가 완전히 닿도록 벽에 등허리를 대고, 두 발을 벽에서 15~25cm 정도 떨어진 곳에 위치시켜 엉덩이 넓이만큼 두 발을 벌린다(벽에서 떨어지는 거리는 키에 따라 변할 수 있다).

2. 벽에 등을 댄 채, 두 무릎을 천천히 굽히면서 미끄러져 내려온다. 엉덩이와 두 무릎이 <그림 ③>과 같이 일직선이 될 때까지 동작을 계속 한다. 이 자세를 편하게 유지할 수 있는 위치에서 멈추고, 아래로 더 이상 미끄러지지 않도록 고정한다.

3. 파워 하우스로 동작을 조절할 수 있도록 등 전체를 벽에 기댄 상태를 유지하라. 벽 뒤에 강한 자석이 있어 그 자석이 당신을 벽쪽으로 끌어당기고 있다고 상상하면서 하라.

4. 미끄러져 내려올 때 숨을 들이마시고, 되도록 오랫동안 숨을 참은 상태를 유지한다.

5. 숨을 내쉬면서 두 발바닥에 힘을 주고, 서서히 벽을 타고 일어선다.

6. 위의 순서대로 3회 반복한다. <그림 ③>의 자세를 되도록 오래 유지한다.

- <그림 ③>과 같은 자세에서 '초급자용, 팔 돌리기' 동작처럼 팔을 회전시킬 수도 있으며, 그림과 같이 미끄러져 내려올 때 두 팔을 어깨 높이까지 올리고 미끄러져 올라갈 때 두 팔을 내릴 수도 있다. 두 팔을 어깨 높이까지 올릴 때까지 숨을 참은 상태를 유지하고, 두 팔을 내리면서 숨을 내쉰다.

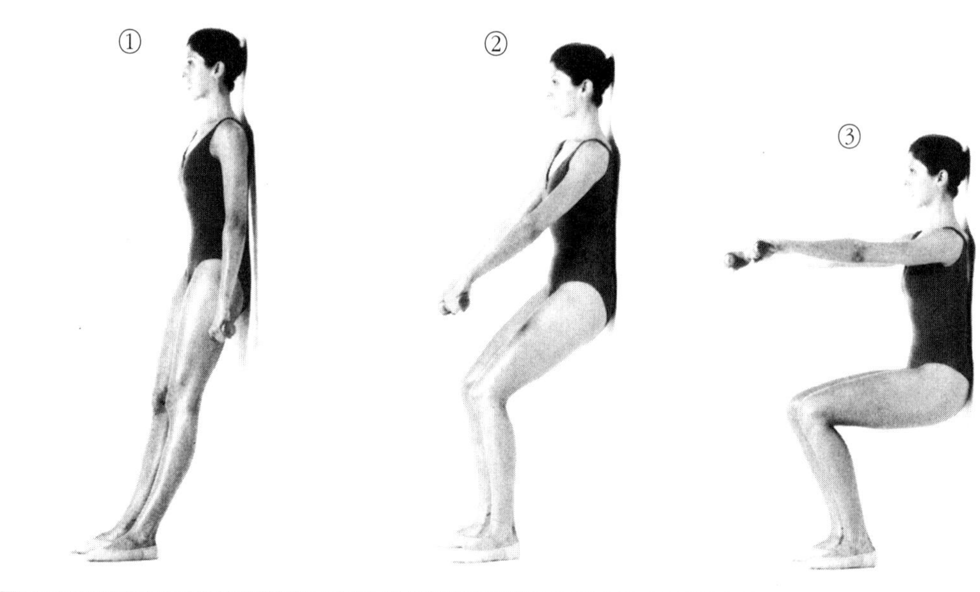

ROLLING DOWN THE WALL
상체 구부리기

1. 척추뼈가 완전히 닿도록 벽에 등허리를 대고, 두 발을 벽에서 20~25cm 정도 떨어져 위치시킨 다음, 필라테스 자세로 선다.

2. 등허리가 벽에 접착제로 붙어 있다고 상상하고, 숨을 들이마시면서 턱을 가슴쪽으로 천천히 당긴다.

3. 꼬리뼈만 벽에 붙어 있을 때까지 계속 한다. 이때 손에 힘을 빼고 아래로 늘어지도록 한다.

4. 마치 난간에 몸을 기대고 있다고 상상하면서, 몸의 이완 효과를 증가시키기 위해 배꼽이 척추뼈에 가깝도록 배를 움푹하게 넣는다. 파워 하우스의 모든 근육이 이 자세를 유지할 수 있도록 해줄 것이다.

5. 두 팔은 자유롭게 원을 그릴 수 있도록 하고, 머리와 목에 힘을 뺀다. 호흡은 자연스럽게 한다.

6. 두 팔을 좌우 방향으로 각각 5회씩 회전시킨 후, 숨을 들이마시면서 상체를 천천히 벽에 감아올린다. 이때 마치 척추뼈를 하나씩 벽에 붙이듯이 감아올린다.

포커스 & 키포인트

- 상체를 벽에 감아올릴 때 파워 하우스를 이용하며, 머리가 먼저 들리지 않도록 주의하라. 머리는 가장 나중에 들어올려야 한다.

- 상체를 벽에 감아올릴 때 두 무릎을 약간 부드럽게 하거나 골반을 약간 움츠려야 할 지도 모른다.

- 상체가 완전히 벽에 기대어 졌다면, 가슴을 펴고 숨을 크게 내쉬는 것으로 동작을 마무리한다.

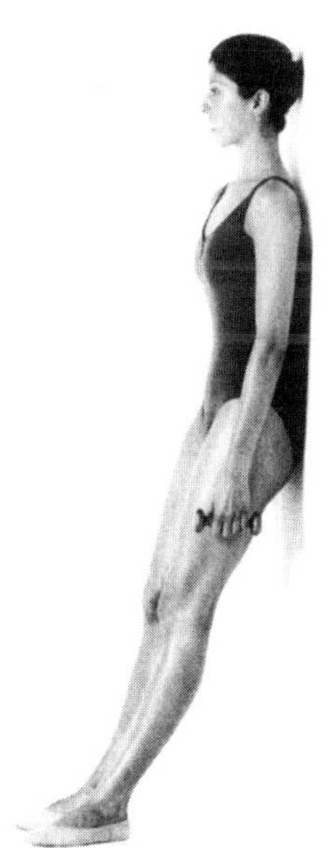
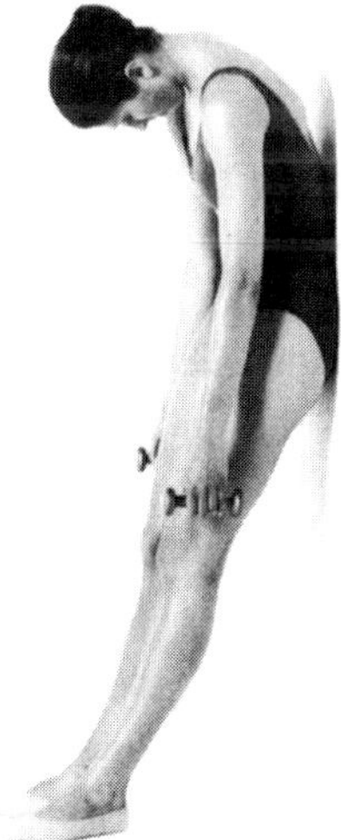
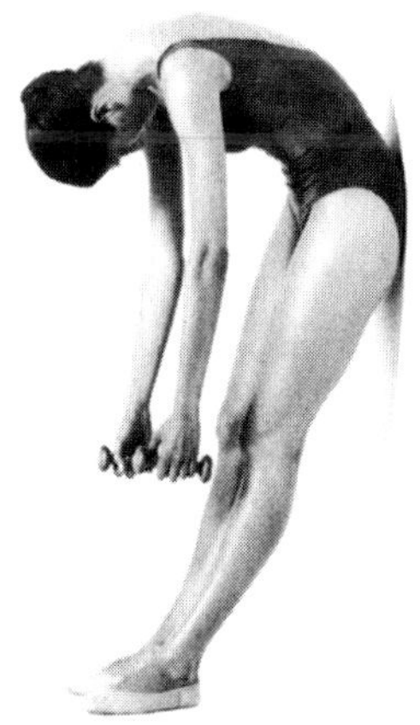

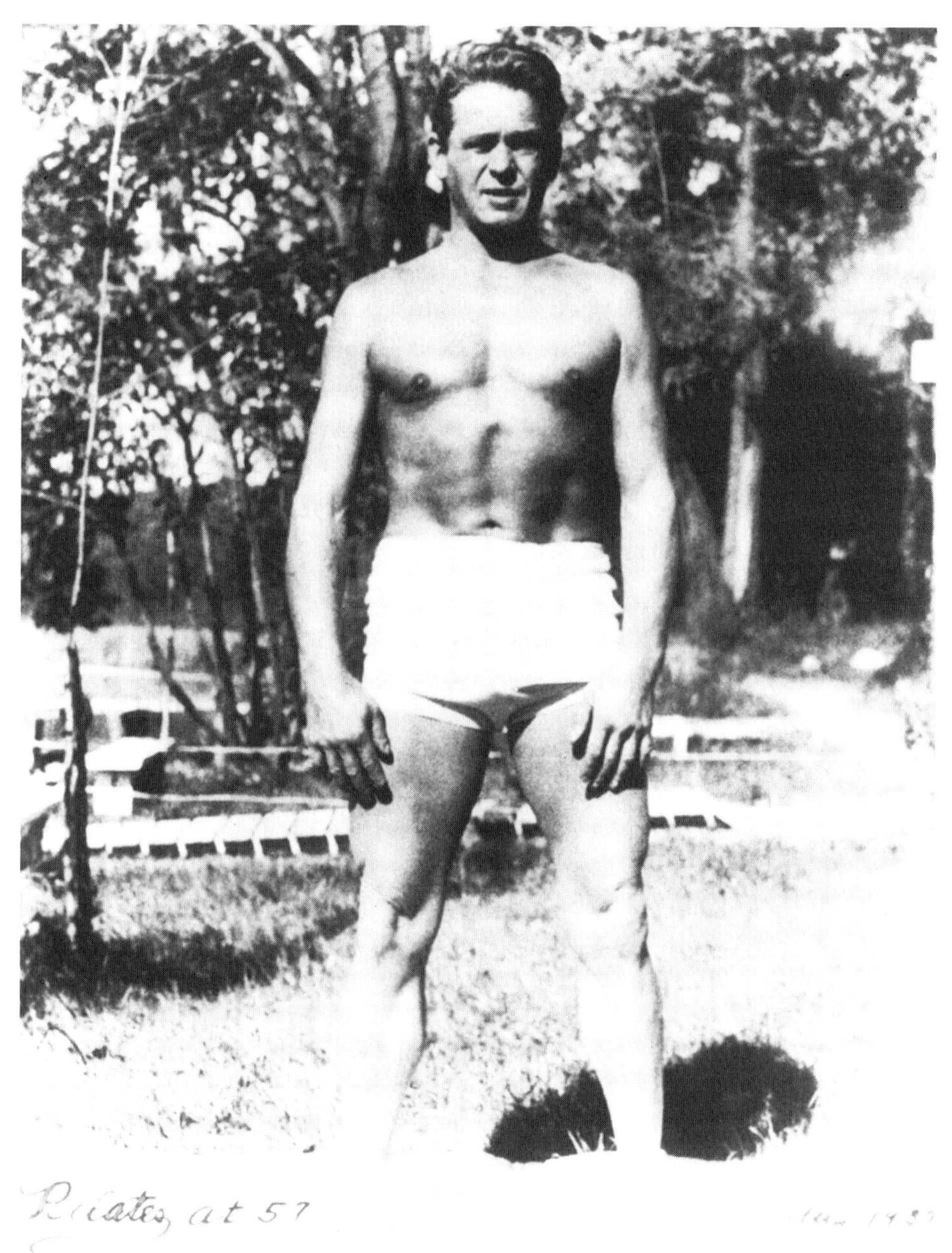

당시 필라테스의 건강한 모습(57세)

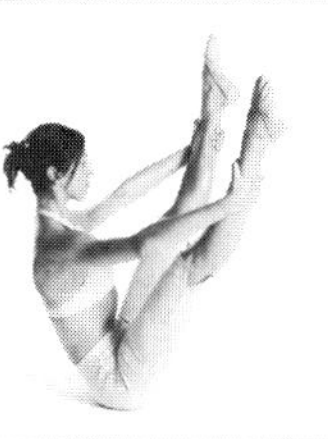
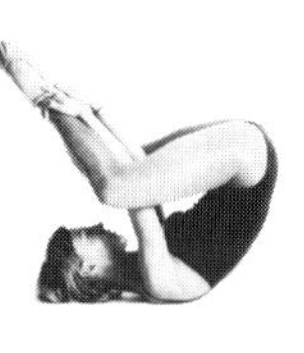
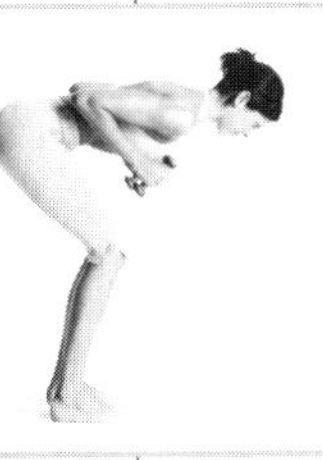
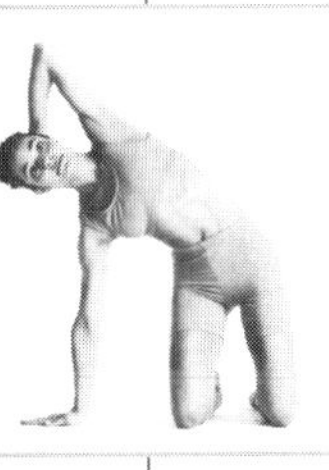
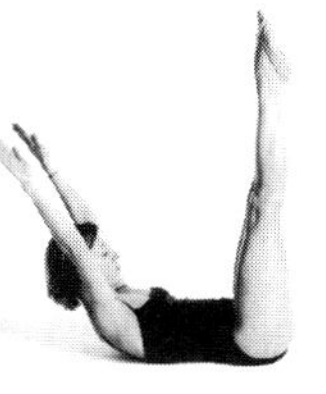

Q&A와 용어 해설

1. Q&A

2. 필라테스 용어 및 근육 명칭

Q & A

필라테스에 관해 사람들이 보편적으로 궁금해 하고 있는 의문점들을 풀어 보기로 한다.

Q1 매트운동을 할 때 목표는 어떻게 정해야 합니까?

이제부터 당신은 운동에 대한 접근을 재정립해야 한다. 그러나 걱정하지 않아도 된다. 필라테스 매트운동의 동작과 철학을 이용하면, 당신은 당신의 몸과 라이프스타일에 가장 적합한 시스템을 만들 수 있을 것이다.

당신은 지금까지 당연하다고 생각해 온 몸동작과 형식에 대해 재교육을 받아야 한다. 당신의 종합적인 목표는 몸에 배어 있는 잘못된 습관을 깨버리고 교정하는 것이다. 이렇게 함으로써 당신은 좀더 올바른 자세, 강한 중추, 유연성, 민첩성 그리고 행복한 삶 등과 같은 이점을 얻게 된다.

운동을 처음 시작할 때에는 매트운동을 단순히 규칙적으로 할 수 있는 계기를 만들어, 초급자를 위한 교정 매트운동을 자유롭게 하면 된다. 그렇게 서서히 마치 스펀지에 물이 스며들 듯 몸에 매트운동을 적응시키면, 인내와 끈기를 얻게 될 것이다. 모든 동작을 빠른 시일 내에 터득할 수 없다고 해서 절대 포기하지 말라. 당신의 새로운 근육을 단련시키고, 운동을 몸에 배게 하는 데는 어느 정도의 시간이 걸릴 것이다.

만약 당신의 매트운동 수준을 최고로 발전시키고 싶다면, 시간을 좀더 투자해야만 한다. 즉, 새로운 어떤 것을 배우기 위해 또는 얻기 위해서는 이미 배웠던 것을 기반으로 배움의 속도를 가속시켜야 한다. 노력과 땀은 당신이 목표를 이루었다는 확실한 증거이지만 억지로 하거나 대충 얼버무려서는 안 된다!

높은 단계의 운동 중 몇 가지는 당신의 몸에 맞지 않을 지도 모른다. 그렇다고 해서 운동에 당신을 억지로 끼워 맞춰서는 안 된다. 당신에게 완벽하게 맞다고, 정말 최고라고 느껴지는 것을 찾으면 된다. 그것이 바로 필라테스 매트운동이다.

Q2 제가 과연 이 운동을 제대로 할 수 있을까요?

다른 운동 프로그램과 마찬가지로 필라테스 매트운동을 시작하기 전에 의사와 상담을 해보는 것이 좋다. 만약 임신 중이거나, 조금이라도 부상을 당한 상태라면 의사의 동의를 얻는 것이 좋다. 그러나 필라테스 매트운동은 당신의 몸 상태가 어떤 수준이든 그에 맞게 조절할 수 있도록 고안되었기 때문에 크게 걱정할 필요는 없다.

이 책을 천천히 읽으면서 책에서 설명하는 동작을 머릿속으로 먼저 떠올려 봐야 한다. 당신의 잘못된 운동방식을 교정시켜 줄 수 있는 트레이너가 없기 때문에, 당신은 운동을 시작하기 전이나 하는 도중에 몸 상태에 관해 항상 깨어 있는 것이 중요하다. 필라테스는 달성하기 위한 목표가 아니라, 당신의 몸 하나하나를 연결해서 운동할 수 있는 방법을 가르쳐 주기 위한 수단이므로 아주 쉬운 동작부터 시작하는 것이 좋다. 일곱 가지 초보자를 위한 교정 매트운동으로 당신은 일반적으로 '동작'이라고 일컬어지는 모든 것들에 대해 알게 될 것이다.

Q3 어떤 종류의 매트를, 어디에서 사용해야 합니까?

척추를 보호하고 지탱할 수 있을 만큼 충분히 조밀하고 두꺼운 매트라면 무엇이든 좋다. 두꺼운 카펫이나 길게 접은 담요도 가능하다. 필라테스 매트운동 중 몇 가지 동작은 척추를 심하게 누르거나 몸을 굴리길 요구하기 때문에, 척추를 다치게 할 정도로 딱딱해서는 안 된다. 그러나 매트 표면이 너무 부드러워도 몸의 균형을 유지하는 데 방해가 되기 때문에 그런 것들은 피하는 것이 좋다.

필라테스 매트운동의 장점 중 하나는 당신이 어디에 있든 당신의 몸에 딱 맞는 형태로 행해진다는 것이다. 따라서 더 이상의 특별한 착용구나 장비는 필요 없다.

Q24 매트운동을 할 때 어떤 옷을 입어야 합니까?

운동복은 실용적인 것으로, 운동을 할 때 움직이는 근육을 직접 볼 수 있는 것이면 어떤 종류도 상관없다. 사정이 여의치 않으면 편안한 옷도 좋다. 신발이나 고무창이 달린 운동화는 필요 없다. 그러나 벨트가 달려 있는 바지는 등뼈를 자극할 수 있으므로 피하는 것이 좋다.

Q25 매트운동을 하기에 가장 좋은 시간은 하루 중 언제입니까?

운동을 언제 시작할까? 아침에 일어나자마자? 점심식사 후 잠깐? 그것도 아니면 잠자기 바로 전에? 사실 '운동을 언제 하느냐' 는 전혀 중요하지 않다. 누구는 아침에 눈 뜨는 요 위에서 운동하기를 좋아한다. 어떤 사람은 하루동안 쌓인 스트레스를 풀기 위해 일과를 다 끝내고 운동을 하며, 점심식사 전에, 혹은 일과 중 짬짬이 조금씩 하는 사람도 있다. 이렇게 운동하는 시간은 모두 제각각일 수 있다. 하지만 반드시 지켜야 할 것이 있다. 적어도 매일 몇 가지씩의 운동동작을 해야 한다는 것이다.

아프거나 과로를 했다면, 운동을 하지 않는 것이 좋다. 식사 후에도 운동을 바로 시작하지 않는 게 좋다. 운동을 효과적으로 하기 위해서는, 맑은 정신을 가지고 하는 것이 중요하다. 운동동작은 집중해서 해야 하기 때문이다. 한 가지라도 제대로 한 동작이 건성으로 한 20가지 동작보다 더 효과적이다.

Q26 매트운동을 얼마나 오랫동안 해야 합니까?

조제프 필라테스는 일주일에 4회, 15~30분 동안 운동 하기를 권장했다. 그러나 이 횟수는 절대적인 것이 아니며, 단계에 따라 변할 수 있다. 오랫동안 매트운동을 한 사람이라면 15분을 하더라도 완벽하게 운동효과를 이끌어 낼 수 있다. 필라테스의 핵심은 정확성과 컨트롤이므로 운동시간을 규정짓기보다는, 운동의 질을 위해 운동량을 제한해야 한다.

필라테스 용어 및 근육 명칭

1. **오금(Hamstrings)** − 무릎의 구부러지는 안쪽의 오목한 부분으로, 다리와 발에 분포하는 혈관 · 신경 · 림프관은 모두 이 부분을 통과함. 여기서는 슬와근과 동일하게 쓰임. 슬와근은 다리 뒤쪽에 위치한, 무릎에서 엉덩이까지 이어진 근육.

2. **사두근(Quadriceps)** − 허벅다리 앞면에 있는, 무릎에서 엉덩이까지 이어진 강대한 근육.

3. **사근(Obliques)** − 복부 부분에 위치한 옆구리 근육.

4. **삼두근(Triceps)** − 두부(頭部)가 세 갈래로 된 근육으로 여기서는 팔 뒤쪽에 위치한, 팔꿈치에서 어깨까지 이어진 근육.

5. **이두근(Biceps)** − 두 갈래로 된 근육으로 여기서는 팔 안쪽에 위치한, 팔꿈치 안쪽에서 겨드랑이까지 이어진 근육.

6. **필라테스 자세(Pilates stance)** − 두 발뒤꿈치를 모으고 두 발로 V자형을 하여 서 있는 자세로, 발뒤꿈치에서부터 허벅지 윗부분까지 꽉 죄어지게 하는 자세.

7. **파워 하우스(Powerhouse)** − 허리선 아래에 위치한, 몸을 둘러싸고 있는 근육.

8. **배꼽이 등뼈에 닿도록 복부를 밀어넣기(Navel to Spine)** − 복부와 척추를 연결시켜 파워 하우스 근육들을 보호하고 움직이게 하는 육체적 · 정신적 행위.

필라테스 파라팜
Pilates Parapam

美 Pollstar Pilates가 공인한 정통 교육기관

집에서 하는 필라테스에서 한 단계 더 업그레이드 된 운동을 접하고 싶고, 좀더 체계적인 개인지도가 필요한 독자 여러분들을 위해 정통 필라테스 센터가 마련돼 있습니다. 사단법인 한국필라테스협회가 후원하고 권위 있는 필라테스 교육기관인 미국 폴스타 *Pollstar* 필라테스와 제휴하여, 공인된 전문 강사들이 지도합니다.

– 그룹 수업과 개인 교습으로 세분화되어 있어, 기본 필라테스 강습에서부터 강사 양성 과정까지 다양하게 참여할 수 있습니다.

– 매트 운동을 중심으로 지도하는 매트실, 리포머와 캐딜락, 배럴 등 필라테스의 장비들이 구비된 기구실 등이 있어 다채롭고 체계적인 운동을 경험할 수 있습니다.

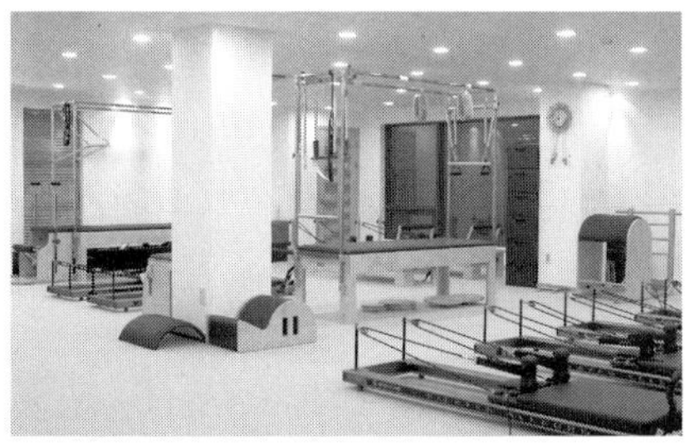

▲ 기구실 ▼ 매트실

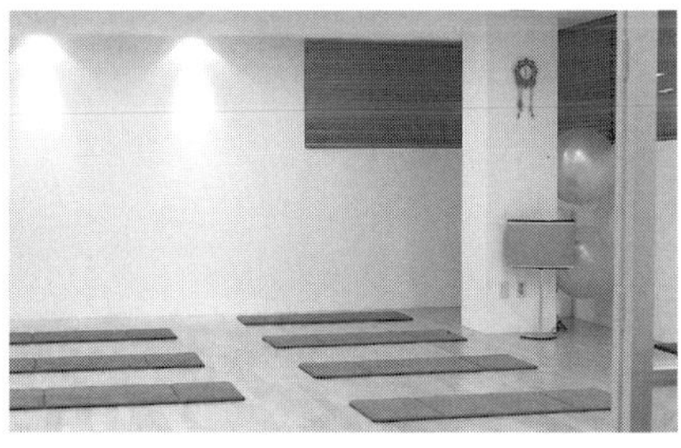

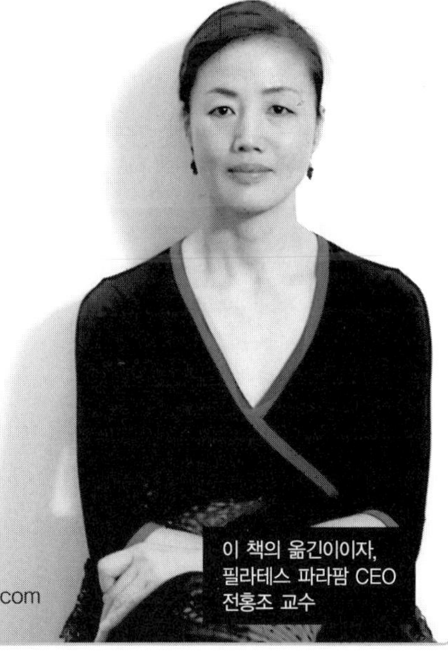

서울시 강남구 신사동 629–38번지 파라팜빌딩 2층
전화문의 : 02–511–1127 | http://www.pilatesparapam.com

필라테스 바디
– 비디오 시리즈 –

❝ 한 동작 한 동작 쉽게 따라 할 수 있는 필라테스 가이드 ❞

정확한 동작 설명과 함께 비디오를 보면서
직접 따라 할 수 있도록 구성된 필라테스의 정수!

'100번 숨쉬기'를 비롯한 모든 동작들을 생생한 영상으로 접한
다! 그림과 설명만으로 충분히 동작을 따라 할 수 있으므로 초
보자라도 겁먹을 필요가 없다. 집에서도 편안히 필라테스의 효
과를 완전히 내것으로 만든다. 1편 필라테스 바디는 이 책에 수
록된 기본 동작을 수록하고 있으며, 척추 강화 운동편인 2편 코
어 챌린지는 '팔 돌리기', '공 굴리기', '백조 다이빙' 등 다채
로운 동작을 담고 있어 운동의 재미를 배가시켜 준다.

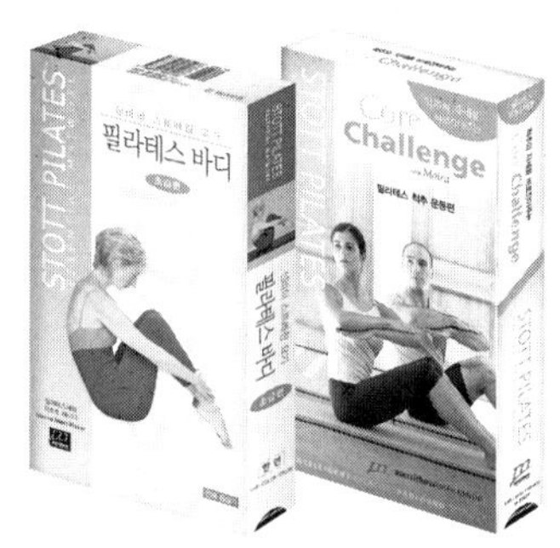

● **코어 챌린지**
(필라테스 척추운동 편)
값 18,000원

● **필라테스 바디**
(필라테스 기초 편)
값 18,000원

필라테스의 대가, 스토트의 모이라와 함께 하는 step-by-step 가이드

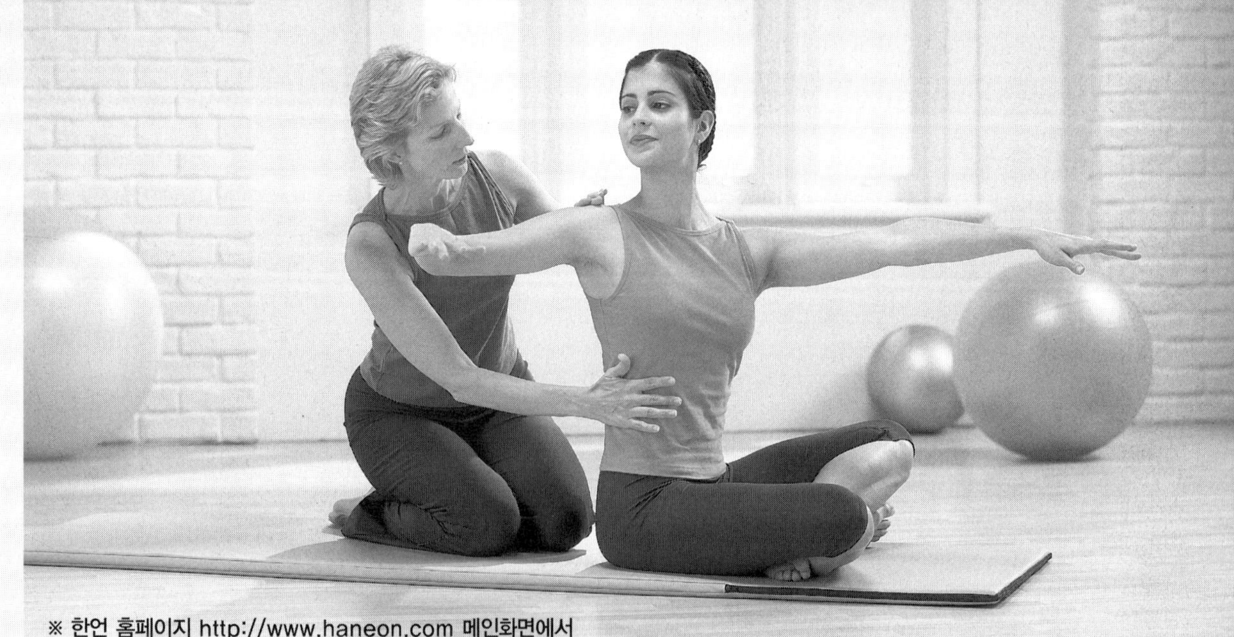

※ 한언 홈페이지 http://www.haneon.com 메인화면에서
'동영상 미리보기'를 통해 비디오 내용을 미리 보실 수 있습니다.

한언의 사명선언문

Our Mission

−. 우리는 새로운 지식을 창출, 전파하여 전 인류가 이를 공유케 함으로써 인류문화의 발전과 행복에 이바지한다.

−. 우리는 끊임없이 학습하는 조직으로서 자신과 조직의 발전을 위해 쉼 없이 노력하며, 궁극적으로는 세계적 컨텐츠 그룹을 지향한다.

−. 우리는 정신적, 물질적으로 최고 수준의 복지를 실현하기 위해 노력하며, 명실공히 초일류 사원들의 집합체로서 부끄럼없이 행동한다.

Our Vision　　한언은 컨텐츠 기업의 선도적 성공모델이 된다.

저희 한언인들은 위와 같은 사명을 항상 가슴 속에 간직하고
좋은 책을 만들기 위해 최선을 다하고 있습니다.
독자 여러분의 아낌없는 충고와 격려를 부탁드립니다.

- 한언가족 -

HanEon's Mission statement

Our Mission

−. We create and broadcast new knowledge for the advancement and happiness of the whole human race.

−. We do our best to improve ourselves and the organization, with the ultimate goal of striving to be the best content group in the world.

−. We try to realize the highest quality of welfare system in both mental and physical ways and we behave in a manner that reflects our mission as proud members of HanEon Community.

Our Vision　　HanEon will be the leading Success Model of the content group.

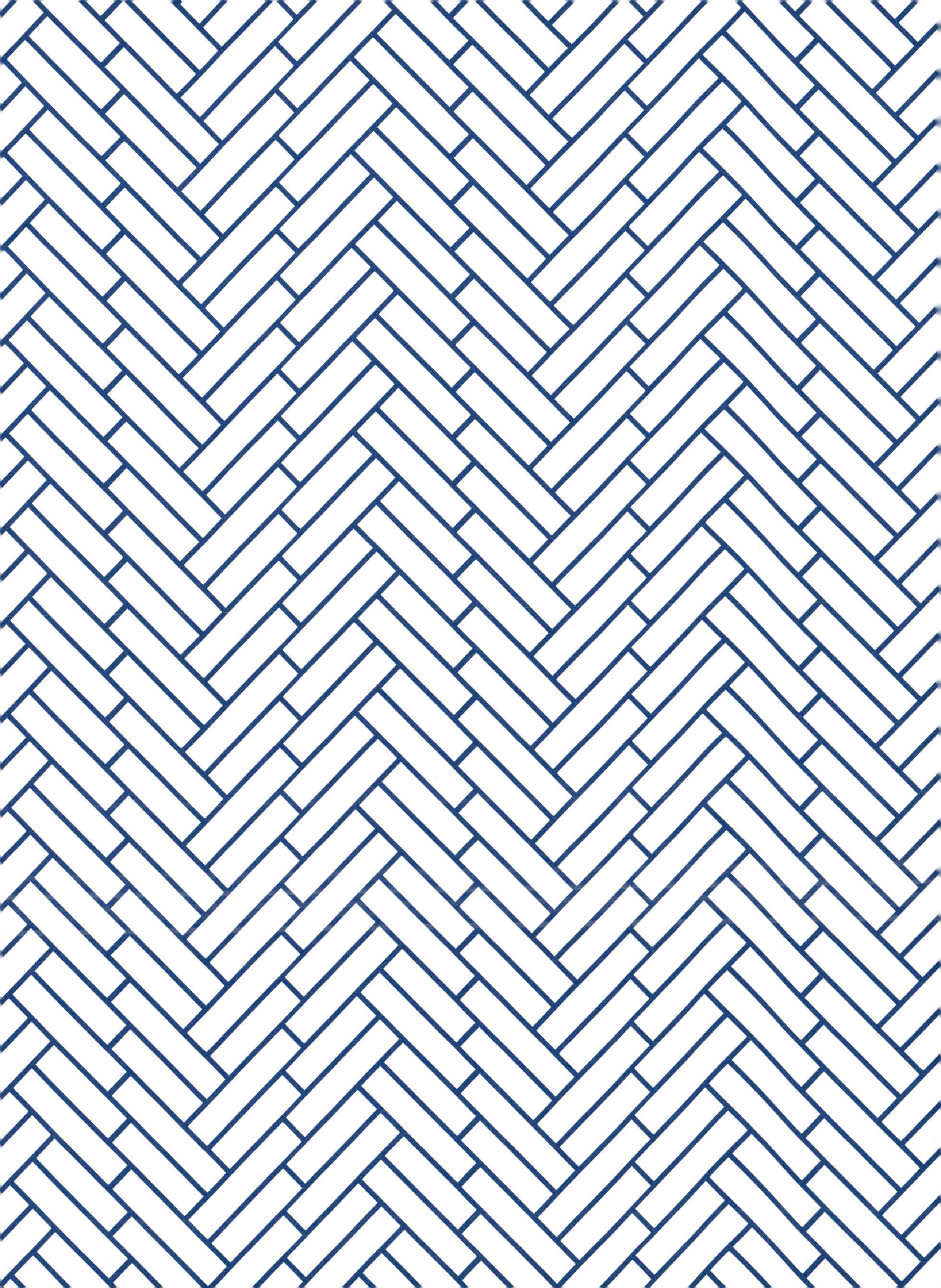

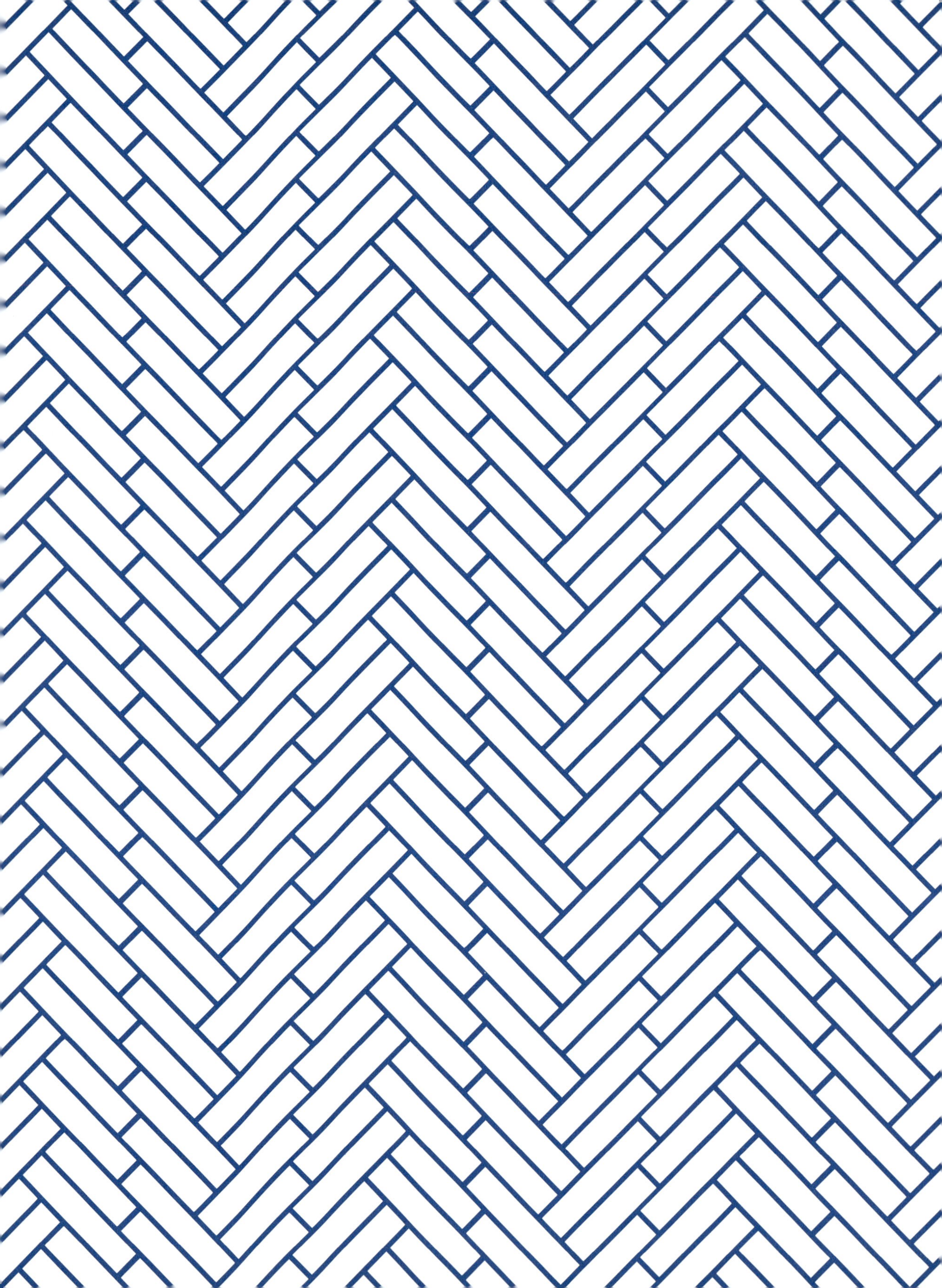

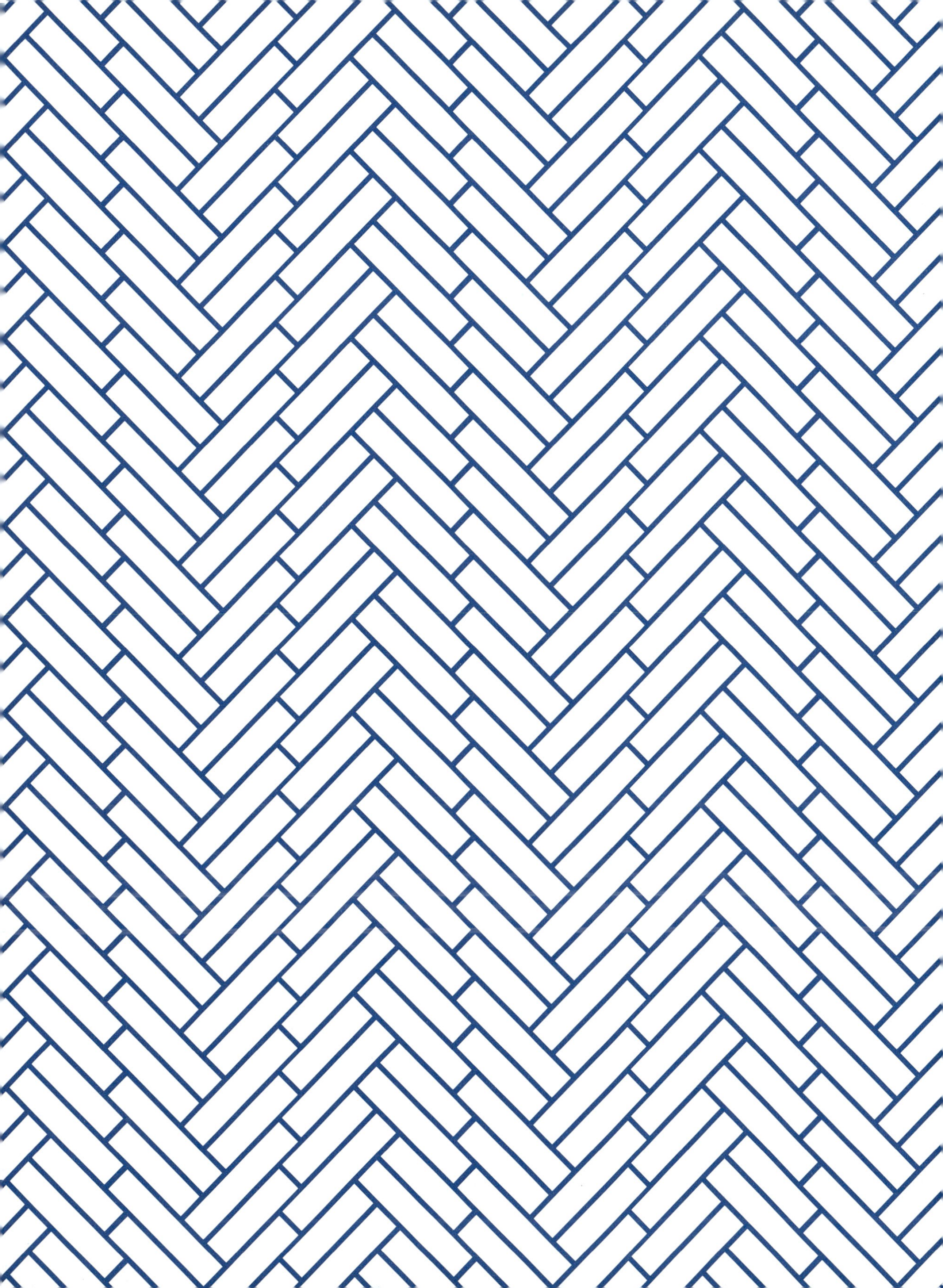

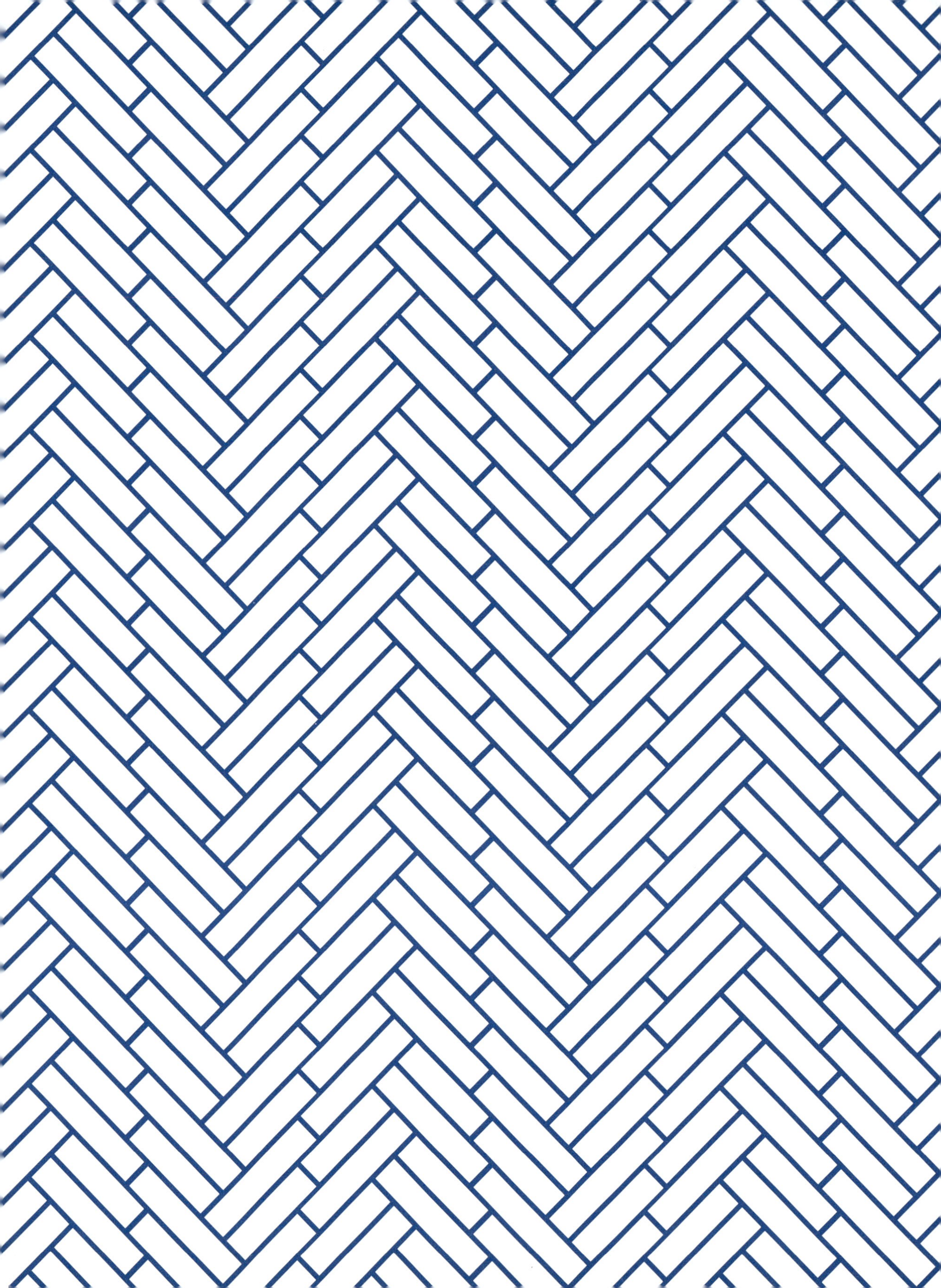